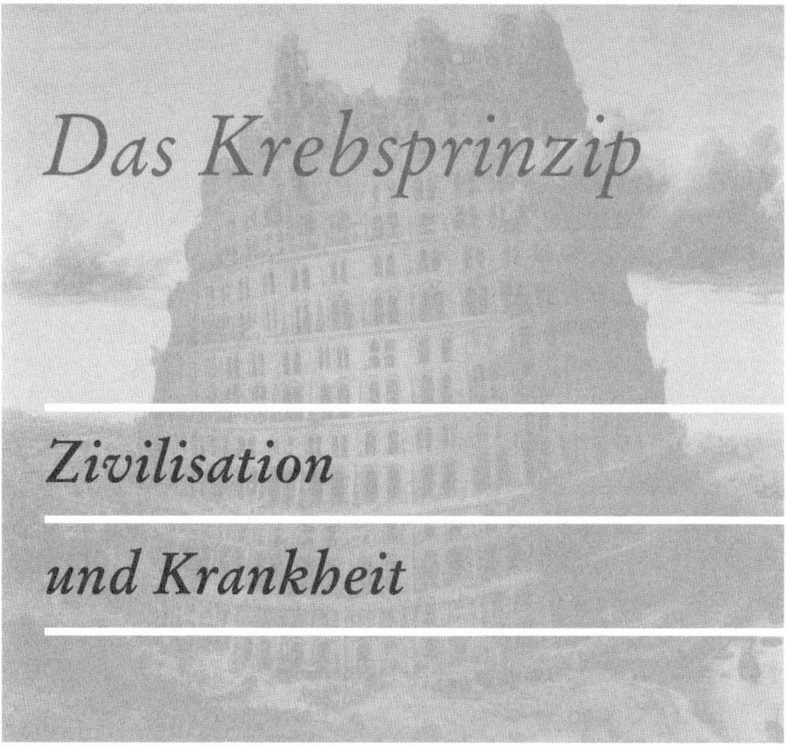

Das Krebsprinzip

Zivilisation und Krankheit

„Deus,
dona mihi serenitatem accipere res quae non possum mutare,
fortitudinem mutare res quae possum,
atque sapientiam differentiam cognoscere."

CHR. F. OETINGER (1702 - 1782)

(Gott, schenke mir die Gelassenheit,
die Dinge hinzunehmen, die ich nicht ändern kann,
den Mut, die Dinge zu ändern, die ich ändern kann,
und die Weisheit, das eine vom anderen zu unterscheiden.)

Im Geiste meines Freundes

Dieter „Hawky“ Hagen

(28.4.1966 - 23.8.1990)

Lektorat: Ute Rudel
Titelbild: Der Turmbau zu Babel, Pieter Bruegel d. Ä.
Rotterdam, Museum Boymans-van Beuningen
Gestaltung und Satz: Trisign Kommunikation, Neu-Anspach
Umschlaggestaltung: Trisign Kommunikation, Neu-Anspach
Druck: Paderborner Druck Centrum

ISBN 3-929475-12-X

Hans-Nietsch-Verlag, Brabanter Str. 112, 52525 Waldfeucht

Inhalt

II. TEIL:
DAS ORGANISCHE PRINZIP - GRUNDLAGEN DER GANZHEIT

III. TEIL:
DAS KREBSPRINZIP - ZIVILISATION ALS KRANKHEIT?

IV. TEIL:
NATUR, KULTUR UND ZIVILISATION - BILANZ EINER ENTARTUNG

Vorwort

WIE MAN DAZU KOMMT, EIN SOLCHES BUCH ZU SCHREIBEN

Das Krebsprinzip ist kein medizinisches Fachbuch und auch keine populärwissenschaftliche Arbeit zum „Thema“ *Krebs* im üblichen Sinne. Trotzdem ist es ein Sachbuch, das neue Ansätze zu einem umfassenden Verständnis des „Krebsproblems“ aufzeigen will.

Die Aussagen dieses Buches beruhen auf meiner eigenen Erfahrung. Ich bin jedoch kein Mediziner, der über seine Forschungsarbeit oder Therapieerfahrungen referiert. Und ich bin auch kein „begnadeter“ Außenseiter, der Ratschläge oder Wundermittel á la Herrn Sowiesos Möhrensaft oder Frischzellen nach Prof. Junggeblieben verkauft oder anpreist. Wie komme ich also dazu, über *Krebs und Zivilisation* zu schreiben, wo doch ganze Hundertschaften von hochdotierten und qualifizierten Wissenschaftlern verschiedener Fachrichtungen - darunter eine ganze Handvoll Nobelpreisträger - immer noch vergeblich um eine Lösung des „gordischen Krebsknotens“ ringen? Und - wenn ich schon keine Patentrezepte bzw. Notstrohhalme verkaufe - wozu dient dann dieses Buch?

Meine Auseinandersetzung mit dem *Krebs* begann unfreiwillig: Im Alter von 14 Jahren erkrankte ich an einem bösartigen Lymphom, einer sogenannten Kinderkrebserkrankung, die mein weiteres Leben nachhaltig beeinflußte. In diesem Sinne bin ich ein direkt

Betroffener, der nicht zuletzt durch die persönliche Erfahrung eine ganze Menge über *Krebs* und die heute üblichen Therapien aus erster Hand lernte - auch ohne „Fachmann“ zu sein.

Diese Erfahrung liegt jetzt mehr als zwölf Jahre zurück, und ich gelte nach schulmedizinischem Standard als mit schulmedizinischen Methoden geheilt. Die körperliche Heilung bedeutet jedoch selten, daß man im Anschluß daran sofort zum Alltag zurückkehrt. *Krebs* stellt immerhin auch eine seelische und geistige Konfrontation für den Erkrankten und seine Umgebung dar - selbst wenn das Problem äußerlich „erledigt“ erscheint. So machte ich mir schon damals prinzipielle Gedanken zum *Krebs*, da ich das, was in mir und mit mir geschah, in mein Leben und in mein Verständnis der Welt integrieren mußte.

Meine Überlegungen blieben jedoch meist auf einer sehr persönlichen Ebene stecken. Dies scheint ein recht typischer Betrachtungsfehler zu sein, wie der immer weiter anwachsende Bücherberg autobiographischer „Letzte-Jahre-Zeugnisse“ von Krebskranken zeigt. So war auch ich geneigt, alles auf die eigene Person bezogen zu betrachten und zu beurteilen. Der Schritt zu einem umfassenden „mea culpa“, zur Selbstbeschuldigung und -bezichtigung ist dann meist nicht mehr weit.

Andererseits erlebte ich damals um mich eine Welt, deren Bewohner durch all das, was für mich von existentieller Bedeutung war, nicht berührt erschienen; eine Welt, von der es schon damals hieß, daß sie - nicht nur mit krebserregenden Substanzen - vergiftet sei. Sollte nicht hier die „Schuld“ zu suchen sein? Die Diskrepanz zwischen mir, meinen Bedürfnissen und Wünschen, und dieser kalten menschengemachten Welt drängte zu jener Zeit stark in mein Bewußtsein. Solche Gedanken verblaßten jedoch mit abnehmendem Therapiedruck und wichen natürlicheren Beschäftigungen für einen Jungen in diesem Alter.

All diese Gefühle und Gedanken erwachten jäh aus ihrem Schlaf, als vor sieben Jahren mein bester Freund im Alter von 22

Jahren an einem bösartigen Hirntumor, einer weiteren Variante des *Krebses*, erkrankte. Er ist inzwischen - trotz medizinisch einwandfreier Behandlung - daran verstorben. Dadurch wurde ich wieder mit dem *Krebs* konfrontiert und lernte eine weitere schmerzliche Perspektive kennen.

Doch unsere gemeinsame Beschäftigung mit dem *Krebs* und der Kampf gegen ihn trugen Früchte, wenn auch nicht die ersehnte Frucht der Heilung. So sind viele Gedanken, die in diesem Buch zentral stehen, den geistigen Anregungen meines Freundes entsprungen, dem ich mein Werk posthum gewidmet habe. Doch erst sein Tod gab mir den endgültigen Anstoß, unsere damaligen Überlegungen in der hier vorliegenden Form niederzuschreiben.

Unsere zentrale Überlegung war folgende: *Krebs* scheint mehr - oder zumindest etwas anderes - zu sein als eine „normale Krankheit". *Krebs* verkörpert vielmehr ein Prinzip, einen Mythos, so wie im Mittelalter die *Pest* mehr bedeutete als nur eine entstellende, todbringende Seuche. So erscheint der *Krebs* heute als mahnende Metapher, als Symbol einer kranken Gesellschaft und als Analogie für den desolaten Zustand unseres Heimatplaneten unter dem Einfluß der modernen Zivilisation.

Zu Beginn meiner Arbeit an diesem Buch verfolgte mich manchmal der Gedanke, ob die von mir gesehenen Zusammenhänge zwischen *Krebs und Zivilisation* nicht nur neurotische Projektionen meines eigenen Schicksals auf die „unschuldige" Außenwelt seien, quasi das Produkt eines „armen Kranken", dem „das Schicksal böse mitgespielt" hat. Suchte ich vielleicht nur einen Sündenbock für mein persönlich-zufälliges Unglück, oder war tatsächlich etwas daran an dem, was mein Freund und ich als *Krebsprinzip* bezeichnet hatten?

Bei meinen Recherchen fand ich dann jedoch immer wieder Hinweise für die Richtigkeit unserer Vermutungen, manchmal nur zwischen den Zeilen, manchmal offen ausgesprochen. So ermutigte mich die Lektüre prominenter Autoren wie *Konrad Lorenz* oder

Frederic Vester, bei denen ich manchen unserer Gedanken wiederfand. Vor allem die Ansätze Vesters bestärkten mich in meiner Absicht, das Thema *Krebs* einer umfassenden, ganzheitlichen Betrachtung zu unterziehen. Eine solche fordert notwendigerweise ein interdisziplinäres Vorgehen, denn sie würde den Rahmen einer jeden Einzelwissenschaft sprengen; oft erweist sich jedoch jedes wissenschaftliche „Korsett" als zu eng für eine Annäherung an ein wirkliches Verständnis, denn Ursachen und Wirkungen einer so komplexen Erkrankung wie *Krebs* werden kaum je instrumentell meßbar werden. Hier halfen mir Analogiemodelle und eine intuitive Vorgehensweise, so manche Lücke im Verständnis zu überbrücken. Trotzdem habe ich versucht, nüchtern und sachlich an das Thema heranzugehen.

Die dringende - aber oft gescheute - Frage lautete: Was hat die Zivilisation mit der Erkrankung *Krebs* zu tun? Und wie sehen die Beziehungen, die Wechselwirkungen zwischen beiden aus? Wer glaubt, solche Fragen seien einfach und schnell beantwortet, wie etwa: „Industrie schafft zwar Schadstoffe, Schadstoffe können *Krebs* verursachen, aber Industrie ist unentbehrlich für den Wohlstand und für diesen müssen halt auch Opfer gebracht werden etc.", der irrt nicht nur, sondern er hat das Problem noch gar nicht begriffen.

Krebs ist mehr als persönliches Schicksal, wo im Opfer-Täter-Schema gedacht werden kann; er ist ein kollektives Problem von ungeheuren Ausmaßen. *Krebs* enthüllt durch seinen Mythos eine symbolische Dimension und erscheint als Metapher für die Bedrohung von Mensch und Erde: Unsere Zivilisation scheint sich nicht nur als Sackgasse zu entpuppen, sondern auch als Einbahnstraße. Wir jagen in einem fortschrittlichen Tempo dahin, aber eine Bremse ist nicht zu finden. Die Moderne zeigt uns ihr häßliches Gesicht am Ende dieser Straße in Form einer Krankheit, die ihrem innersten Wesen zutiefst entspricht. Zivilisation scheint selbst ein bösartiges Wachstum auf unserem Planeten zu sein, welches zunehmend alle

Lebensfunktionen des „Organismus Erde“ zu zerstören droht und uns selbst der Lebensgrundlagen beraubt.

Es war jedoch nicht meine Absicht, eine Weltuntergangsvision zum Ende des zweiten Jahrtausends zu proklamieren. Es ging mir in diesem Buch um eine nüchterne Betrachtung einer komplexen Problematik, die sowohl einer gründlichen Analyse als auch einer weiten, synthetisch-ganzheitlichen Sichtweise bedarf, um eine Standortbestimmung des heutigen Menschen vornehmen zu können. Kurzsichtigkeit wie Borniertheit im Glauben an zivilisatorische Scheinwerte sind fehl am Platze bei Fragen, die sowohl den einzelnen als auch unsere Gesellschaft betreffen und in ihrer Existenz bedrohen.

Sommer 1995,
NORBERT CLASSEN

Einführung

VON DEN BEDEUTUNGEN EINES FRAGEZEICHENS

Was ist *Krebs* - und welche Rolle spielt er in unserer zivilisierten Welt? Diese grundsätzliche Frage ist an sich brisant, weil die gesamte Krebsthematik weiterhin eine Liste ungelöster Fragen ist, ein Rätsel für die Forschung, welche sich mit Milliardenaufwand seit Jahren mehr oder weniger redlich bemüht, dieses Problem in den Griff zu bekommen.

Eine Annäherung an eine Lösung über die reinen Sachfragen hinaus wird noch erschwert durch die Tatsache, daß bestimmte Kreise der (Schul-) Medizin und Pharma-Industrie diese Aufgaben auf ihre Banner geschrieben haben und fachfremden Wissenschaftlern bzw. Ansätzen nicht nur unkooperativ, sondern meist feindlich gegenüberstehen. Hierbei mögen auch handfeste finanzielle Interessen von Bedeutung sein, wie sie *Christian Bachmann* in seinem Buch mit dem bezeichnenden Titel *Die Krebsmafia*[1] kritisch darzulegen versucht.

Das Problem liegt aber vermutlich tiefer: Uns scheint die Angst der etablierten Medizin im Vordergrund zu stehen; einmal die Angst vor einem Gesichtsverlust aufgrund eines überholten Prestigedenkens der „Halbgötter in Weiß", die offenbar fürchten, mit einem Renommierobjekt wie Krebs auch ihre besondere Stellung zu verlieren. Und da ist nicht zuletzt auch noch die Angst vor der

Krankheit selbst, die trotz intensivster Bemühungen jede gute Absicht zum Narren hält. Wenn nun daraus schon keine unbewußt motivierte Furcht vor dem „Krebs-Phantom“ entsteht, dann ist doch zumindest Frustration und „Burn-Out“ das natürliche Resultat einer meist vergeblichen Bemühung.

Man muß - ganz ohne die Absicht, Ängste zu schüren - den Tatsachen ins Auge sehen: Rein statistisch betrachtet, stirbt heute hierzulande nahezu jeder vierte Mensch an Krebs. Betroffen sind jedoch weit mehr Menschen, denn längst nicht jeder Krebspatient stirbt an seiner Erkrankung; die Heilungsraten sind teilweise recht hoch. Früherkennungsuntersuchungen sowie modernste medizinische Therapieverfahren und Technologien helfen immerhin in dem Maße, daß der Krebs, oder besser gesagt, einige seiner Formen, den Nimbus der absoluten Unheilbarkeit eingebüßt hat. Und dennoch bleibt offenbar die kollektive Krebsangst unverändert bestehen.

Damit sind wir beim zweiten großen Fragezeichen angelangt: Warum fürchtet sich die Mehrzahl der Menschen in der zivilisierten Welt mehr vor Krebs als vor irgendeiner anderen Krankheit? Herz-Kreislauf-Erkrankungen sind doch wesentlich häufiger und meist nicht weniger tödlich. Trotzdem herrscht im Umfeld des Krebses ein undefinierbares Grauen, ein tabuisierendes Schweigen und ein verdrängendes *Nicht-wahr-haben-wollen* vor, welches rein rational wenig begründet erscheint.

Liegt es daran, wie der Autor *Manfred Reitz* in seinem Buch *Was ist Krebs* vermutet, daß mit der Krebserkrankung „Vorstellungen wie lange Leidenszeit, schreckliche Therapie und zuletzt der Tod, weil doch nicht geholfen werden kann“[2] verbunden sind? Wenn auch diese Vorstellungen häufig vorhanden sein mögen, so reichen sie unserer Meinung nach nicht aus, um diese merkwürdige „Massenphobie“ zu erklären. Eine solche kollektive Angst läßt uns eher an eine Mythologisierung des Themas denken, was bedeuten würde, daß der Krebs einen symbolischen Charakter für etwas anderes oder etwas ähnliches einnimmt. Demnach hätten wir es mit einem - wenn auch meist unbewußten - *Krebsmythos* zu tun, der zwar obige Annahmen enthalten kann, aber nicht durch sie zu erklären wäre. Wir müssen diesen Mythos jedoch streng unterscheiden von der mystifizierenden Verdunklung sogenannter „Wunderheiler“, die nur dem Zweck dient, eine Atmosphäre der lukrativen Gläubigkeit zu erzeugen.

Sowohl Furcht als auch Tabuisierung scheinen eher in einem metaphorischen Symbolismus begründet zu sein, nach dem „Krebs Ausdruck ist für die Art, wie wir unter heutigen gesellschaftlichen Bedingungen leben (und teilweise zu leben gezwungen sind)“ [3], wie der Sozialpsychologe *Bernhard Achterberg* schreibt. Er meint weiter, daß dies „als Ahnung offenbar seit langem verbreitet“ und „die namenlose Angst vor dem Krebs genau in diesem Wissen gegründet“ [4] ist. In die gleiche Richtung deutet der Schriftsteller *Adolf Muschg*, wenn er sagt: „Der Krebs ist ein Urteil über die Gesellschaft, die Unterdrückung nötig hat und Gefühllosigkeit nötig macht.“ [5] Er behauptet im gleichen Zusammenhang sogar, „daß wir an nichts so häufig sterben, wie an unserer Unfähigkeit, mit den Bedingungen der selbstgeschaffenen Zivilisation in Frieden zu leben (jenem Frieden, der den Konflikt auslebt, statt ihn verdrängen zu müssen)“ [6].

Damit sind wir bei einer dritten Frage angelangt, die in vorliegendem Buch einen zentralen Platz einnimmt: Was haben moderne Gesellschaft und Zivilisation mit Krebs - ob als Mythos oder als Krankheit - zu tun? Obige Zitate weisen in eine Richtung; sie sind jedoch pauschale Äußerungen, die uns vorerst einen Beweis schuldig bleiben müssen. Zwar gibt es zahlreiche Untersuchungen, die auf eine Beteiligung psychosozialer Faktoren bei der Krebsentstehung hindeuten, aber diese bleiben meist auf einer recht persönlichen Ebene, beim Erkrankten oder bei der sogenannten „Risikopersönlichkeit“, stecken und weisen so nur indirekt auf die Gesellschaft. Auf diese Untersuchungen werden wir dennoch zurückkommen müssen.

Daß jedoch auch die moderne Gesellschaftsform, die Zivilisation, untersucht werden muß, ergibt sich nicht nur aufgrund einer möglichen Mitbeteiligung am individuellen Krebsprozeß. Die moderne Zivilisation scheint nicht nur krank zu machen, sie scheint selber eine Art Krankheit - nicht persönlicher, sondern vielmehr globaler Art - zu sein. Aus dieser Erkenntnis heraus forderte der Verhaltensforscher und Nobelpreisträger *Konrad Lorenz* schon vor 20 Jahren:

„Der fortschreitende Verfall unserer Kultur ist so offensichtlich pathologischer Natur, trägt so offensichtlich die Merkmale einer Erkrankung des menschlichen Geistes, daß sich daraus die kategorische Forderung ergibt, Kultur und Geist mit der Fragestellung der medizinischen Wissenschaft zu untersuchen.“ [7]

Lorenz prangerte die Verfallserscheinungen von Kultur und Geist zeitlebens an und nannte sie in seinem Buch *Die acht Todsünden der zivilisierten Menschheit* beim Namen. In diesem Buch beschreibt er auch typische Analogien zwischen diesen gesellschaftlichen Mißständen und dem Krebs[8], zieht aber unseres Erachtens die Grenzen der Analogien zu eng. Dazu später mehr. Als Lorenz seine Überlegungen zur damaligen Zeit veröffentlichte, fand er zwar einen treuen Leser- und Anhängerkreis in der gerade aufblühenden alternativen Umweltschutz- und Friedensbewegung, aber die allgemeine Öffentlichkeit blieb weitgehend unberührt. Selbsternannte „wissenschaftliche“ Fortschrittsjünger sahen in ihm eher einen unangepaßten Alterspessimisten, an dem die Zeit vorbeigeeilt war.

Wie richtig Lorenz mit seinen diagnostischen Untersuchungen lag, zeigten spätestens Vorfälle wie die Reaktorkatastrophe von Tschernobyl, der ruinöse Golfkrieg sowie die kriegerischen Auseinandersetzungen auf dem Balkan oder die nicht abreißen wollende Kette von Supertankerunfällen. Eine solche Aufzählung könnte mit „Schlagworten“ wie Waldsterben, Tropenwaldvernichtung, Verwüstung der Erdoberfläche, Dioxinskandal, FCKW, Ozonloch, Treibhauseffekt, Klimaveränderung etc. etc. nahezu endlos fortgesetzt werden. Es müßte eigentlich auch dem letzten Wirtschaftsoptimisten klar sein, daß die moderne Zivilisation mit forciertem Tempo und geölter Motorsäge an dem Ast sägt, auf dem wir seit eh und je sitzen.

Nicht zuletzt deshalb sollte man Lorenz als Kenner des menschlichen und tierischen Verhaltens genau zuhören, wenn er über die Möglichkeiten redet, aus derart selbstgezimmerten Sackgassen herauszufinden. Er schreibt: „Jeder Versuch, die Funktion eines in Unordnung geratenen Systemganzen wieder herzustellen, hat die Einsicht in sein Wirkungsgefüge zur Voraussetzung. Die Hoffnung, das System ohne kausales Verständnis sowohl seiner normalen Funktion wie auch seiner Störung wieder in Ordnung bringen zu können, ist minimal. Auf der anderen Seite ist es, (...), oft genug gerade die Störung, die uns den Weg zum ursächlichen Verstehen der normalen, gesunden Leistung weist.“ [9]

Damit betont Lorenz die zentrale Bedeutung einer ganzheitlichen Sichtweise: Unsere Vernunft trennt die Welt zwar in verschiedene Bereiche, denen dann eigenständige Wissenschaften zugeordnet werden; die Natur kennt jedoch keine Grenzen dieser Art. Alles ist mit allem vernetzt und verbunden und steht in ständiger Wechselwirkung zueinander. So liegen in der wissenschaftlichen Alltagspraxis z.B. abgrundtiefe Klüfte zwischen Onkologie (der medizinischen „Krebslehre“), Ökologie (der Lehre von den biologischen Gleichgewichten), Psychologie, biologischer Verhaltensforschung etc. In der Natur („Welt“) gibt es keine klare Trennung, da z.B. sehr wohl psychologische Störungen Verhaltensfehler auslösen können, die negativ auf das ökologische Gleichgewicht wirken und dadurch indirekt den Krebs begünstigen. Nicht zuletzt die Kybernetik als Wissenschaft von den Systemen und Systemzusammenhängen sowie die immer noch aktuelle Chaosforschung weisen auf diese komplexen Vernetzungen hin.

Andererseits hebt Lorenz die Bedeutung des Verständnisses der Störung für das Verständnis der gesunden Funktion hervor. In diesem Sinne ist es eine durchaus fruchtbare Angelegenheit, in die Wirkzusammenhänge des Krankheitsgeschehens Einblick zu nehmen. Somit ist auch die Notwendigkeit der rückhaltlosen Zivilisationskritik gegeben, die jedoch - auch in vorliegendem Buch - als konstruktive Kritik verstanden werden will.

Hiermit sind wir bei einer vierten und wesentlichen Bedeutung des Fragezeichens angelangt, nämlich der Bedeutung der richtigen Fragestellungen selbst. Die Antworten auf Fragen, die wir an Welt und Wirklichkeit haben, hängen nämlich oft genug davon ab, wie wir diese Fragen stellen. Wir sind z.B. der Meinung, daß es durchaus nicht an Information zum Thema Krebs und Zivilisation mangelt; es fehlt an der Vernetzung der Fragen und Antworten, an einem Verständnis der Zusammenhänge all der Puzzlestücke, die Wissenschaftler verschiedener Fachrichtungen auf verschiedene Haufen zusammengetragen haben. Vorliegendes Buch soll ein erster bescheidener Versuch sein, wie eine solche systemisch-ganzheitliche Sichtweise aussehen könnte.

Es geht uns hierbei weder um eine Darstellung neuer Entstehungstheorien noch um alternative Therapieformen der Krebserkrankungen, zumal wir für solch spezifische Ratschläge nicht qualifiziert sind. Es geht vielmehr um eine prinzipielle Frage, die Frage nach dem eigentlichen *Wesen von Krebs*, und um eine interdisziplinäre Annäherung an ein ganzheitliches Verständnis des gesamten Themenkomplexes.

Diese Annäherung wird in diesem Buch in fünf systematischen Schritten versucht. Einmal, um eine Übersichtlichkeit zu wahren, und zweitens, um den Leser nicht unnötig durch allzu komplexe Gedankengänge zu verwirren, die in einer solchen Betrachtung durchaus nicht selten sind. Diese Gliederung ergab sich jedoch auch aus der Natur der Problematik selbst:

Am Anfang steht ein allgemeiner Überblick über die eigentliche Krebsproblematik, mit medizinischen und psychologischen Fakten, die ebenso wie Entstehungstheorien, Therapieverfahren und

Außenseitermethoden kurz vorgestellt und kritisch beleuchtet werden. Diese Bestandsaufnahme soll einen Eindruck von der heutigen Situation der „Krebsmedizin" ermöglichen und eine faktische Wissensbasis bilden, von der aus es möglich ist, Vergleiche mit anderen Bereichen anzustellen, die dann wiederum ein tieferes Verständnis ermöglichen.

Im zweiten Schritt wird versucht, eine systematische Grundlage für eine ganzheitliche Betrachtung im biologisch-kybernetischen Sinn zu schaffen. Es soll gezeigt werden, was überhaupt eine *Ganzheit* oder ein *System* ist und wie es funktioniert. Dieser Schritt führt uns in Bereiche der Biologie und der Kybernetik (Systemwissenschaft), aber auch in neue Bereiche eines wachsenden „Weltverständnisses". Auch scheinbar banale Fragen, wie „Was ist eigentlich Gesundheit?", müssen neu aufgegriffen und beantwortet werden.

Nach dieser Vorbereitung führt der dritte Schritt schon in den Kern der Betrachtung: Es wird versucht, anhand eines Denkmodells mit Hilfe von Analogien darzustellen, was Krebs seinem innersten Wesen nach ist: Nicht nur eine Krankheit, die den einzelnen Menschen betrifft, sondern ein uraltes Prinzip des Lebendigen; eine Art Selbstzerstörungsmechanismus, der allen lebenden Systemen zu eigen zu sein scheint.

Es wird gezeigt, daß es durchaus nicht abwegig ist, die moderne Zivilisation mit einem bösartigen Krebs zu vergleichen, der das übergeordnete biologische System zu zerstören droht. Aus diesem Grunde wird, um ein tieferes Verständnis zu ermöglichen, im vierten Schritt noch näher auf die zivilisatorische Problematik eingegangen. So wird z.B. die Frage zu beantworten sein, was eigentlich die heutige Gesellschaftsform der Zivilisation von früheren unterscheidet, welche offenbar keine dergleichen destruktiven Effekte mit sich trugen. Es wird auf verfehlte Denkformen wie die blinde Fortschrittsgläubigkeit eingegangen, die wesentliche Grundlagen des heutigen Dilemmas darstellen.

Im fünften und letzten Schritt wird die „Quintessenz“ der vorherigen Teile gezogen: Wie sieht die momentane Stellung des Menschen im Weltgefüge jenseits aller verdrängenden Beschönigungen wirklich aus, und was bedeutet da der Krebs? Welche Perspektiven eröffnen sich, und welche Maßnahmen können helfen, die offensichtlichen Mißstände abzubauen oder zu beseitigen?

Wenn auch die Hoffnung auf eine solche „Heilung“ des Ganzen ziemlich illusorisch und minimal zu sein scheint, ist das noch lange kein Grund, eine solche nicht anzustreben oder zu versuchen. In diesem Sinne will dieses Buch zum vorurteilsfreien Nachdenken, aber auch zur berechtigten Zeitkritik anregen, um auf diese Weise einen Schritt weiter in Richtung auf eine bessere, „gesündere“ - wenn auch sicherlich nicht perfekte - Zukunft zu tun.

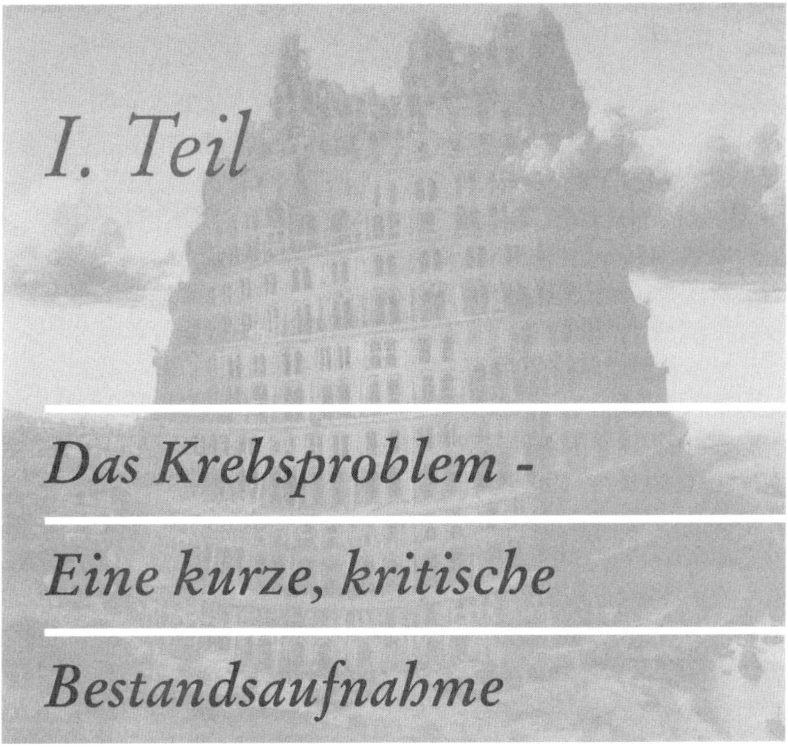

I. Teil

Das Krebsproblem - Eine kurze, kritische Bestandsaufnahme

1. KREBS AUS MEDIZINISCHER SICHT

Vermutlich gebrauchte schon der Begründer der Medizin als Erfahrungswissenschaft, der griechische Arzt *Hippokrates* im 4. Jahrhundert v. Chr. den Begriff *Krebs* (griechisch: karzinoma), um bösartige Hautwucherungen und Tumore zu beschreiben. Seine endgültige Prägung erhielt dieser Ausdruck von *Galen* (129-199 n. Chr.) in dem lateinischen Wort *Cancer*. Galen, der unter anderem als Leibarzt des römischen Kaisers *Marc Aurel* tätig war, baute die hippokratische Heilkunde zu einem umfassenden System aus, das die Medizin Europas bis weit in das 19. Jahrhundert hinein bestimmte. So unterschied er bereits sechzig verschiedene Arten von Krebs, was deutlich macht, daß es in der Medizin seit langem klar ist, daß man es nicht mit der *einen* Krebserkrankung zu tun hat, sondern mit einer ganzen Gruppe in sich mehr oder weniger ähnlicher Krankheitsprozesse. [1]

Wohl auch aus diesem Grunde wehren sich die modernen Erben des Hippokrates - die heutigen Schulmediziner - gegen den pauschalen Begriff Krebs. Sie reden lieber von *Malignomen* bzw. von *bösartigen Tumoren* oder Geschwülsten. Oder sie reden einfach von *Neoplasma* oder *Neoplasien*. Diese Begriffe sind aus dem Griechischen abgeleitet und bedeuten soviel wie „Gewebsneubildung“ oder einfach „Neubildung“. Damit stehen sie ganz im Trend einer weitgehend nichtssagenden, „neutralen“ wissenschaftlichen Sprache.

Für das meist offen eingestandene Unbehagen der Schulmedizin an einem Krebsbegriff als solchen werden jedoch meist andere Argumente ins Feld geführt, Es wird unter anderem damit begründet, daß dieser Begriff zu stark mit Vorurteilen belastet sei und sich damit eine ganze Reihe von Fehlvorstellungen verbänden, wie etwa Schmerz, Leiden und letztendlich Tod. [2]

An einer derartigen Argumentation kann vielerlei Kritik geübt werden. So ist es z.B. fraglich, ob diese sogenannten Fehlvorstellungen wirklich unangebracht sind. Für eine Mehrzahl der Krebspatienten bedeutet ihre Erkrankung sicherlich Leiden, zumindest phasenweise Schmerz und oft auch bedauerlicherweise immer noch den Tod. Es ist zwar sicherlich richtig, daß der Begriff Krebs mit Vorurteilen belastet ist, aber dies scheint das natürliche Schicksal der menschlichen Begriffe an sich zu sein. Man denke nur an Wörter wie Liebe, Beamter oder Rasse. All diese Begriffe sind vorurteilsbelastet und werden trotzdem gebraucht - auch in ihrem ursprünglichen Sinne.

Es ist dann auch mehr als nur verwunderlich, daß gegen den medizinisch etablierten Begriff von der „Bösartigkeit" eines Tumors kein vergleichbarer Widerstand existiert. Die wirklichen - möglicherweise unbewußten - Gründe für diese „Begriffsstutzigkeit" werden daher noch zu eruieren sein. Jedenfalls werden wir den Ausdruck Krebs weiterhin verwenden, wenn auch als einen definiten Sammelbegriff für eine ganze Gruppe von Erkrankungen.

Die heutige Medizin kennt ca. 100 verschiedene Krebs- bzw. Tumorerkrankungen, welche, je nach Eigenart, Wachstum, Entstehung und Anatomie in Untergruppen eingeteilt werden: [3]

Da sind zum einen die *Karzinome* (Krebs im eigentlich wörtlichen Sinn), die meist von Haut- und Schleimhautgewebe ausgehen bzw. abstammen. Um Karzinome handelt es sich meist, wenn z.B. von Lungen-, Magen-, Dickdarm- oder Hautkrebs geredet wird. Auch viele Tumore der primären und sekundären Geschlechtsorgane gehören hierhin; bekannt und häufig sind z.B. der Brust-, der Gebärmutter- oder der Prostatakrebs.

Eine zweite Gruppe bilden die sogenannten *Sarkome*. Darunter versteht man bösartige Tumore des Stütz- und Bindegewebes. Eine bekannte Form dieser Gruppe ist z.B. das Osteosarkom, der sogenannte Knochenkrebs. Sarkome entstehen aber auch in den Bereichen von Fett- und Muskelgeweben.

Eine weitere Gruppe stellen die *bösartigen Neubildungen des blutbildenden Systems* dar. Die Erkrankungen dieser Gruppe bilden im Unterschied zu den anderen Gruppen oft keine Tumore aus, sondern überschwemmen den ganzen Organismus durch das Kreislauf- und Lymphsystem mit ihren entarteten Zellen. In dieser Hinsicht sind sie klassische Systemerkrankungen, deren Ursprung und Sitz meist nicht lokalisiert werden kann. In diese Gruppe werden vor allem die verschiedenen Arten der Leukämien eingeordnet, die auch als sogenannter Blutkrebs bekannt sind. Andere Erkrankungen dieser Untergruppe bilden jedoch auch Tumore aus, wie z.B. die Lymphome.

Zu erwähnen sind noch die verschiedenen *Tumore des zentralen Nervensystems*, welche direkt von der Gehirnmasse oder vom Rückenmark ausgehen. Diese sind jedoch weder zu verwechseln mit den sogenannten gutartigen Hirntumoren, die meist von den Gehirnhäuten ausgehen, noch mit den Tochtergeschwülsten (Metastasen) anderer Krebsarten, welche sich häufig im Bereich des Gehirns oder Rückenmarks ansiedeln und dort besonders fatale Folgen haben.

Des weiteren gibt es noch Gruppen *spezieller Tumore*, auf die hier nicht näher eingegangen wird. Die obige Aufzählung macht jedenfalls auch dem Laien klar, daß es nicht so einfach ist, von *dem* Krebs zu sprechen. Daher stellt sich nun eine wesentliche Frage: Was haben all diese Erkrankungen eigentlich gemeinsam?

Diese Frage zielt in Richtung einer allgemeingültigen *Krebsdefinition* und behandelt somit auch das Problem, was letztendlich das Krebsgeschehen von den normalen Körpervorgängen, aber auch von gutartigen Tumorerkrankungen unterscheidet. Hier geben die Forscher allerdings oft verschiedene Ergebnisse und „Allgemeingültigkeiten" an. Einigkeit herrscht jedenfalls in den folgenden zentralen Punkten: [4]

Ein bösartiger Tumor (Krebs) unterscheidet sich von gutartigen Geschwülsten sowie vom normalen, gesunden Gewebe dadurch, daß er *keine Grenze seines Wachstums* einhält. Dies bedeutet nicht nur, daß er unaufhörlich wächst, sondern er infiltriert quasi das benachbarte gesunde Gewebe mit seinen Ablegern und Ausläufern.

Dieser Sachverhalt führt dann häufig zu der fatalen Folge, daß an diesen Rändern des Tumors einzelne Zellen oder ganze Zellverbände auf dem Blut- oder Lymphweg abgeschwemmt werden, um dann in anderen Regionen des Körpers Kolonien anzulegen. Diese neuen Tumore nennt man dann Tochtergeschwülste oder *Metastasen*.

Ein zweiter wesentlicher Unterschied zwischen Krebs und normalem Gewebe ist, daß ersterer *keinerlei Einordnung in den sinnvollen und durchstrukturierten Bauplan des Körpers* aufweist und somit keinerlei Aufgaben übernimmt. In äußerst „egoistischer" Weise will Krebs nur leben und beschränkt sich in diesem Sinne ausschließlich auf seine eigene Vermehrung und seinen eigenen Konsum.

Auf diese Art lebt der Krebs quasi parasitär von den Energien und Reserven des gesamten Organismus - ohne jegliche Gegenleistung. Durch diesen „Mehrkonsum" und natürlich primär durch sein exponentielles, unaufhörliches Wachstum richtet der Krebs den betroffenen Organismus zwangsläufig zugrunde, wenn nicht durch rechtzeitige medizinische Maßnahmen zumindest das verheerende Wachstum gestoppt werden kann.

Diese drei Punkte - *grenzenloses Wachstum*, *Nichteinordnung in das gesunde Lebensgeschehen*, *Zerstörung des Organismus* (und letztlich auch des Krebses selber!) - sind auf der Ebene der Gewebe allgemeingültig. Weitere, allgemein anerkannte Unterschiede zwischen Krebs und normalem, gesunden Leben kann man auf der Ebene der Zellen finden.

Krebszellen unterscheiden sich häufig schon im äußeren Erscheinungsbild, d.h. im Aussehen unter dem Mikroskop, von normalen Zellen, obwohl ja auch sie von normalen, gesunden Zellen abstammen. Manchmal sind diese Unterschiede groß und prägnant, manchmal eher gering. Aber auch für die Krebszellen gelten einige allgemeingültige Regeln: [5]

Erstens zeichnet sich die Krebszelle durch eine *uneingeschränkte Fähigkeit zur Teilung* (Vermehrung) aus. Dies ist ein zentraler

Unterschied zu normalen Zellen, die nicht nur eine begrenzte Zahl an überhaupt möglichen Teilungen haben, sondern auch sofort mit der Teilung aufhören, wenn sie an benachbarte Zellen „anstoßen“, d.h., wenn kein weiterer Platz im Organismus vorhanden ist.

Als Beispiel diene hier der Wundschlußmechanismus: Bei einer Schürfwunde z.B. gehen große Mengen an Zellen verloren, und das entstandene Loch muß „geflickt“ werden. Die Hautzellen beginnen nun sofort damit, sich zu teilen. Wenn der Defekt beseitigt und die Wunde geschlossen ist, stoppen sie sofort. Die Teilungen sind beendet.

Anders die Krebszellen. Sie reagieren nicht mehr mit einem Teilungsstop bei Kontakt mit ihren Nachbarzellen; sie verdrängen sie einfach und infiltrieren andere Gewebsteile. In diesem Zusammenhang hat die Krebsforschung herausgefunden, daß die Krebszellen nicht mehr mit ihren Nachbarzellen „kommunizieren“. Diese Kommunikation findet normalerweise durch bestimmte Signalstoffe auf biochemischem Wege statt. Eine solche Verständigung zwischen den Zellen, die den Organismus bilden, ist offenbar eine notwendige Voraussetzung für dessen reibungslose Funktion und Erhaltung, wie wir am Beispiel der Schürfwunde bereits sehen konnten. Es muß also ein Signal für „Teilung“ sowie für „Stop“ existieren, das - außer von den Krebszellen - allgemein respektiert wird. Den Krebszellen fehlen offenbar die Kanäle für eine solche Verständigung, wobei man noch nicht genau weiß, ob sie nun „taub“ oder nur „schwerhörig“ sind.

Damit wären wir bei einem zweiten zentralen Unterschied der Krebszelle zur normalen, gesunden Zelle: *Sie kann nicht durch den Organismus kontrolliert werden.* Zwar weiß man heute, daß die Immunabwehr des Körpers auch gegen solche „Zell-Anarchisten“ ankämpft, aber die Krebszellen unterliegen ihrer eigenen Auslese (Selektion) und Weiterentwicklung. Sie lernen quasi, wie sie die Immunabwehr unterlaufen können und unerkannt diesen „Zellerkennungsdienst“ der Abwehr passieren können.

Letzteres läßt sich u.a. durch die Tatsache erklären, daß die Krebszellen von körpereigenen Mutterzellen abstammen und somit im eigentlichen Sinne keine „Fremdkörper“ im Organismus sind. Was aber unterscheidet die Krebszelle weiter prinzipiell von ihrer Mutterzelle und wie kommt dieser Unterschied überhaupt zustande?

Die Mutterzelle gehört einem ganz bestimmten Gewebe an und hat eine spezielle Aufgabe im Arbeitsteilungssystem des Organismus zu erfüllen. Diese Spezialisierung nennt man auch *Differenzierung*. Die Krebszelle hingegen übernimmt keine Aufgaben mehr; sie ist also, wie die Mediziner sagen, *niedriger differenziert*. Die niedrige Differenzierung entspricht meist dem Stand einer jugendlichen bzw. einer embryonalen Zelle. Sie will nur leben, was konkret bedeutet, daß sie auf ihre grundlegendsten Funktionen regrediert ist: auf *Konsum* und *Vermehrung*.

Diese „Jugendlichkeit“ bringt der Krebszelle jedoch entscheidende Vorteile gegenüber gesunden Zellen; sie erlangt dadurch die Fähigkeit zur unbegrenzten Teilung, wie wir oben schon erwähnten. Sie lebt in einem Zustand der *potentiellen Unsterblichkeit*, einer ewigen Jugend, wie man sie sonst nur von primitivsten Einzellern kennt. Dementsprechend verhalten sich die krebsig entarteten Zellen auch in vielerlei Hinsicht wie Einzeller - ohne einen Bezug zur Ganzheit des Organismus -; sie sind ein „Leben im Leben“, wie es *Frederic Vester* treffend bezeichnete.[6]

Ein viel zitiertes Beispiel für die „Unsterblichkeit“ der Krebszellen sind die „Hela-Zellen“, die in den meisten großen Krebsforschungslaboratorien gezüchtet werden. „Hela“ steht für *Helen Lang*, eine amerikanische Krebspatientin, der im Jahre 1952 Proben eines Tumors entnommen wurden. Frau Lang ist schon lange tot, ihre Krebszellen leben jedoch immer noch und werden weiter leben.[7] Unter natürlichen Bedingungen ist die Existenz der Krebszellen jedoch selbstverständlich an die Existenz ihres Trägers gebunden; mit ihm sterben auch sie.

So weit die gesicherten Gemeinsamkeiten der verschiedenen Krebsarten. Es gibt allerdings noch eine Reihe weiterer Merkmale ganzer Gruppen sowie spezieller Arten der Krebserkrankungen. Oftmals sind solche Besonderheiten allzu schnell verallgemeinert worden - und das meist aus öffentlichkeitswirksamen Gründen. Wer kennt sie nicht, die Schlagzeilen vom „endlich gelösten Krebsrätsel", die in schöner Regelmäßigkeit alle Jahre wieder die Boulevardpresse überschwemmen.

Manchmal halten sich solche verallgemeinernden „Irrtümer" aber auch aus falsch verstandener Loyalität zu großen Namen der Medizingeschichte. So hat lange Zeit die gesamte medizinische Forschung an die Theorie des Nobelpreisträgers und „Krebspapstes" *Warburg* geglaubt, nach der die Krebszellen hauptsächlich in ihrer „Atmung" gestört seien:

Eine Krebszelle betreibe keine Austauschatmung, wie es die gesunden Zellen tun, sondern eine Gärungsatmung. Bei späteren Forschungen ergab sich jedoch der ernüchternde Befund, daß zwar eine ganze Reihe von Krebsarten „gärt", andere aber wiederum ganz normal atmen. Peinlicherweise stellte sich dabei auch heraus, daß gesunde Zellen unter entsprechenden Bedingungen ebenfalls gären. Wahrscheinlich wird noch so mancher Glaubenssatz der modernen Medizin auf eine ähnliche Art und Weise einer ernüchternden Säkularisierung zum Opfer fallen müssen.

Doch zurück zur Krebszelle. Hier bleibt uns eine letzte Frage zu beantworten, die allerdings schon in das nächste Kapitel von den „Ursachen" überführt: Woher kommen letztendlich die Unterschiede zwischen Mutter- und Krebszelle? Oder, anders formuliert, was veranlaßt die eine wie die andere, so zu sein, wie sie ist?

Die Medizin baut hier auf den Erkenntnissen und Theorien der modernen Biologie auf, daß das Verhalten sowie die Möglichkeiten der einzelnen Zellen fest programmiert sind. Diese Programmierung ist demnach in den Erbanlagen der Zelle, der *DNA*, festgelegt. Diese steuert vom Zellkern aus das Geschehen in der Zelle. Wenn nun aber eine Zelle ein abweichendes Aussehen oder Verhalten zeigt, kann man davon ausgehen, daß entweder die Erbanlagen nicht mehr die gleichen sind oder daß diese Erbanlagen von der Tochtergeneration Krebs nicht mehr verstanden bzw. fehlgedeutet werden.

Die Medizin folgt primär erster These; sie nimmt also an, daß bei der Weitergabe des Erbmaterials von der Mutterzelle auf die krebsig entartete Tochterzelle ein Übertragungsfehler stattgefunden hat, der den Sinn des Gesamtprogramms völlig verändert oder aber zumindest verstümmelt. Wäre nun klar, was solche Übertragungsfehler verursacht oder begünstigt und diesen „Sinneswandel" zur Krebszelle einleitet, dann wüßte man ein entscheidendes Stück mehr über den Krebs. So glauben zumindest viele Mediziner - und suchen weiter nach den „Ursachen" der „Entartung" einer Zelle.

2. DIE SUCHE NACH DER „URSACHE"

Es gibt zwar ganze Berge medizinischer Fachliteratur zum Thema Krebsentstehung bzw. Ursachen von Krebs, doch es scheint sich auch hier zu zeigen, daß das Problem äußerst vielschichtig und vielseitig ist. Denn je intensiver es analysiert wird, desto komplexer werden die Fakten und deren Zusammenhänge. Ständig tauchen neue Fragen und Antworten auf. Dabei herrscht zudem eine nicht zu übersehende Uneinigkeit zwischen den einzelnen Richtungen der Krebsforschung.

Doch durch den großen Streit der Gelehrten scheint durchzuschimmern, daß es genauso wenig die *eine* Krebsursache gibt, wie wir auch nicht von der *einen* Krebserkrankung sprechen können. Vielmehr sind eine Unzahl von Entstehungsweisen denkbar und tatsächlich vorhanden. Dennoch sollen hier und in den folgenden Kapiteln die wichtigsten Theorien zur Krebsentstehung und den entsprechenden Ursachen kurz vorgestellt werden.

Eine weitgehend veraltete Theorie zur Krebsentstehung ist *Virchows Reiztheorie*, die besagt, daß ein ständiger Reiz auf einen Teil des Organismus eine Irritation der betreffenden Zellverbände bewirkt und diese dadurch schließlich krebsig entarten. Aus diesem Ansatz entwickelte sich später die *Überregenerationstheorie*:

Durch häufige Verletzungen oder Schädigungen der gleichen Stelle werden die Zellverbände gezwungen, sich ständig und überstürzt zu regenerieren. Dabei entsteht zunächst ein Narbengewebe, das bereits andere Eigenschaften zeigt als das ursprüngliche Gewebe. Dieser Unterschied ist mit bloßem Auge sichtbar und dem Laien als „wildes Fleisch" bekannt. Medizinisch würde man hier schon von einer niedrigeren Differenzierung im Vergleich zum Ursprungsgewebe sprechen. Weitere Verletzungen dieses Narbengewebes könnten diesen Verlust an Differenzierung schließlich so weit potenzieren, daß Krebs daraus entsteht. So könnte auf diese Weise z.B. die Fähigkeit verlorengehen, das natürliche „Teilungsstopsignal" zu empfangen bzw. zu verstehen, wie die *Chalontheorie* mutmaßt.[8]

Es ist nicht ganz auszuschließen, daß auf diese Art tatsächlich Krebs entsteht, aber für die Mehrzahl der Krebsarten trifft dieser Theorienkomplex wohl nicht zu. Es wären dazu nämlich recht grobe physikalische Reize, wie z.B. Verbrennungen, Verletzungen etc. vonnöten, die zudem ständig und lokalisiert auftreten müßten. Weiterhin müßten die so entstandenen Krebsarten eher oberflächlicher Natur sein bzw. von oberflächlichen Geweben abstammen. All das schließt eine Allgemeingültigkeit sicherlich aus.

Ähnliches gilt auch für *Warburgs Atmungstheorie*, die im vorherigen Kapitel schon kurz erläutert wurde. Auch sie ist sicherlich nicht allgemeingültig und gilt ebenfalls als veraltet. Allgemein anerkannt ist hingegen *Bauers Mutationstheorie*, die versucht, die Krebsentstehung auf genetischem Wege zu erklären. Wie bereits erwähnt, besitzt jede Zelle Erbanlagen, die eine Art vorprogrammierten Speicher all ihrer Möglichkeiten und Fähigkeiten darstellen. Diese Erbanlagen sind aber zugleich das Steuerzentrum der Zelle, quasi ihr „Gehirn". Von deren reibungsloser Funktion hängt demnach alles Weitere ab. Eine spontane oder eine von außen induzierte Änderung dieser Erbanlagen nennt man *Mutation*. Wir wollen hier jedoch nicht auf die technischen Einzelheiten eingehen, wie eine solche Mutation gedacht werden kann, da uns dies zu tief in die Bereiche der Genetik führen würde.[9]

Zum allgemeinen Verständnis sei hier nur gesagt, daß die Erbanlagen in jeder einzelnen Zelle in Form eines extrem langen, aber dünnen Molekülfadens gespeichert sind und bestimmte Moleküle wie Schrift- oder Morsezeichen die Information verschlüsseln. Bei der Zellteilung verdoppelt sich dieser Molekülfaden, die DNA, selbsttätig, so daß die neue Zelle normalerweise dieselbe Erbinformation besitzt wie ihre Stamm- oder Mutterzelle.

Vor allem bei dieser Verdoppelung können nun jedoch Fehler auftreten, die das Erbprogramm der neuen Zelle verändern und sie zur Krebszelle werden lassen. In diesem Sinne wäre eine Krebszelle die *Mutante* einer normalen Zelle.

Nun weiß man aber, daß bestimmte natürliche und künstliche Faktoren solche Mutationen extrem begünstigen bzw. direkt bewirken. Da sind zum einen die *physikalischen Ursachen*, wie z.B. die radioaktiven Strahlungen. So weiß man von der Beta-, Gamma- und Röntgenstrahlung, daß sie in hohen Dosen Krebs zwingend hervorrufen, in geringeren Dosen zumindest die Krebsentstehung begünstigen können. Ähnliches gilt auch für das ultraviolette Licht, das als natürlicher Bestandteil des Sonnenlichts für die Entstehung (oder Förderung) des Hautkrebses verantwortlich gemacht wird.[10]

Weiterhin gibt es eine Fülle *chemischer Substanzen*, die eine mutagene Wirkung haben. Es ist daher kaum verwunderlich, daß viele dieser Stoffe als karzinogen, d.h. als krebserregend eingestuft werden. Bei anorganischen Stoffen ist eine krebserregende Wirkung z.B. für Arsen, Beryllium, Chrom, Zink und Nickel nachgewiesen. Die Mehrzahl der karzinogenen wie auch der mutagenen

Substanzen sind jedoch organischen Ursprungs, wobei hiermit jedoch nicht nur natürliche Stoffe gemeint sind, sondern auch die Unzahl der Produkte und Nebenprodukte der modernen Petrochemie.

Natürliche karzinogene Substanzen sind z.B. die Produkte einiger Bakterien und Schimmelpilze. So ist das Aflatoxin B1, welches vom Schimmelpilz Aspergillus flavus erzeugt wird, eines der potentesten Karzinogene überhaupt. Dieser Schimmelpilz befällt Getreide und Getreideprodukte, Erdnüsse und andere Lebensmittel und ist zudem weltweit verbreitet. Vor dem Genuß von durch Schimmel verseuchter Nahrungsmittel kann also weiterhin nur gewarnt werden. Auch ein Beseitigen der befallenen Stellen ist unzureichend, da mit bloßem Auge die tatsächliche Ausbreitung des Schimmels nicht erkannt werden kann.

Künstliche karzinogene organische Verbindungen stellen jedoch oft ein weit größeres Problem dar, vor allem in Berufszweigen, wo mit diesen Stoffen „Geld verdient" wird. Hier sind speziell der durch Paraffine erzeugte Paraffinarbeiterkrebs sowie der durch Anilinverbindungen erzeugte Blasenkrebs zu nennen. Aniline, wie z.B. das Beta-Naphtylamin, sind in der heutigen chemischen Industrie wichtige Grundprodukte. Ähnliches gilt für die karzinogenen Azofarbstoffe. Bei diesen Stoffen konnte allerdings durch behördlich angeordnete Schutzmaßnahmen das Risiko für die Arbeiter vermindert werden.

Bedeutsame Karzinogene gelangen jedoch auch in die Haushalte, z.B. in Form von mit Nitrit behandelten Fleisch- und Wurstwaren. Die darin enthaltenen Nitrite werden beim Braten und häufig auch erst im Organismus selbst in gefährliche Nitrosamine umgewandelt, die zu den potentesten bekannten Karzinogenen gehören. In dieser Hinsicht könnte jeder sich selber schützen, indem er auf den zweifelhaften Genuß des rosa-hellen Fleisches (Nitritpökelsalze schaffen diese verkaufsfördernde Aufhellung) Abstand nehmen würde.[11]

Als fast unmöglich stellt sich dagegen der Schutz vor anderen karzinogenen Substanzen dar, die vor allem aus der erdölverarbeitenden Petrochemie stammen. Dioxin ist hier ein bekanntes Schlagwort, doch in Erdölprodukten sind eine wahre Unzahl an krebserregenden und -fördernden Substanzen enthalten, die in ihren Abwandlungen in Form von Abgasen und Verschmutzungen heute nahezu allgegenwärtig sind.

Zu den potentesten dieser Stoffe zählen die Benzapyrene, die allgemein bei der Verbrennung organischer Stoffe (zu denen das Erdöl zählt) entstehen. So trägt aber auch die Brandrodung der tropischen Ur- und Regenwälder zur Verschmutzung der Atmosphäre mit diesen todbringenden Substanzen bei. Benzapyrene werden maßgeblich für die Entstehung von Lungenkrebs verantwortlich gemacht. So ist es kaum verwunderlich, daß die Forschung diese Stoffgruppe auch im Tabakrauch nachgewiesen hat.[12]

Das Rauchen von Tabakwaren stellt demnach für viele Mediziner und medizinische Laien das Krebsrisiko überhaupt dar, was auch aus dem vorher Gesagten geschlossen werden könnte. Allerdings läßt sich auf der anderen Seite gerade mit dem Renommierobjekt „Rauchen als Krebsursache“ die ganze Mutations- und Krebsentstehungstheorie Bauers zu Fall bringen.

Es wird hierbei nicht in Frage gestellt, daß das Rauchen Krebs erzeugen kann; aber daß das Rauchen notwendigerweise Krebs erzeugt, ist sicherlich falsch. Immerhin erkrankt nur ein gewisser Prozentsatz der schweren Raucher (über 60 Zigaretten pro Tag) an Lungenkrebs. Zwar ist dieser Prozentsatz deutlich höher als der der Nichtraucher, aber auch diese werden vom Lungenkrebs nicht gänzlich verschont. „Warum erkrankt der eine Raucher, der andere aber nicht?“ müßte hier die logische Frage lauten.[13]

Man kann aus diesem und ähnlichen Sachverhalten nur schließen, daß es nicht die eine „Ursache“ für Krebs gibt, womöglich nicht einmal im individuellen Krankheitsfall. Karzinogene Substanzen, Strahlen etc. scheinen vielmehr „nur“ *Promotoren*, d.h.

Förderer in der Krebsentstehung zu sein, denn wenn sie tatsächlich - wie lange angenommen - Ursachen des Krebses wären, müßten alle damit stark Konfrontierten notwendigerweise früher oder später erkranken, was jedoch nicht der Fall ist.

So wird auch die Bauersche Mutationstheorie zweifelhaft, weil sie einerseits die Mutation als Ursache der Krebserkrankung setzt und diese andererseits zu einer „Laune der Natur" machen will. Dabei ignoriert sie jeglichen Zusammenhang mit dem betreffenden Individuum und dessen gesamten Lebensumständen. Sie scheint uns daher eher ein Versuch zu sein, die tatsächliche Problematik auf einen nicht rationalisierbaren Rest zu reduzieren und somit zu verdrängen.

Auch der heutigen Medizin ist zumindest das sachliche Manko dieser Theorie bewußt geworden und hat daraufhin komplexere Theorien entwickelt. So kam vor nicht allzu langer Zeit die schreckenerregende These auf, ob Krebs nicht vielleicht eine Viruserkrankung sei. Dieser Gedanke schloß natürlich die bange Frage in sich: „Ist Krebs etwa ansteckend?"

3. VIRUSTHEORIE UND VIRUSLEGENDE

Der bekannteste Vertreter der *Krebs-Virustheorie* ist der amerikanische Forscher *R. C. Gallo*, der die Hypothese aufgestellt hat, daß Krebs eine mehr oder weniger gewöhnliche *Infektionskrankheit* sei. Die Erreger des Krebses seien Mikroben, genauer gesagt Viren. Diese Viren seien jedoch nicht auf dem herkömmlichen Weg der Tröpfchen- und Schmierinfektion übertragbar, sondern auf dem Weg des direkten Serum-Blutkontakts.

Ein solcher Infektionsweg ist heute z.B. für das HI-Virus sowie für das Hepatitis-B-Virus nachgewiesen. Der Ansteckungsweg würde demnach hauptsächlich über den sexuellen Kontakt laufen, bei dem Mikroverletzungen nicht selten sind und einen direkten

Serum-Blutkontakt ermöglichen. Außerdem könnten durch Bluttransfusionen, gemeinsame Spritzenbenutzung durch Heroinabhängige oder - nach Gallo - auch durch Stechmücken und andere blutsaugende Parasiten Viren von Mensch zu Mensch übertragen werden.[14] Gallo baute seine These zu einer komplexen Theorie aus, indem er annahm, daß karzinogene Substanzen und Strahlen als Promotoren die Krebsentstehung zwar fördern, aber die Viren die eigentliche Ursache des Krebses seien.

Viren bestehen bekanntlich aus einer Eiweißhülle und Erbmaterial, manche sogar nur aus Erbmaterial. Sie sind fähig, dieses, d.h. sich selbst, in fremde Zellen einzuschleusen und dort mit ihren genetischen „Befehlen" die Herrschaft zu übernehmen. *Krebserregende Viren* sind aus dem Tierreich bekannt, wie z.B. das *Hühnerleukämievirus* oder das *Mammakarzinomvirus* der Maus, und wurden in Tierversuchen zur Krebsentstehung ausgiebig erforscht.[15]

Sollte nun Gallos Schreckensvision von der ansteckenden „Krebspest" richtig sein? Wohl kaum. Gallos Untersuchungen basieren auf Statistiken der beginnenden 80er Jahre, als die AIDS-Epidemie in den USA aufkam und in ersten zaghaften Schritten erforscht wurde. Bei der AIDS-Erkrankung, die eine virusbedingte Abwehrschwäche ist, treten im fortgeschrittenen Stadium verschiedene bösartige Tumorerkrankungen auf, z.B. das ansonsten seltene Kaposi-Sarkom sowie bösartige Lymphome. Hier ist jedoch der Krebs die Folge einer Immunschwäche, eines virusbedingten Versagens des Abwehrsystems, und nicht etwa die Folge der Virusinfektion im eigentlichen Sinne.

So war zu jener Zeit, in der die AIDS-Erkrankung als solche noch nicht erkannt war, der Blick der Forschung vielfach nur auf die seuchenartige Ausbreitung bestimmter Tumore (vor allem des Kaposi-Sarkoms) mit offensichtlicher Virusbeteiligung gefallen. Daher führt z.B. *Reitz* in seinem 1983 erschienen Buch *Krebs - Was ist das?* das Kaposi-Beispiel als typisches Indiz für die Virusbedingtheit des Krebses an.[16] So mischte sich die Hysterie um eine offensichtlich neue, epidemische Erkrankung mit der unverarbeiteten Angst vor einer altbekannten Krankheit zu einer vorschnellen Theorie.

Andererseits liefert uns das weiterhin ungelöste AIDS-Problem einige interessante Aspekte zur Frage der Krebsentstehung. So wird vor allem die Rolle des Immunsystems neu ins Licht gerückt. Das *Versagen der körpereigenen Abwehr* scheint damit ein wesentlicher Faktor in der Genese der Krebserkrankungen zu sein. Auf diesen wichtigen Sachverhalt werden wir später noch zurückkommen müssen.

Nun darf man sich von dieser nur allzu typischen Verwechslung von Ursache und Wirkung nicht zu der gegenteiligen Vermutung hinreißen lassen und glauben, daß Viren an der Krebsgenese allgemein unbeteiligt seien. So gibt es z.B. eindeutig belegte Zusammenhänge zwischen dem Burkitt-Lymphom und dem Epstein-Barr-Virus, das normalerweise Auslöser des Pfeifferschen Drüsenfiebers ist. Unter bestimmten Bedingungen scheint es aber auch zumindest die Entstehung dieser Lymphkrebsform zu begünstigen, wenn nicht gar auszulösen. Andere Untersuchungen zeigen, daß ehemalige Hepatitis-B-Patienten einem erhöhten Risiko einer Leberkrebserkrankung unterliegen. Auch Viren der Herpesgruppe sowie Grippeviren werden auf ihre krebserregende oder -fördernde Potenz hin untersucht.[17]

Verbindungen zwischen bestimmten Viruserkrankungen und Krebsarten liegen also offensichtlich vor, wobei aber die meisten bösartigen Tumore wohl unabhängig von Viren entstehen dürften. Eine Ansteckungsgefahr durch „krebserregende Viren“ besteht jedenfalls nicht, da die in dieser Hinsicht bekannten Viren nur in sehr seltenen Fällen und unter bestimmten, noch nicht genau bekannten Bedingungen zur Krebserkrankung führen. Normalerweise lösen diese Viren eben ganz andere Krankheitsbilder aus.[18] Auch im Fall der Viren muß demnach eher von *Risikofaktoren* oder *Promotoren* gesprochen werden; Ursachen im eigentlichen Sinn sind sie nicht. Und damit ist Krebs auch *keine* Infektionskrankheit, wie Gallo orakelte.

Die Krebs-Virusforschung brachte jedoch auch durchaus interessante Erkenntnisse, so z.B., daß unser körpereigenes Erbmaterial auch *eigene Krebsgene* enthält, welche den Krebs sozusagen vorprogrammieren, aber unter normalen Bedingungen inaktiv sind. Diese schlafenden Onkogene könnten eine bedeutsame Rolle bei der Entstehung mancher Krebsart spielen, indem sie von irgendeinem Karzinogen oder einem sonstigen Promotor (Strahlen, Viren) aus ihrem „Dornröschenschlaf" geweckt und aktiviert werden und damit die Krebsentstehung einleiten. Man muß sich jedoch davor hüten, hier vorschnell von einer Erblichkeit des Krebses zu reden, da mit dem Onkogen allenfalls die Veranlagung (Disposition) zum Krebs, aber keinesfalls die Erkrankung selbst erblich wäre.[19]

Die Theorie von den körpereigenen Onkogenen führt jedenfalls in eine neue Richtung der Betrachtung, nämlich nach innen. Sie führt, wenn auch wissenschaftlich-zaghaft, zur Frage einer inneren *Selbstbeteiligung* des Individuums bei der Entstehung des Krebses. Die bisher erläuterten Theorien führten hingegen immer in die entgegengesetzte Richtung, wo ein äußerer Verursacher der Erkrankung gesucht wurde.

Dies ist jedoch eine typische Tendenz der Medizin des 20. Jahrhunderts, da sie gerade in dieser Hinsicht - so z.B. in der Bekämpfung von bakteriellen Seuchen durch Antibiotika und Impfungen etc. - ihre entscheidenden Erfolge verbucht hat. So zeigt auch Gallos Krebs-Virustheorie das verständliche Verlangen nach einem äußeren Feind.

In einer derartigen Betrachtung, die eine Krankheit als ein von außen kommendes „Übel" sieht, werden jedoch meist wichtige innere Prozesse vernachlässigt, wie z.B. die Rolle des Immunsystems im Krebsgeschehen. Daher sind die Fragen nach den Zusammenhängen zwischen Immunabwehr und Krebs von der modernen Medizin viel zu spät aufgegriffen worden; echte Antworten stehen hier noch aus. Ähnliches gilt auch für die Frage nach den *psychischen Voraussetzungen* für eine solche Abwehrschwäche und damit letztlich auch für das Problem der möglichen seelischen Mitbedingtheit des Krebsgeschehens.

4. PSYCHOLOGISCHE UND PSYCHOGENETISCHE ANSÄTZE

Die herkömmlichen medizinischen Betrachtungen und Forschungen zum Krebsproblem beziehen sich meist auf Zellen, Zellkulturen, chemische Substanzen, Viren usw.; immer wieder wird der fragende und forschende Blick auf Details und deren Mechanismen gelenkt. Dabei wird allzu leicht und allzu oft vergessen, daß Krebs kein „Ding“, kein gewöhnliches Forschungsobjekt ist. Es wird verdrängt, daß Krebs eine Krankheit ist, die Menschen betrifft und zugrunde richtet. An jeder Krebserkrankung hängt ein Schicksal, ein Mensch als Ganzes und mit einem sozialen Umfeld. Die Schulmedizin will offenbar diese Perspektive nicht einnehmen - wahrscheinlich zu ihrem eigenen Nachteil, was durch folgendes Zitat verdeutlicht werden soll:

„Die Ärzte wissen zwar eine Menge über den Krebs, aber was er wirklich ist, wissen sie nicht. Ich glaube, daß der Krebs eine seelische Krankheit ist, die darin besteht, daß ein Mensch, der alles Leid in sich hineinfrißt, nach einer gewissen Zeit von diesem in ihm steckenden Leid selbst aufgefressen wird. Und weil ein solcher Mensch sich selbst zerstört, nützen auch die medizinischen Behandlungsmethoden in den meisten Fällen überhaupt nichts.“ [20]

Diese Äußerung stammt bezeichnenderweise nicht von einem frustrierten Fachmann, sondern von einem Krebskranken, nämlich vom Schweizer Autor *Fritz Zorn*, der die seelische Verfassung, die bei ihm letztendlich zum Krebs führte, in seiner autobiographischen Schilderung *Mars* schonungslos offenlegte und analysierte. Ein Einzelfall? In seiner Offenheit vielleicht, in der Sache wohl kaum.

Eine *ursächliche Beteiligung der Psyche* in der Krebsentstehung ist schon sehr lange im Gespräch - eigentlich so lange, wie überhaupt von Krebs gesprochen wird. Denn bereits *Hippokrates* und *Galen* führten vor 2000 Jahren den Krebs auf die melancholische Gemütsverfassung der Betroffenen zurück.[21] Dieser Zusammenhang zwischen *Melancholie und Krebs* prägte das Verständnis der bösartigen Tumorerkrankungen bis weit in das 19. Jahrhundert hinein - bis zur vermeintlich revolutionären Entdeckung der Zellen und ihrer inneren Vorgänge, die von nun an im Zentrum der Aufmerksamkeit standen. Der Mensch als Ganzheit trat in den Hintergrund.

Zu betonen ist dabei besonders, daß diese *psychogenetischen Theorien*, die die Krebsentstehung auf psychische Faktoren zurückführen, nie widerlegt oder entkräftet wurden; sie wurden nur durch ein neu aufblühendes Theorem der modernen Medizin verdrängt und dann schließlich weitgehend vergessen.

Erst in den späten 60er Jahren wagten es Psychologen und Soziologen wieder, auf diese alten Theorien zurückzugreifen. Zum einen wollten sie sie naturwissenschaftlich (d.h. statistisch) prüfen und untermauern, zum anderen den Menschen wieder in den Blickpunkt der Forschung stellen. Erstaunlicherweise fanden sie bei der etablierten Medizin nicht nur eine mangelnde Kooperationsbereitschaft, sondern stießen sogar auf offene Feindseligkeit. *Christian Bachmann* beschreibt einen typischen Fall dafür in seinem Buch *Die Krebsmafia.*[22]

Dabei sind die Ergebnisse dieser Forschungen durchaus nennenswert und interessant. So fand z.B. *Bahnson*, einer der Pioniere der psychosomatischen Krebsmedizin, in seinen Untersuchungen der Lebensgeschichten von Krebspatienten, daß diese in ihrer Kindheit überdurchschnittlich häufig an einer „Broken-Home-Situation" gelitten hatten. Als Kind erlebten die Betroffenen traumatische Situationen, wie z.B. den Verlust eines geliebten Elternteils, Scheidungen, Dauerstreit oder Unglücksfälle, die die Kindheit schicksalhaft überschatteten.

Im weiteren Verlauf ihres Lebens hatten die Krebspatienten dann scheinbar ihre Situation überwunden und gemeistert, da sie meist besonders stabile, harmonische Partnerbeziehungen eingingen. Auf diese Ruhe vor dem Sturm folgte dann meist ein weiterer Schicksalschlag, z.B. der Verlust des Partners. Durch dieses Ereignis wurde nach Bahnsons Theorie das in der Kindheit erworbene Muster reaktiviert; dies führte zur tiefen Verzweiflung und Hoffnungslosigkeit, die schließlich in der psychosomatisch bedingten Krebserkrankung ihren Ausdruck fanden.[23]

Zu ähnlichen Ergebnissen kam *LeShan*, der in seinen *Untersuchungen zur Persönlichkeit von Krebskranken* jedoch andere Schwerpunkte setzt. Auch er betont die Bedeutung von Verlusterlebnissen in der frühen Kindheit, die jedoch schuldhaft erlebt würden. Dies führe dann zu unbewußten Selbstvorwürfen, die als festes Persönlichkeitsmuster mit in das weitere Leben übernommen würden.

Die weitere Entwicklung verlaufe dann jedoch weitgehend normal; hervorzuheben sei allerdings die Tendenz des späteren Krebspatienten zu einer stark „objekthaften" Partnerbeziehung. LeShan sieht darin einen Versuch der Wiedergutmachung der vermeintlichen Kindheitsschuld. Als Auslöser des Krebses wertet aber auch er den erneuten Verlust einer „Objektbeziehung" (Kinder verlassen das Haus, Partner stirbt, Scheidung, Pensionierung etc.), der dann zur Regression in das kindliche Muster führe. Daraus resultierten tiefe Depressionen und Hoffnungslosigkeit; der Betroffene verzweifele am Leben. LeShan sieht daher Krebs als einen somatisierten (d.h. verkörperlichten) Selbstmordwunsch.[24]

Auch andere Untersuchungen betonen „abnorme Erlebnisreaktionen nach dem Verlust lebenswichtiger Objektbeziehungen" (*Németh* und *Oó*).[25] Alle diese Studien haben jedoch ein entscheidendes Manko: Es sind retrospektive Studien, d.h., die Patienten wurden befragt, nachdem sie bereits an Krebs erkrankt waren und ihre Diagnose kannten. Es ist demnach möglich, daß sie ihr Leben unter dem Eindruck der lebensbedrohenden Krankheit als negativ, schicksalhaft belastet und hoffnungslos beurteilten.

Wegen dieser Problematik entschied sich *Grossarth-Maticek* zu einer anderen Vorgehensweise. Er entwickelte - basierend auf den alten, retrospektiven Studien - einen umfangreichen Fragenkatalog zur psychischen Grundsituation, den er gesunden Probanden vorlegte. Für bestimmte Antworten vergab er Risikopunkte, die zusammengenommen einen „Krebs-Risikofaktor" auf psychosozialer Basis ergeben sollten.

Ausgehend von dieser Gesamtpunktzahl sagte Grossarth-Maticek nun die Wahrscheinlichkeit einer Krebserkrankung in den nächsten 10 Jahren voraus. Es ist dabei jedoch zu betonen, daß die Probanden weder über ihre „Krebsprognose" aufgeklärt wurden noch über den Zweck des Fragenkatalogs an sich in Kenntnis gesetzt wurden. Nach 10 Jahren wurden die Probanden erneut befragt, wobei sich ergab, daß 82% der Probanden mit den höchsten Punktzahlen tatsächlich eine Krebserkrankung entwickelt hatten.[26]

Durch weitere ähnliche prospektive Studien schloß Grossarth-Maticek auf die typischen Merkmale einer *Krebs-Risikopersönlichkeit*, die im folgenden schematisch dargestellt wird:

Die Kindheit des prospektiven Krebspatienten muß nach Grossarth durchaus nicht traumatisch verlaufen, wie LeShan und Bahnson betonten. Dennoch verweist auch er auf eine typische Kindheit, in der die Grundlagen für die zukünftige Erkrankung geprägt werden; Grossarth-Maticek redet von der „Familienproblematik"[27]

Der Gefährdete wächst meist in einem emotionell kalten Elternhaus auf, in dem Werte wie Leistung und Ordnung über Gefühle und individuelle Bedürfnisbefriedigung gesetzt werden. Als Kind erfährt er häufig gefühlsmäßige Zurückweisungen von Seiten der Eltern, so z.B. durch die verfehlte „Erziehungstaktik" des Liebesentzugs. Die Eltern-Kind-Bindung ist eher objekthaft (Kind als „Besitz") und findet nur auf einer rationalen Ebene statt. Diese Beziehung erschöpft sich im Extremfall in täglicher Pflichterfüllung, Zwang zur Normenkonformität und einem schweigenden Gehorsam, der eine äußerliche Harmonie vortäuscht. Das Kind entwickelt ein Selbstbild, in dem es sich als „ungeliebten, aber emotionell gebundenen Sklaven“ [28] sehen lernt. Man darf sich diese Situation jedoch nicht als Vernachlässigung vorstellen, denn rein materiell-rational wird das Kind meist optimal versorgt; nur wird es niemals als eigenständig fühlende Person anerkannt.

Eine solche Kindheit hat nun die Folge, daß die betroffene Person nicht lernt, mit ihren Gefühlen umzugehen und diese in Form von natürlichen „Bedürfnisäußerungen“ zu zeigen. Diese *chronische Blockierung der Bedürfnisäußerung* ist für Grossarth-Maticek ein wesentliches Merkmal der Krebspersönlichkeit. Ein weiteres Merkmal ist die soziale *Überanpassung*, mit der das Kind versucht, durch eine Übertreibung der geforderten Pflichten und Leistungen die Liebe der Eltern - und später anderer Menschen - zu „kaufen“ oder zu erzwingen. [29] Die Vergeblichkeit eines solchen Vorhabens ist zwar leicht einsichtig, aber durch das Fehlen der Möglichkeit zur adäquaten Bedürfnisäußerung gerät der Betroffene in einen Teufelskreis der vorprogrammierten Unmöglichkeiten, die schließlich im Krebs enden.

Wie sieht nun die erwachsene Krebspersönlichkeit nach Grossarth-Maticek aus? Folgende typische Merkmale seien erwähnt:

Die *Sexualität* ist meist erheblich *gehemmt*, was aus der normkonformen Erziehung verständlich wird. Daraus erwächst oft eine allgemein negative Einschätzung der Sexualität, die als Wert kaum anerkannt wird. Sie ist unbewußt mit zahlreichen Schuldvorstellungen verknüpft, wie z.B. Schmutz, Sünde und Strafe. Aus all dem resultiert eine *Asexualität* verschiedener Ausprägung: Die Krebskandidaten haben meist erst spät sexuelle Erfahrungen gemacht, nur einen oder wenige Partner und oftmals sogar keinerlei sexuelle Beziehungen zu anderen Menschen. [30]

Das weitere *Sozialverhalten* ist stark *vernunftorientiert*, d.h., alle Handlungen müssen vernünftig auf klare Zwecke und Ziele hin gestaltet werden. Alles muß logisch und korrekt sein. Daraus spricht natürlich eine erlernte *Überbewertung der Vernunft*, die zu einer Haltung führt, in der Emotionen und Aggressionen verpönt sind und demzufolge tunlichst vermieden werden. Es herrscht ein übertriebenes, aufgesetztes Harmoniebedürfnis, welches auch auf hohe persönliche (Gefühls-)Kosten durchgesetzt wird. Auf diese Weise kommt es meist zu einer absoluten *Selbstzurückstellung* zugunsten von Pflichten und Normen sowie den Wünschen anderer.[31]

Hinter diesem Verhalten steckt eine sogenannte *Ich-Schwäche*, ein gestörtes Selbstwertgefühl. Das eigene Ich wird als minderwertig betrachtet. Diese ebenfalls anerzogene Schwäche wirkt sich natürlich fatal aus, wenn „ungünstige lebensgeschichtliche Ereignisse“[32] hinzutreten, wie z.B. die Trennung oder der Tod von wichtigen Bezugspersonen. Dies führt dann zu chronischer *Hoffnungslosigkeit* und *Depression*, wie wir ja auch schon von LeShan und Bahnson erfahren haben.

Aber auch ohne solche initialen Ausnahmesituationen entwickelt die Krebspersönlichkeit unter emotionalen Streßbedingungen diese allzu typische Hoffnungslosigkeit. Es fehlen jedoch wirksame Mechanismen zur Streßbewältigung, was zu einem *gefühlsmäßigen Daueralarmzustand* führt, der vom Betroffenen nicht kontrolliert werden kann. Aufgrund der fehlenden Fähigkeit zur angemessenen Bedürfnisäußerung kann der Krebstyp dies der Umwelt nicht mitteilen, worauf er immer tiefer in seine Depression versinkt. Meist fällt Außenstehenden und auch Angehörigen dieser Umstand gar nicht auf, da der Krebstyp seine Hoffnungslosigkeit - die Depression seiner Seele - durch seine Überanpassung und Selbstzurückstellung perfekt überspielt.[33]

Diese geradezu auffällige Unauffälligkeit verdeutlicht folgende Aussage von Grossarth-Maticek: „Jeder Arzt, der den typischen Krebspatienten kennt, wird in der folgenden Beschreibung mit mir übereinstimmen: Der Krebspatient tritt als gutmütiger, äußerst angepaßter Mensch auf, der fleißig ist und ein hervorragendes

Durchhaltevermögen aufweist. Er jammert nie, zeigt wenig Angst, gibt sich im allgemeinen mit seinem Leben zufrieden und zeigt nach außen eher eine realistische oder idealisierende Haltung. Er erweckt oft den Anschein, als würde er nicht unter emotionalem Streß leiden, ja, als wäre er zu solchen, subjektiv gefärbten negativen Gefühlen unfähig." [34]

Der Krebs-Risikotyp lebt eine *Doppelrolle*: Nach außen zeigt er die Maske eines angepaßten, ausgeglichenen Normbürgers, aber tief innen - in seinem wirklichen Selbst - ist er ein tief unglücklicher Mensch, der von argen Selbstzweifeln und Depressionen geplagt wird.[35] Dabei wird aber der Maske die größere Bedeutung zugemessen, da sie mit Norm und Pflichtideal übereinstimmt. Folglich existiert auch kein echtes „Problembewußtsein"[36] der Krankhaftigkeit dieses Verhaltens; es ist ja gerade „normal" und wird durch die Gesellschaft und ihre Normen gestützt. Dieser unheilvolle Einfluß der Gesellschaft, der den Teufelskreis einer solchen Seele perfektioniert, ist ein wichtiger Punkt, auf den wir noch zurückkommen werden.

Wieso führt nun gerade eine solche psychische Konstitution mit so hoher Wahrscheinlichkeit zur Krebserkrankung? Auch diese Frage beschäftigte Grossarth-Maticek und er fand das Folgende heraus:

Der Krebs-Risikotyp entwickelt aufgrund seiner psychischen Besonderheiten ein sogenanntes „exponierendes Verhalten" [37], d.h., er setzt sich vermehrt schädlichen Einflüssen für seine Gesundheit aus. So ist z.B. ein erhöhter Mißbrauch von Genußmitteln (Kaffee, Zigaretten) und Medikamenten festzustellen, die das lädierte psychische Gleichgewicht einigermaßen erträglich halten sollen. Dazu kommt meist eine unzulängliche Ernährung (Fast-Food etc.), da sich der Risikotyp keine Zeit für seine körperlichen (gefühlsmäßigen) Bedürfnisse nimmt.

Er ist in der Regel hyperaktiv und ständig mit der Norm- und Pflichterfüllung beschäftigt; zudem ist er unfähig, zu entspannen oder auszuruhen. All das bewirkt, daß sich sein Körper sowie sein Immunsystem erschöpfen müssen. Die schädlichen Stoffe, denen er sich freiwillig aussetzt, tun dann ein übriges dazu. Zudem werden Krankheitszeichen sowohl auf psychischer als auch auf körperlicher Ebene fahrlässig mißachtet. „Pflichterfüllung“ geht hier eben auch über Gesundheit! Auf diese Weise chronifizieren sich leicht alle möglichen Krankheitsprozesse und entarten letztlich zum Krebs.[38]

Außerdem scheint es einen direkten *Einfluß der Psyche auf die Immunabwehr* des Körpers zu geben. Grossarth-Maticek nimmt an, daß dieser Zusammenhang im neuro-hormonellen System zu suchen ist. So scheint sich die typische depressive Hoffnungslosigkeit und Ziellosigkeit des Krebs-Risikotyps direkt auf das Hormonsystem auszuwirken. Dieses wirkt wiederum zurück auf das Immunsystem, das durch die allgemein geschwächten „Lebensgeister“ ebenfalls in Mitleidenschaft gezogen wird.[39] Der Weg zur finalen Krebserkrankung ist somit frei.

Wenn Grossarth-Maticeks Untersuchungen Allgemeingültigkeit besitzen sollten, was sich in letzter Zeit immer mehr zu bestätigen scheint, dann werfen sie ein kritisches Licht auf unsere zivilisierte Gesellschaft mit ihren Maximen von Leistung und (Über-)Anpassung. So ist z.B. die für den Krebstypen so klassische Überbewertung der Vernunft mehr als nur ein persönliches Merkmal; es ist eine kollektive Forderung und somit ein allgemeines Erziehungsziel unserer Gesellschaft.

Ähnliches gilt für die Zurückstellung der (gefühlsmäßigen) eigenen Bedürfnisse; auch sie wird - versteckt hinter Zauberworten wie „Flexibilität“ - z.B. im Arbeitsleben ständig von uns gefordert. Daraus ergibt sich die Frage, ob wir auf gesellschaftliche Anordnung hin zum Kranksein, zum Krebs erzogen werden. Ist Krebs also eine *Zivilisationskrankheit* im eigentlichen Sinn des Wortes?

5. KREBS ALS KOMPLEXE ZIVILISATIONSKRANKHEIT

Die Mehrzahl der etablierten Mediziner weigert sich bislang standhaft, den Krebserkrankungen den fragwürdigen Status einer *Zivilisationskrankheit* zuzuerkennen. Bereits die Vermutung eines Zusammenhangs zwischen unserer Gesellschaftsform und Krebs läßt viele Experten in die Defensive gehen. Sie verweisen meist darauf, daß Krebs eine uralte Krankheit sei, die den Menschen seit Urzeiten begleite.[40] Zum anderen führen sie ins Feld, daß Krebs eine „Alterskrankheit“ sei: eine bedauerliche, aber natürliche Konsequenz des Lebens an sich.[41] Diese sicherlich gewichtigen Aussagen werden noch genau zu prüfen sein, aber ähnliches gilt auch für andere Krankheiten, die heute offen und ohne weiteres als Zivilisationskrankheit bezeichnet werden.

Was macht nun eine Krankheit überhaupt zur Zivilisationskrankheit? Wir wollen es kurz so definieren: Eine Zivilisationskrankheit ist eine Krankheit, die durch zivilisatorische Einflüsse verursacht oder zumindest begünstigt wird. Dementsprechend wird eine solche Krankheit unter den Bedingungen der modernen Zivilisation gehäuft auftreten (im Vergleich zu nicht zivilisierten Kulturen oder auch zur eigenen Vergangenheit).

Nun ist es gerade diese *gestiegene Häufigkeit des Auftretens*, die ein wichtiges Indiz dafür ist, daß die Krebserkrankungen tatsächlich als Zivilisationskrankheiten gewertet werden müssen. Vor 100 Jahren starb ca. jeder 38. Mensch an Krebs; heutzutage ist beinahe jeder 4. Todesfall durch diese Krankheitsgruppe bedingt.[42] In der Todesursachenstatistik der Bundesrepublik Deutschland finden sich folgende Prozentverschiebungen: 1952 starben 17,6 % der Bevölkerung an den verschiedenen Krebserkrankungen; 1960 waren es 18,2 %, 1970 bereits 19,3 %. Die Zahlen stiegen weiter: 1975 waren es 20,3 % und 1985 gar 23,1 %.[43] Heute liegen wir ungefähr an der 25 %-Grenze, wo bereits jeder 4. Bundesbürger an Krebs stirbt. Ein tendenzieller Umschwung ist nicht zu erkennen.

Viele Experten führen hier nun gerne an, daß diese Statistik täuscht: Erstens werden die Menschen heute immer älter, und die Wahrscheinlichkeit einer Krebserkrankung nimmt mit steigendem Alter zu. Zweitens wird auch die Diagnostik immer besser, so daß in vielen Fällen, in denen früher nur die Todesursache „Altersschwäche" etc. angegeben wurde, heute die richtige, wie z.B. Krebs, erkannt wird.

Beide Argumente sind sicherlich richtig und stichhaltig, aber auch sie täuschen über das wahre Bild hinweg. Denn bei diesen Statistiken schweigen die Experten, meist Mediziner, auffälligerweise ihre ebenfalls gestiegenen Heilungserfolge tot, die die Statistik nicht minder „fälschen". Auffällig ist auch, daß es keine echte Krebserkrankungsstatistik gibt, sondern nur indirekt Rückschlüsse über obige Todesursachenstatistik möglich sind. Dadurch fallen auch all die Krebskranken weg, die keineswegs geheilt, aber ursächlich an etwas anderem verstorben sind. „Fälschungen" der Statistik gibt es also offenbar in zwei Richtungen, von denen offiziell jedoch nur eine Erwähnung findet. Dies sollte uns zu denken geben.

Zudem ist es einfach unrichtig, den Krebs als eine reine „Altersproblematik" darzustellen. Man darf hier die zahlreichen Formen der Kinderkrebserkrankungen nicht vergessen, die ebenfalls eine steigende Häufigkeit aufweisen.[44] Krebs betrifft Menschen aller Altersgruppen, wenn auch sicherlich häufiger alte Menschen. Jedenfalls ist diese scheinbare Altersspezifität kein Argument gegen die These vom Krebs als Zivilisationskrankheit: Mit einer gestiegenen Lebenserwartung nimmt ja auch proportional die Zeit zu, in der die Menschen zivilisatorisch bedingten „Schädlichkeiten" - z.B. Karzinogenen - ausgesetzt sind.

Krebs mag eine uralte Krankheit sein, wie von medizinischer Seite immer wieder beteuert wird,[45] aber dies kann nicht ernsthaft als Argument gegen die offensichtliche Mitschuld der Zivilisation am Anstieg der Häufigkeit dieser Erkrankungen gewertet werden. So betont ja gerade die medizinische Krebsforschung die krebserregende oder -fördernde Potenz vieler synthetischer oder halbsynthetischer Produkte der modernen Chemie. Und auch wenn diese Karzinogene keine „ursächliche" Bedeutung bei der Krebsentstehung haben mögen, so sind sie doch allgegenwärtige Risikofaktoren der heutigen Zeit. Krebs ist demnach zwar nicht „nur" als Zivilisationskrankheit zu bezeichnen, aber das heutige Krebsproblem in seiner Größenordnung und seinen ganzen Ausmaßen ist sicherlich ein zivilisatorisches Phänomen.

Die verschiedenen Einflüsse und „Ursächlichkeiten", die letztlich zur Krebserkrankung führen oder ihre Entstehung begünstigen, haben wir in den vorangegangenen Kapiteln kurz dargestellt. Von diesen Faktoren sind jedoch nicht nur die chemischen Karzinogene zivilisatorischen Ursprungs. Auch die vermehrte Strahlenbelastung durch überirdische Atomwaffenversuche und nicht zuletzt durch Reaktorunfälle ist sicherlich von einiger Bedeutung, was durch die Folgen der Katastrophe von Tschernobyl heute immer deutlicher wird.

Eine bisher unterschätzte Rolle spielt wohl die psychische Komponente der Krebsentstehung. So ist es oft das eigene, erlernte Fehlverhalten, welches letztendlich zur konkreten Krebserkrankung führt. Wobei mit dem Begriff „Fehlverhalten" durchaus nicht nur das Rauchen gemeint ist, sondern vielmehr eine grundlegende Fehlorientierung des gesamten Verhaltensmusters. So sind die „typischen" Krebs-Risikokandidaten z.B. meist unfähig, Streß adäquat und wirksam zu verarbeiten; sie „fressen" ihre Probleme buchstäblich „in sich hinein", was dann zum konsequenten Ausdruck in einer psychosomatischen Krankheit führen kann.

Es wäre jedoch zu einfach und außerdem falsch, anzunehmen, daß diese Risikokandidaten letztlich selbst schuld seien. Denn immerhin geht die Tendenz der gesellschaftlichen Entwicklung allgemein in diese Richtung. Sie fordert durch verfehlte Erziehungsmaßnahmen und Wertnormen eine solche Fehlentwicklung geradezu heraus.

Aber auch im Beispiel „Streß“ geht es um mehr als nur um einfaches Fehlverhalten. Die moderne, zivilisierte Lebensweise bringt eine objektiv nicht zu bezweifelnde größere Streßbelastung mit sich, als dies je zuvor in der Geschichte der Menschheit der Fall gewesen ist. Man denke nur an die heute allgegenwärtige Lärmbelastung, die sicherlich ein wesentlicher Stressor der Moderne ist. Dem Lärm der Zivilisation entgeht auch der nicht, der wirklich gelernt hat, Streß adäquat zu verarbeiten. Der Schutz, den eine solche Verarbeitung bietet, ist sicherlich minimal, da Schallwellen nun mal kein psychisches Phänomen, sondern eine physische Realität unserer Welt sind.

An dieser Stelle drängt sich die Frage auf, ob der Mensch für all diese „Segnungen“ der Moderne überhaupt geschaffen ist und wie lange er diesen Fortschritt in das Reich des Machbaren überhaupt noch aushält. Wir umgeben uns mit einer künstlichen „humanen“ Umwelt, die mit den Bedingungen, in denen der Mensch vor Zeiten zum Menschen wurde, nichts mehr zu tun hat. Die Zivilisationskrankheiten - wie auch der Krebs - sind der Preis für eine kollektive Wohlstandsblindheit, die nur noch den Spatzen in der eigenen Hand sieht.

Aber gerade der Krebs entzieht sich einem vereinfachenden Verständnis eines überholten Fortschrittsdenkens, ja, er hält es geradezu zum Narren. Diejenigen, die lange an die eine „Ursache“ geglaubt hatten, mußten erkennen, daß dieses monokausale Denkschema zu keiner Lösung führt. Es müssen offenbar mehrere Faktoren zusammenkommen, damit letztendlich eine Krebserkrankung entsteht. Aber unsere heutige Umwelt ist unglücklicherweise voll davon...

Der Krebs als *komplexe Zivilisationskrankheit* narrt auch weiterhin die praktische Medizin in ihren Heilungsversuchen, wenn auch - gerade mit komplexen, kombinierten Verfahren - Heilungserfolge verbucht worden sind. Die verschiedenen Ansätze und Versuche zur Heilung und Behandlung des Krebses werden uns daher in den folgenden Kapiteln beschäftigen.

6. „STAHL UND STRAHL" - DIE TRADITIONELLE KREBSTHERAPIE

Die Krebsmedizin stützt sich auch heute noch auf die zwei entscheidenden Säulen der traditionellen Krebstherapie: erstens auf die *Chirurgie* (Operation) und zweitens auf die *Radiologie* bzw. *Nuklearmedizin* (Bestrahlung). Diese beiden Grundpfeiler der Krebstherapie werden in der Schulmedizin auch häufig in der fast „poetischen" Formel von „Stahl und Strahl" zusammengefaßt. Die Bedeutung der Chirurgie und Radiologie in der modernen Tumormedizin erschöpft sich aber keineswegs nur in der Behandlung bösartiger Tumore; auch die Diagnostik (Erkennung der Krankheiten) bedient sich vornehmlich der Methoden dieser beiden Fachbereiche. Eine genaue Diagnose ist nämlich auch hier die absolute Voraussetzung für eine, wie auch immer geartete, gezielte Behandlung.

So gehen der endgültigen Diagnose einer Krebserkrankung meist langwierige und komplizierte Untersuchungen voraus. Hier verfügt die moderne medizintechnische Diagnostik zwar über eine ganze Anzahl indirekter Methoden, um Tumore im Körper zu erkennen und zu lokalisieren (z.B. Röntgen, Computertomographie, Ultraschall etc.), aber eine genaue Identifizierung der jeweiligen Tumorart können sie meist nicht liefern.[46] Diese ist jedoch für die moderne Medizin absolut notwendig, um zu einem gezielten und angemessenen Behandlungskonzept zu kommen. Denn genausowenig, wie es die eine Krebserkrankung gibt, gibt es die eine Behandlungsmethode. Verschiedene Tumorarten zeigen verschiedene spezifische Schwächen, durch die sie angreifbar und damit letztlich therapierbar werden.

Zum Zwecke einer solchen genauen Identifizierung wird dann meist eine *Biopsie* durchgeführt. Dabei werden Proben aus dem lebenden Organismus - im Falle des Krebses Tumorproben - entnommen. Diese Proben können dann z.B. mikroskopisch genau untersucht und klassifiziert werden, so daß man danach weiß, mit welcher Art Tumor man es eigentlich zu tun hat. Eine solche Biopsie bedeutet in der Regel einen chirurgischen Eingriff, eine Operation, wenn es auch heute möglich ist, Proben des verdächtigen Gewebes mit Hilfe einer Spritzennadel zu entnehmen (Feinnadelbiopsie).[47]

Heutzutage wird eine chirurgische Biopsie meist mit einer radikalen *Operation* des Primärtumors zusammengefaßt, wenn dieser noch nicht sichtbar metastasiert, also Tochtergeschwülste abgesiedelt hat. Damit können „zwei Fliegen mit einer Klappe erschlagen werden", was für den Patienten oft eine geringere Belastung bedeutet. Eine solche radikale Operation, bei der der Primärtumor samt dem umliegenden Gewebe entfernt wird, verspricht in vielen Fällen bereits eine Heilung vom Krebs. Voraussetzung dafür ist jedoch die möglichst frühzeitige Erkennung der Krankheit und eine schnelle, gründliche Operation. Hier liegt die große Bedeutung der heutigen Vorsorgeuntersuchungen, die aus diesen Gründen vermehrt genutzt werden sollten.[48]

Eine Heilungsaussicht besteht nach medizinischer Auffassung eben nur dann, wenn sämtliche Krebszellen entfernt bzw. vernichtet werden. Nun sind jedoch viele Krebsarten gar nicht oder nur partiell operabel. Bei Leukämien bilden sich beispielsweise meist keine Tumore aus; was sollte da operiert werden? Bösartige Gehirntumore infiltrieren meist frühzeitig benachbarte gesunde Gehirnabschnitte; hier kann dann oft nur partiell operiert werden, da ansonsten lebenswichtige Funktionen beeinträchtigt oder zerstört würden. Eine „großzügige Entfernung" des Tumors ist in solchen und ähnlichen Fällen nicht möglich. Hier müssen Heilungschancen genau und verantwortlich gegen eine Beeinträchtigung der Lebensqualität durch einen chirurgischen Eingriff abgewogen werden.

Was läßt sich aber tun, wenn ein Tumorleiden nicht durch Operation heilbar ist? Selbst in diesen Fällen kann die chirurgische Kunst durch palliative Operationen das Leiden lindern, wenn auch nicht heilen (palliativ = lindernd). Normalerweise wird jedoch hier die Hoffnung auf Heilung noch nicht aufgegeben, vor allem, weil der modernen Medizin andere Mittel zur Verfügung stehen, die die chirurgischen Maßnahmen flankieren. Hier ist vor allem die zweite Grundsäule der Krebsbekämpfung zu nennen: *die radioaktive Bestrahlung.*[49]

Bei dieser *Strahlentherapie* machen sich die Mediziner das ganze vernichtende Potential der radioaktiven Bestrahlung zunutze. Verwendung finden heutzutage vor allem harte Gamma-Strahlung (Telekobaldgeräte) und harte Beta-Strahlung (Elektronenbeschleuniger, Betatron).[50] Die therapeutische Bestrahlung mit Röntgenstrahlen ist nicht mehr zeitgemäß, da die anderen Strahlungsarten besser und tiefer in das Gewebe dringen und eine größere Zielgenauigkeit aufweisen. Auf diese Weise kann der Tumor relativ gezielt bestrahlt werden, was gleichzeitig eine Entlastung des gesunden Gewebes bedeutet.[51]

Das Prinzip der Strahlentherapie beruht auf der Vorstellung, daß das krebsig entartete Gewebe anfälliger gegenüber radioaktiver „Überheizung" ist als das normale, gesunde Gewebe. Das gesunde Gewebe verfügt wohl über Reperaturmechanismen, die die Krebszellen nicht haben. Es erholt sich jedenfalls weitgehend von der Strahlungswirkung, während sich das Krebsgewebe kaum regeneriert.[52] Trotzdem gibt es auch hier Ausnahmen; manche Krebsarten reagieren so gut wie gar nicht auf die Strahlenbelastung. Sie scheinen aus irgendeinem, bisher noch unbekannten Grund „immun" gegen radioaktive Strahlung zu sein.

Ein entscheidender Vorteil der Strahlentherapie ist die Vielseitigkeit ihrer Anwendung. Mit ihr können z.B. ganze Bereiche behandelt werden, die ansonsten einer Operation unzugänglich bleiben müßten. Sie eignet sich auch zur Behandlung von Metastasen, denen auf diese Weise nicht mehr unbedingt chirurgisch „hinterhergelaufen" werden muß. Auch in der Kombinationstherapie mit Operation und gegebenenfalls mit Chemotherapie (s. nächstes Kapitel) sind hier zum Teil verblüffende Erfolge erzielt worden.

So werden z.B. Tumore, die nur partiell operativ entfernt wurden, nach der Operation massiv bestrahlt. Durch diese Zusatzmaßnahme sind die Heilungsaussichten für viele Krebspatienten entscheidend verbessert worden. Die Strahlentherapie ist jedoch nicht nur in der kurativen (heilenden) Medizin von Bedeutung, sondern auch in der palliativen (lindernden) Behandlung. So können in aussichtslosen, unheilbaren Fällen durch die Bestrahlung der Tumore Beeinträchtigungen der Lebensqualität wie Schmerzen etc. in Grenzen gehalten werden. Auch ist es häufig möglich, den unheilbaren Patienten auf diese Weise ihre Lebenszeit zu verlängern, was natürlich unter Abwägung der jeweiligen Lebensqualität sowie mit der ausdrücklichen Einwilligung des Patienten geschehen muß.[53]

Die Strahlentherapie hat jedoch auch direkte Nachteile, die hier nicht verschwiegen werden dürfen. Da sind zum einen die teilweise massiven Nebenwirkungen, wie z.B. Hautentzündungen und Haarausfall sowie Schleimhautentzündungen im Mundbereich, in Magen und Darm. All diese Nebenwirkungen sind jedoch reversibel und verschwinden meist nach Beendigung der Behandlung wieder. Ein zweites Problem ist ernsterer Natur: Radioaktive Strahlen haben schon von sich aus eine krebserzeugende Wirkung. Dies bedeutet, daß man durch die Bestrahlung vielleicht den einen Krebs los wird, sich jedoch einen zweiten dadurch einhandelt. Hat man also hier den Bock zum Gärtner gemacht?

Glücklicherweise stimmt das nicht ganz, denn nur ca. 5% der bestrahlten und geheilten Krebspatienten erkranken an einem sogenannten Sekundärkrebs. Und dies meist erst 10 bis 20 Jahre nach der Strahleneinwirkung. Hier schlägt die Waage des Lebens und der Lebensqualität dann doch noch für die Bestrahlung aus, denn wer würde nicht wenige Monate gegen 10 Jahre beschwerdefreies Leben eintauschen?[63]

Ähnliches gilt auch häufig für die *Chemotherapie*, jener dritten Säule der modernen Krebstherapie, die aber in den letzten Jahren immer wieder unter den Beschuß diverser Kritiker geraten ist. Zu Recht? Dies wollen wir im nächsten Kapitel untersuchen.

7. STREITOBJEKT „CHEMISCHE KEULE"

Wenn heutzutage über die „Schrecken" der Krebsbehandlung gesprochen wird, so geschieht dies meist mit dem Alarmruf „Chemotherapie". Dieser dritte Pfeiler der Krebsbekämpfung hat sich vor allem in der öffentlichen Meinung und in den Massenmedien zu einem Schreckgespenst ausgewachsen, das sogar dem Krebs selbst noch den Rang abzulaufen droht. Die Vorwürfe gegen die Chemotherapie reichen von „nutzlos" bis zu „quälende Menschenversuche an Sterbenden". Was ist nun dran an dieser Kritik, oder, anders gefragt: Was kann die Chemotherapie nun wirklich und wo liegen ihre Grenzen?

Tatsache ist, daß durch die Einführung der Chemotherapie in das Konzept der Krebstherapie teilweise große Erfolge erzielt worden sind. Bestimmte, besonders aggressive und schnell wachsende Tumorarten bzw. Krebserkrankungen konnten nun geheilt werden. So haben heutzutage dank der Chemotherapie Patienten, die z.B. an akuten Leukämien, Lymphomen oder an metastasierenden Hodenkarzinomen leiden, Heilungsaussichten von bis zu über 50%.[55]

In Kombination mit „Stahl und Strahl" sind die Heilungsraten sogar oft noch höher und gehen bei einigen Tumorarten, die vor 20 Jahren noch absolut unheilbar waren, bis an die 100%-Grenze heran. Vor allem die Krebserkrankungen des Kindesalters sprechen meist gut auf eine solche kombinierte Chemotherapie an. All dies ist jedoch noch kein Grund, voreilig in Jubel auszubrechen, denn dies ist nur die eine Seite der Medaille, wenn diese auch der Schulmedizin als Schauobjekt ihrer Erfolge im Kampf gegen den Krebs dienen mag.

Tatsache ist nämlich, daß andere Tumorarten so gut wie gar nicht oder nur kaum auf die Chemotherapie ansprechen. Zu diesen gehören aber leider auch sehr häufige Krebserkrankungen, so z.B. die Adenokarzinome der Lunge („Lungenkrebs"), des Magen- und des Darmtrakts.[56] Hier sind die Aussichten einer echten Heilung -

selbst bei kombinierter Behandlung - meist sehr gering. Aber auch in diesen Fällen kann - unter Abwägung der Risiken und oft beträchtlichen Nebenwirkungen, auf die wir noch zurückkommen werden - der Versuch gemacht werden, mit Hilfe der Chemotherapie den Tumor zur Rückbildung oder zum Stillstand zu zwingen.[57]

Wenn dies auch nicht unbedingt Heilung verspricht, kann es die Lebensqualität des Patienten (z.B. durch Schmerzfreiheit) doch oft wesentlich verbessern helfen. Festzuhalten bleibt jedoch, daß die Chemotherapie eben kein Wundermittel ist, das allgemeine Heilung vom Krebs verspricht.

Um zu begreifen, warum Chemotherapie in manchen Fällen durchaus nützlich und heilsam ist, aber in anderen Fällen eher eine unnütze Zusatzbelastung der Patienten darstellt, muß man wissen, wie diese eigentlich wirkt. In der onkologischen Chemotherapie finden vor allem *Zytostatika* Anwendung. Diese Zytostatika sind im allgemeinen Giftstoffe, die das Wachstum bzw. die Vermehrung der Zellen hemmen oder vermindern. Wie wir aber in Kapitel 1 erfahren haben, sind gerade die Krebszellen in ihrer Vermehrung gestört; sie teilen sich schnell und ungehemmt. Was liegt also näher als der Gedanke, von außen Hemmstoffe gegen diese Teilung zuzuführen. Auf dieser Idee fußt die zytostatische Therapie. Sie hat allerdings mehr als nur einen Haken.

Die Zytostatika greifen meist direkt oder indirekt in den Zellteilungsmechanismus ein und machen dabei keinen Unterschied zwischen Krebszellen und gesunden Zellen. So sind auch normale Gewebe und Zellarten, die eine schnelle Teilungsrate haben, stark von diesen Substanzen betroffen; so z.B. Haarzellen, das Knochenmark, die Blutzellen und die Schleimhäute. Daraus resultieren dann die bekanntesten Nebenwirkungen der Chemotherapie:

Haarausfall, allgemeine Blutarmut (Anämie), Blutgerinnungsstörungen, Schäden der Schleimhäute und nicht zuletzt die Immunsupression, die durch eine Teilungshemmung der weißen Blutkörperchen zustande kommt und den Patienten für alle möglichen

Infektionen anfällig macht.[58] Dazu gibt es weitere Nebenwirkungen, die jedoch für die einzelnen Zytostatika typisch sind, wie z.B. Übelkeit, Erbrechen, Fieber, allergische Reaktionen etc.[59].

Durch diese starken Nebenwirkungen, die teilweise lebensgefährliche Ausmaße annehmen, ist die Einsatzmöglichkeit der Zytostatika natürlich begrenzt. Erfolg versprechen sie daher nur bei solchen Tumorarten bzw. Krebserkrankungen, die eine sehr schnelle, hohe Teilungsrate haben. Ist diese Rate höher als die der Blutzellen, besteht eine echte Chance der Heilung durch die Chemotherapie. Haben wir es jedoch mit einer relativ „langsamen" Krebsart zu tun, so stehen die Chancen für die chemotherapeutische Beeinflussung des Tumorwachstums schlecht; in diesem Falle werden ja die gesunden Zellen stärker geschädigt als die Krebszellen, so daß der Patient eher an Blutarmut und Immunschwäche sterben würde, sein Krebs jedoch unbeeindruckt und nahezu unbeeinflußt bliebe.

Dies erklärt, warum eine akute Leukämie mit hoher Teilungsrate durch Chemotherapie heilbar ist, ein Lungenkrebs mit langsamer Rate hingegen unbeeinflußt bleibt. Die gute Wirkung einer kombinierten Chemotherapie bei Krebserkrankungen im Kindesalter liegt mithin auch daran, daß das jugendliche Gewebe eine bessere Regenerationsfähigkeit besitzt. Kinder - oder besser gesagt ihre Zellen - verkraften die zytostatische Therapie meist viel besser als ihre erwachsenen Leidensgenossen. Entsprechend günstiger sind daher ihre Heilungsaussichten.[60]

Die zytostatische Chemotherapie ist unbestritten eine Roßkur, in der der Patient einen hohen Preis an unmittelbarer Lebensqualität für seine Heilungschancen zahlt, die oftmals trotzdem nur allzu ungewiß sind. Sie sollte unseres Erachtens daher nur angewandt werden, wenn tatsächlich eine realistische Chance zur Heilung auf diesem Weg besteht. Außerdem sollte sie nur dann Verwendung finden, wenn der betreffende Patient (und eventuell die Angehörigen) ausreichend informiert worden und mit dieser

Behandlungsmethode einverstanden ist.[61] Aus all diesen Gründen gehört die chemotherapeutische Krebsbehandlung in die Hände eines erfahrenen Facharztes, der nicht nur ein zureichendes Spezialwissen zum Thema hat, sondern sich seiner hohen ethischen Verantwortung bewußt ist.

Auf die einzelnen Arten von Zytostatika soll hier nicht näher eingegangen werden; nur soviel sei gesagt: Die in der onkologischen Chemotherapie verwendeten Zytostatika lassen sich in Gruppen einteilen, die nach ihrer grundsätzlichen Wirkung unterschieden werden. Die *Antimetaboliten* sind Substanzen, die den Zellstoffwechsel an bestimmmten Stellen unterbrechen, da sie den dafür notwendigen körpereigenen Stoffen zum "Verwechseln ähnlich sehen" und deren Platz einnehmen. Eine Zellteilung kann daher nicht mehr stattfinden. Auch *Antibiotika* finden heutzutage Verwendung als Zytostatika; sie wirken meist direkt auf das Erbmaterial der Zellen ein und blockieren dort die Zellteilung. Eine ähnliche Wirkung haben die *alkylierenden Substanzen*, die z.T. aus Kampfstoffen des 1. Weltkriegs (Stickstofflost, „Gelbkreuz", Senfgas) entwickelt wurden. Aber auch *pflanzliche Giftstoffe* („Mitosegifte") und *Enzyme* gehören zu den gebräuchlichen Zytostatika.[62]

Meist werden in der klinischen Chemotherapie durch die Kombination verschiedener Zytostatika bessere Wirkungen erzielt. Gleichzeitig können auch die Nebenwirkungen besser kontrolliert und in Grenzen gehalten werden.[63] Auf die wirksteigernde Kombination mit „Stahl und Strahl" haben wir bereits hingewiesen. Auch *Hormone* finden in dieser kombinierten Krebstherapie häufig Anwendung. Sie bleibt jedoch primär auf geschlechtsspezifische Tumorarten (Prostata- bzw. Mammakarzinom) beschränkt.[64]

Es dürfte dem Leser inzwischen klar geworden sein, daß die Schwarz-Weiß-Malerei der Medien zum Thema Chemotherapie keineswegs angebracht ist. Grundsätzlich gegen die Chemotherapie zu sein, würde bedeuten, vielen Menschen ihre Heilungschancen zu versagen, die inzwischen teilweise recht hoch sind (bei Kindern zwischen 60 und 70 % je nach Art der Erkrankung). Bei einer echten Chance auf Heilung sind auch stärkere Nebenwirkungen vertretbar, vor allem, weil die Mehrzahl dieser Nebenwirkungen von selber nach der Behandlung verschwinden.

Grundsätzlich für die Chemotherapie zu stimmen ist allerdings ähnlich unsinnig, denn bei einem „langsamen" Krebs sind die Heilungsaussichten durch Chemotherapie gleich Null. Eine Behandlung wäre hier wirklich nur eine nutzlose Quälerei. Diese ambivalente Sachlage fordert allerdings nicht nur ein sachliches Unterscheidungsvermögen, sondern auch eine hohe sittliche Reife von unserer Ärzteschaft, die in einem auf Kommerz und Prestige gedrillten Numerus-Clausus-System wohl kaum zu erwarten ist.

Die zunehmende Mechanisierung und Kommerzialisierung der heutigen Medizin sind wohl die tiefer liegenden Ursachen für eine so harsche Kritik, wie sie die Chemotherapie einstecken mußte[65] Sie wurde zum exponierten Sündenbock für die kaum mehr menschlich zu nennende Behandlung der Patienten in modernen Kliniken. Sie erinnern eher an einen mechanischen Fabrik- oder Industriebetrieb, in dem erkrankte Menschen „repariert" werden sollen.

In dieser "Entmenschlichung" [66], und nicht etwa in der Erfolglosigkeitkeit der Schulmedizin bei der Krebsbehandlung (denn Erfolge hat sie durchaus vorzuweisen!), liegt unseres Erachtens der Grund, daß immer mehr Menschen ihr „Heil" in Außenseitermethoden suchen. Ob diese Außenseiter allerdings mehr zu bieten haben als ihre lukrative „neue Menschlichkeit" ist oftmals fraglich.

8. DIE SOGENANNTEN AUSSENSEITER

Das weite Feld der alternativen Krebsmedizin ist eine kunterbunte Vielfalt, die sich zwischen ernstem Bemühen um neue Heilungswege und profitgieriger Scharlatanerie bewegt und kaum zu überschauen ist. Dieses weite Spektrum erlaubt uns nicht, alle Aspekte der sogenannten Außenseitertherapien zu beleuchten. Aus diesem Grunde werden wir nur einige typische Methoden und Wege vorstellen und kritisch untersuchen. Interessierte seien daher auf die entsprechende Fachliteratur verwiesen.[67]

Wohl kaum diskutabel sind jene Außenseiter, die marktschreierisch und mit großem Presserummel ihre Wundermittel anpreisen. Diese stellen sich fast immer als verblüffend einfache Mittelchen dar, wie etwa Rote-Rüben-Saft, Möhrensaft oder ominöse Kräutertropfen ohne genaue Inhaltsangaben. Zwar finden sich auf den Etiketten dieser „Sensationen“ meist hochtrabende Doktortitel und Heilsversprechen, aber diese erweisen sich für den betrogenen Patienten oft sehr schnell als potemkinsche Dörfer. Damit soll nicht gesagt werden, daß Möhrensaft nicht gesund sei oder einem Krebskranken nicht schmecken dürfe, aber eine ernstzunehmende Waffe gegen seine Erkrankung ist er bestimmt nicht.

Die ernstzunehmenden Vertreter der Alternativmedizin rekrutieren sich meist aus den Bereichen der *naturheilkundlichen Medizin*. Sie verkaufen nicht nur Mittel, sondern sie bemühen sich schon seit Jahrzehnten um eine eigene Krebsforschung und eigene Theorien zur Krebsentstehung. Sie kritisieren vor allem den Ansatz der Schulmedizin, der von einer lokalen Entstehung des Krebses ausgeht, und stellen diesem ihre eigenen Überlegungen gegenüber:

Der Krebs sei keine Krankheit, die zufällig durch eine Außeneinwirkung (Karzinogene, Strahlen etc.) entstehe, sondern eine systemische Erkrankung des ganzen Organismus, deren Endprodukt eben der manifeste Krebs sei.[68] Sie sehen die Krebsentstehung also nicht in der Entartung einzelner Zellen, sondern diese ist ihrer Auffassung nach bereits *Symptom* einer tiefer liegenden Störung des ganzen Lebenssystems. Dieser Sachverhalt fordere demnach andere Therapieschritte.[69]

Wie richtig die sogenannten Außenseiter mit diesem Postulat lagen, begann auch der Schulmedizin unlängst zu dämmern: Die Rolle des körpereigenen Abwehrsystems war viel zu lange in Theorie und Praxis vernachlässigt worden. Krebs kann demnach nur entstehen, wenn die internen Reparatur- und Kontrollmechanismen des Organismus versagen. Eine Abwehrschwäche ist also die Voraussetzung einer Krebserkrankung.

Und genau hier setzt eines der wesentlichen Behandlungskonzepte der Alternativmediziner an, nämlich die *Immunotherapie*. Doch auch die Schulmediziner haben sich inzwischen auf den Weg gemacht, ihr Defizit zu tilgen; immunologische Maßnahmen sind „in", wie wir in Kapitel 10 noch sehen werden.

Die Immunotherapie versucht auf unterschiedliche Weise, das körpereigene Abwehrsystem zu stärken und für den Kampf mit dem Krebs zu rüsten. Der Ansatz ist gut, die konkreten Methoden oft fragwürdig. So werden die Patienten z.B. in der sogenannnten *Zelltherapie* mit Frischzellen (von Schafen und Ziegen) embryonaler Herkunft behandelt. Diese fremden Zellen sollen die Abwehr des Körpers derart sensibilisieren und stimulieren, daß sie Tumorzellen aktiv bekämpft.[70] Einen positiven Effekt bei der Krebsbekämpfung gibt es allerdings kaum, auch wenn dies in früheren Veröffentlichungen immer wieder propagiert wurde.[71]

Eine solche Behandlung mit körperfremden Zellen und Eiweißen ist jedoch nicht risikolos, da bei wiederholter Anwendung allergische Nebenwirkungen auftreten können, die unter gewissen Umständen sogar lebensbedrohlich sind. Dies wird meist verschwiegen oder statistisch heruntergespielt. Ähnliches gilt auch für die viel propagierte und beliebte *Thymustherapie*, bei der Extrakte der Thymusdrüsen junger Kälber Verwendung finden.[72]

Besser zu bewerten ist da schon die *Sauerstofftherapie*, die zumindest das Wohlbefinden der Patienten eindeutig verbessert; eine klare Wirksamkeit gegen den Krebs oder eine deutliche Abwehrsteigerung waren hingegen bisher nicht sicher nachweisbar.[73]

Ähnliches kann man von den *Vitamin-Mineralstoff-Therapien* sagen, die eine Behandlung mit den Vitaminen A, C und E sowie mit den Spurenelementen Zink, Selen etc. vorsehen. Die Behandlung mit diesen ohnehin lebensnotwendigen Stoffen ist jedoch nur so lange sinnvoll, wie sie nicht in blinde „Schrotschußkuren“ [74] ausartet, die dann eher gefährlich werden können. Man darf nämlich nicht vergessen, daß z.B. Selen ein starker Giftstoff ist, den wir zwar in Spuren (Spurenelement!) für unsere Abwehr benötigen, der in höheren, elementaren Dosen jedoch tödlich wirken kann. Und auch Vitamin A erzeugt in hohen Dosen massive Vergiftungserscheinungen.

Diese Behandlungen sollten daher immer nur durch einen kompetenten Arzt durchgeführt werden, der vorher die entsprechenden Sollwerte anhand einer Blutuntersuchung ermittelt. Für die heute so beliebten Selbstbehandlungen eignen sich solche Stoffe nicht!

Immunstärkend soll auch die viel diskutierte *Therapie mit Mistelextrakten* wirken; andererseits wird der Mistel auch ein direkter Effekt auf das Tumorwachstum zugeschrieben. Tatsächlich wurden aus der Mistel Stoffe isoliert, die in Laborversuchen einen starken, hemmenden Effekt auf das Tumorwachstum zeigten. Dabei hatten diese Substanzen den Vorteil, nicht auf normale, gesunde Zellen einzuwirken.[75] Und in der therapeutischen Anwendung zeigten sich ebenfalls positive Effekte, wenn auch „Heilungserfolge“ stark umstritten sind. Sinnvoll erscheint daher die mancherorts schon durchgeführte Kombination der Misteltherapie mit Methoden der klassischen Krebsbehandlung. So kann die Anwendung von Mistelpräparaten angeblich die Heilungsraten von Operation und Chemotherapie noch deutlich steigern.[76]

In diesem Bereich scheinen sich die lange festgefahrenen Positionen sowohl der Schulmediziner als auch der Alternativen zu lockern, so daß eine fruchtbare Zusammenarbeit vielleicht doch noch möglich wird. Die Alternativmedizin sieht mehr und mehr ein, daß sie alleine mit ihren Methoden kaum eine Chance hat, den Krebs zu besiegen, und räumt deshalb ein, daß ihre Verfahren zusätzlich zur herkömmlichen Therapie verwandt werden sollen. Aber auch die Schulmedizin gibt zögernd ihre Versäumnisse, z.B. im immunologischen Bereich, zu und öffnet sich zaghaft gegenüber alternativen Denkweisen. Ein fortschrittliches Beispiel einer solchen Zusammenarbeit ist die *Hyperthermie-Methode*; eine Therapieform, die auf einer Art künstlichem Fieber basiert.[77]

Hierbei wird das Gewebe vornehmlich lokal erhitzt, z.B. mit Ultraschall oder Mikrowellen, und auf eine „Fiebertemperatur" von 42°-45°C gebracht. In diesem künstlichen Klima sterben viele Tumorzellen rasch ab oder werden so stark geschwächt, daß mit Zusatzmaßnahmen wie Chemotherapie oder Bestrahlung eine viel bessere Wirkung erzielt werden kann.[78]

Diese Behandlungsmethode wurde ursprünglich von dem Physiker *Manfred von Ardenne* postuliert und propagiert, der von der etablierten Medizin zunächst als fachfremder Wissenschaftler abgelehnt wurde. Heutzutage hat die Hyperthermie Eingang in das therapeutische Konzept der Schulmedizin gefunden und wird bei oberflächlichen Tumoren (z.B. bei Hautkrebs) bereits vielfach mit Erfolg angewendet. Eine *Hyperthermie des ganzen Körpers* befindet sich noch auf dem Prüfstand, so daß weitere Erfolge bei anderen Krebsformen zu erwarten sind. Es ist zu vermuten, daß sich diese ursprüngliche Außenseitermethode zu einem Standbein moderner Krebstherapie entwickeln wird.[79]

Dieses optimistisch stimmende Beispiel darf uns jedoch nicht darüber hinwegtäuschen, daß zwischen Außenseiter- und Schulmedizin immer noch ein tiefer Graben klafft, der nicht einfach zu überwinden sein wird. Die Notwendigkeit, ihn dennoch zu überwinden, ergibt sich schon einfach aus Fragen der Menschlichkeit. Wenn Methoden helfen können, eine Krankheit zu heilen, so sollten sie auch angewendet werden. Fachliche Streitereien dürfen nicht auf dem Rücken der Patienten ausgetragen werden. Wir fordern deshalb eine „Wiedervereinigung" der seriösen Medizin zugunsten aller Kranken.

Eine einheitliche Krebsmedizin auf wissenschaftlicher Basis würde dann auch den Scharlatanen den Boden entziehen, die sich nur deshalb eines so großen Zulaufs erfreuen, weil eine allgemeine

Atmosphäre der Unsicherheit in Fragen der Krebstherapie existiert. Solange allerdings finanzielle Interessen auf beiden Seiten vor das Wohl der Patienten gesetzt werden, wird eine Versöhnung wohl nicht stattfinden. Wie vieler Todesfälle bedarf es noch, um dieser Borniertheit eines medizinischen „kalten Krieges“ ein Ende zu machen und endlich der Menschenwürde der Patienten wieder einen zentralen Platz einzuräumen?

Die angeblichen Gegensätze zwischen Außenseiter- und Schulmedizin sind unseres Erachtens künstlich und konstruiert. So werben die meisten Alternativen mit den Heilkräften der „sanften“ Naturmittel und stehen damit im Trend eines gewinnbringenden „Biobooms“. Pflanzliche Präparate sind eben „in“, wobei dann allzu leicht vergessen (oder verschwiegen?) wird, daß viele der wichtigsten Zytostatika der herkömmlichen Therapien ebenfalls pflanzlichen Ursprungs sind (z.B. Vincristin, Vinblastin, Kolchizin etc.). Dies bedeutet aber noch lange nicht, daß sie auch „sanft“ wären; im allgemeinen stammen die stärksten bekannten Giftstoffe aus der Natur. Es ist daher ein fataler Irrtum zu glauben, pflanzliche Stoffe und Präparate seien harmlos und sanft; es spielt dabei auch keine Rolle, ob sie vom Heilpraktiker oder vom Arzt verordnet werden.

Gerade in diesem Zusammenhang wird die öffentlichkeitswirksame Verdummung durch die Massenmedien wieder einmal deutlich: Werbespots und TV-Serien vermitteln uns ein völlig verkitschtes und verkindlichtes Zerrbild von einer sanften Natur, der alle Härten und Kräfte geraubt sind. Diese kastrierte TV-Idylle hat mit der wirklichen Natur so wenig gemein wie eine Cornflakespackung mit einem Weizenfeld.

Ein ähnliches Zerrbild existiert in der Öffentlichkeit, wenn es um das Thema Krebs geht, und auch hier sind die Massenmedien wieder einmal maßgeblich beteiligt. Wie das vor sich geht und was da eigentlich vorgeht, wollen wir uns jetzt einmal anschauen.

9. KREBS IN MEDIEN UND ÖFFENTLICHER MEINUNG

Das Schlagwort „Krebs“ ist auch heute noch immer gut für eine fettgedruckte Überschrift in Zeitungen, Magazinen und Illustrierten. Marktschreierisch wird verurteilt, gefordert und gerätselt. Aber hier geht es meist - wie im Streit zwischen Alternativ- und Schulmedizin - nicht um das Wohl der Betroffenen oder um Aufklärung, sondern um handfeste finanzielle Interessen. Was sich verkaufen läßt, das wird auch verkauft. Und das Publikum nimmt dankend an; denn was sich glauben läßt, wird auch geglaubt - vor allem, wenn es „schwarz auf weiß“ in der Zeitung gestanden hat.

Das Geschäft mit dem Krebs ist ein Geschäft mit der Angst, die sich als das krisenfeste Element einer jeden Medienstrategie bewährt hat. Oben erwähnte Meinungsverschiedenheiten zwischen Krebsärzten und -forschern liefern dann nur immer neuen Zündstoff für die Schlagzeilen, mit der die kollektive Krebsangst weiter geschürt werden kann.

So sind vor nicht allzu langer Zeit die Früherkennungs- und Vorsorgeuntersuchungen in die Schlagzeilen geraten, weil sie angeblich mehr schaden als nutzen. Dies geschah auffälligerweise zum 20. Jahrestag des „Vorsorgegesetzes“, welches jeder Frau ab 30 [80] und jedem Mann ab 45 Jahren einen gesetzlichen Anspruch auf eine kostenlose Früherkennungsuntersuchung sichert. Nun wird großspurig Bilanz gezogen und festgestellt, daß diese nichts genutzt hätten: Die Zahl der Krebstoten steige ja immer weiter. [81]

Dies scheint ein schlagendes Argument zu sein, doch bei genauerem Hinsehen entpuppt es sich als klassisches „Schlagzeilenargument“: Vergessen wird, daß nicht einmal 30% (bei Männern gar nur 10%) der Berechtigten die Möglichkeit einer solchen Untersuchung nutzen. Verschwiegen werden auch all jene Patienten, die zur Vorsorge gegangen sind und denen dank Früherkennung ein Platz in der Sterbestatistik erspart geblieben ist. Was hat Früherkennung also mit der Todesursachenstatistik zu tun?

Für die durch Früherkennung und umgehende Behandlung geheilten Menschen dürften dann auch *Prof. Dr. Hackethals* Mahnungen recht hohl klingen, die öffentlich vor der Vorsorge warnen: Die Strahlenbelastungen seien bei diesen Untersuchungen zu hoch und durch Probebiopsien könnten gar „schlafende Krebsnester" geweckt und aktiviert werden.[81] Wie dies vorzustellen sei, erklärt er jedoch nicht, und so wird dann nicht nur die Angst vorm Krebs, sondern auch noch die Angst vor der Vorsorge geschürt. Dies wird die ohnehin mageren Prozentzahlen derjenigen, die diese Möglichkeit nutzen, sicherlich nicht steigern. Und mit solchen Äußerungen wird den Erkrankten sicherlich kein Dienst erwiesen.

Wir haben dieses Beispiel gewählt, weil es einige typische Merkmale der Krebsproblematik in Medien und öffentlicher Meinung zeigt. So schlägt die Ablehnung der Vorsorge z.B. in eine altbekannte Kerbe. Dahinter steckt das „Ich will es gar nicht wissen, wenn ich so was habe"-Motiv, als ob das Nichtwissen vor der Erkrankung und deren Folgen schützen könnte. In der Psychologie nennt man diesen Mechanismus gegen die Angst *Verdrängung*.

Krebs ist daher etwas, von dem man nicht offen spricht, ein *Tabuthema*, welches nur hinter vorgehaltener Hand und mit gesenkter Stimme erwähnt wird, ganz so, als ob mit der reinen Nenung des Wortes schlafende Teufel geweckt werden könnten. Wer kennt ihn nicht, den dramatischen Flüsterton, in dem einem vertraulich mitgeteilt wird: „Der hat auch Krebs!" Weitere Informationen beschränken sich dann meist in vagen Andeutungen; man will oder kann der Problematik einfach nicht offen ins Auge sehen.

Verstandesmäßige Aufklärung zum Thema fruchtet offenbar nichts, denn die Angst gehorcht eigenen Gesetzen. Vor allem aber unterliegen auch viele dieser „Aufklärer" der unbewußten Angst - egal, wieviel sie rein rational über den Krebs wissen. Anders können wir uns auch das gefühlsmäßige Unbehagen nicht erklären, das viele Ärzte überkommt, wenn sie das Wort Krebs hören oder gar aussprechen müssen. Haben sie schon einmal einen Mediziner getroffen, der wörtlich von Krebs gesprochen hat?

Einen solchen verängstigten „Aufklärer“ möchten wir im nächsten Beispiel vorstellen: Wahrscheinlich kennt nahezu jeder die ZDF-Serie *Gesundheitsmagazin Praxis* und ihren Moderator *Dr. Hans Mohl.* Dieser ist bekannt für seine Anti-Krebs-Kampagnen, die aber immer wieder in Anti-Raucher-Kampagnen einmündenen. Dies mag einmal daran liegen, daß wir es mit einem Ex-Raucher zu tun haben, und ehemalige Raucher gehören ja oft zu den militantesten Gegnern des Rauchens. Aber interessanter daran ist, daß wir hier einen anderen Mechanismus gegen die Angst vor uns haben: die *Projektion.*

Projektion bedeutet, daß wir das, was wir selber fürchten und nicht verstehen, auf andere Menschen oder Dinge übertragen und diese zum Sündenbock machen. Hier bietet sich das Rauchen an, denn es stellt unbestreitbar einen Risikofaktor bei der Entstehung einzelner Krebsarten dar. Verschwiegen wird dabei, daß ein glücklicher Raucher ein wesentlich geringeres Risiko trägt als ein unglücklicher.[83] Und es ist nur en Risikofaktor unter Tausend. Aber eine solche differenzierte Betrachtung würde das Rauchen als Sündenbock und Projektionsfläche untauglich machen...

Verdrängung und Projektion führen dann beide zu einem merkwürdigen „Krebsbewußtsein“ in der Öffentlichkeit, das sich in *Verunsicherung* und *Entfremdung* äußert. Hier zählt nur noch das egoistische Motiv, welches am besten mit dem alten Stoßgebet der Feuerwehrleute an ihren Schutzheiligen umschrieben werden kann: „Heiliger Sankt Florian, verschon mein Haus, zünd andre an!“ Viele Menschen sind mehr oder weniger unbewußt froh, wenn sie in den Medien vom Krebs und vom Leiden anderer Menschen hören - ganz in dem Sinne des obigen Sinnspruches - und stürzen sich geradezu auf solche sensationsheischenden und meist übertriebenen Berichte. Wenn dann der Blitz aber doch in Form einer Krebserkrankung in das eigene Haus einschlägt, ist die Verzweiflung besonders groß, da nun die verdrängten Ängste offen zutage treten.

Aber auch diese Verzweifelten sind ein willkommener Markt für die Massenmedien, die deren Hilflosigkeit immer wieder schamlos ausbeuten. Es ist nämlich nicht nur so, daß Menschen in einer scheinbar ausweglosen Lage nach jedem Notstrohhalm greifen; diese zweifelhaften Halme werden ihnen geradezu aufgedrängt. So sind Berichte über Wundermittel gegen Krebs, z.B. die neueste, „todsichere" Krebsdiät etc., geradezu in das Standardprogramm mancher Boulevardblätter und Illustrierten aufgenommen worden. Meist wird da zu früh und zu laut gejubelt, auch wenn manchmal ein Funken Wahrheit und Hoffnung zwischen den Zeilen stecken mag.

10. NEUE ANSÄTZE IN VERSTÄNDNIS UND THERAPIE

Unsere besondere Aufmerksamkeit gilt im folgenden der vielseitigen Forschung nach den Zusammenhängen zwischen körpereigenem Abwehrsystem (Immunsystem) und der Krebsentstehung. Es scheint demnach so zu sein, daß eine Schwäche des Immunsystems - zumindest in einigen Fällen - die Voraussetzung für den Ausbruch der Krebserkrankung ist. Indizien für einen solchen Sachverhalt sind z.B. das gehäufte Auftreten bösartiger Tumore bei Kindern mit angeborenen Immundefekten oder der Zusammenhang zwischen AIDS und gewissen Tumorarten, den wir bereits in unserem Kapitel über die Virustheorie erwähnten.[84]

Anhand dieser Forschungen wird versucht, neue therapeutische Maßnahmen zu entwickeln, die zusammengefaßt als *Immuntherapie* bezeichnet werden. Diese Immuntherapie soll in Zukunft das vierte Standbein der Krebstherapie werden.[85] Erste Versuche zu einem solchen Konzept haben bereits mit unterschiedlichen Substanzen und mit unterschiedlichem Erfolg stattgefunden.

Fortschritte in der Bio- und Gentechnologie haben es ermöglicht, körpereigene Stoffe in ausreichenden Mengen herzustellen, die die Fähigkeit haben, das Abwehrsystem spezifisch anzuregen, so daß es den Kampf gegen die Krebszellen aufnehmen kann. Hier sind vor allem die *Interferone* und *Interleukine* zu nennen, die auf direkte Weise bestimmte Arten von Abwehrzellen aktivieren.[86]

Interferone sind daher lange als „das“ Wundermittel gehandelt worden, aber die vielen in sie gesetzten Hoffnungen konnten sie nicht erfüllen. Sie haben sich zwar bei bestimmten Krebsarten als durchaus nützlich erwiesen, aber Allheilmittel sind sie nicht. So erzielen auch sie ihre beste Wirksamkeit in der Kombination mit anderen, klassischen Methoden der Krebstherapie. Ähnliches dürfte auch für die Interleukine gelten, die sich immer noch im Test- und Forschungsstadium befinden.[87]

Obwohl es sich bei diesen Substanzen im Prinzip um körpereigene Wirkstoffe handelt, ist die mit ihnen durchgeführte Therapie nicht frei von Nebenwirkungen. In dieser Hinsicht sind sie durchaus mit der so unbeliebten Chemotherapie vergleichbar. Interferone können beispielsweise Fieber, Übelkeit, Erbrechen, Muskelschmerzen, Kopfschmerzen sowie Bewußtseinstrübungen bis hin zum Koma bewirken. Sie besitzen auch - ähnlich wie Zytostatika - eine Giftigkeit für Knochenmark und Leber. Interleukine verändern teilweise die Gefäßdurchlässigkeit der kleinsten Adern (Kapillaren) so stark, daß es zum massiven Austreten von Blutplasma in das Gewebe kommen kann. Folgen sind dann möglicherweise Nierenschäden und Kreislaufschocks.[88]

Es werden auf gentechnischem Wege jedoch auch Stoffe hergestellt, die direkt auf die Krebszellen bzw. auf den Tumor einwirken. Zu nennen sind hier die *Lymphotoxine* sowie der *Tumor-Nekrose-Faktor*. Letzterer hat den Vorteil, daß er nur auf Krebszellen einwirkt, sie abtötet und auflöst; gesunde Zellen beeinträchtigt er angeblich nicht. In Tierversuchen haben sich teilweise vielversprechende Wirkungen gezeigt. Die Therapie beim Menschen steht jedoch in den Anfängen, so daß sich über mögliche Nebenwirkungen noch nicht viel sagen läßt. So muß auch die Antwort auf die Frage offen bleiben, auf welche Krebsarten diese Stoffe primär wirken.[89]

Weitere Hoffnungsträger der Bio- und Gentechnologie sind die sogenannten *monoklonalen Antikörper*, die in einem Fachbuch so beschrieben werden: „Monoklonale Antikörper sind hochspezialisierte Abwehrkörper. Am anschaulichsten lassen sie sich wohl mit 'Spürhunden' vergleichen, die in der Lage sind, in unserem Körper genau diejenigen Stoffe aufzuspüren, auf die sie vorher im Labor 'dressiert' worden sind. Bei der Krebstherapie bzw. -diagnose ist diese Spezialisierung der Antikörper besonders wichtig, (...), da jede Krebsart ihr eigenes persönliches Gesicht hat." [90]

Solche monoklonale Antikörper werden heute bei einigen Krebsarten schon erfolgreich zu diagnostischen Zwecken eingesetzt, und auch in der Therapie gibt es erste Erfolge. So haben sich diese spezialisierten Antikörper bei Krebserkrankungen des Blut- und Lymphsystems bereits bewährt. Andererseits darf auch nicht übersehen werden, daß die Forschung gerade in diesem Bereich mit einer Unmenge neuer Probleme konfrontiert ist, die eine endgültige Bewertung dieser Verfahren nahezu unmöglich machen.[91] Ein Allheilmittel gegen den Krebs bleibt also weiterhin Zukunftsmusik.

Die oben geschilderten immunbiologischen Verfahren zeigen jedenfalls eine Tendenz zu einer spezifischen Bekämpfung des Krebses, die sich stark von den unspezifischen klassischen Behandlungsmethoden (Bestrahlung, Chemotherapie) unterscheiden. Ihr direkter Vorteil ist also, daß sie den Krebs direkt angreifen und das gesunde Gewebe weitgehend verschonen. Eine solche Wirkungsweise stößt aber auch irgendwann an ihre natürlichen Grenzen.

So weiß man z.B., daß die körpereigene Abwehr nur begrenzte Möglichkeiten zur Tumorabwehr besitzt. Ein Tumor mit einer Zellzahl von 10^4 Zellen, sprich zehntausend Zellen, gilt als noch vom Immunsystem beherrschbar; er kann vom Körper kontrolliert und beseitigt werden. Ein solcher Tumor ist allerdings winzig und würde nur den Bruchteil eines Milligramms wiegen. Damit wäre er nicht einmal diagnostizierbar. Ein nachweisbarer Tumor wiegt hingegen mindestens ein Gramm, was bereits einer Zellzahl von 10^9

Zellen, sprich einer Milliarde Zellen, entspricht. Hier ist dann wahrscheinlich auch eine gesteigerte Abwehrfähigkeit relativ machtlos. Und in den meisten klinischen Fällen hat man es mit noch weit größeren Tumoren zu tun.[92] Man wird also - zur Tumorverkleinerung vor wirksamer immunologischer Behandlung - weiterhin auf die klassischen Methoden der Krebstherapie angewiesen bleiben.

Insgesamt geht die Tendenz der therapeutischen Krebsmedizin in Richtung einer *interdisziplinären Zusammenarbeit*, die bislang jedoch nur medizinische Fachgebiete umfaßt. Es wäre zu wünschen, daß auch andere Forschungsrichtungen die Möglichkeit bekommen, dieses Konzept in Zukunft zu erweitern. Wir denken z.B. an die Möglichkeit einer gezielten Psychotherapie, wie sie von Grossarth-Maticek gefordert und untersucht worden ist. Erste Studien zeigen, daß die Psychotherapie den Patienten zu einer längeren Lebenszeit und mehr Lebensqualität verhilft.[93]

Alles in allem scheinen sich Forschung und Therapie immer mehr an ein *ganzheitliches Verständnis* der Krebsproblematik und -therapie anzunähern, obschon zu klären bleibt, was „ganzheitlich" eigentlich bedeutet. Hier kann jedenfalls schon gesagt werden, daß echte Ganzheitlichkeit nichts mit einer Schrotschußkur im Sinne mancher Außenseiter zu tun hat. Es geht um viel mehr als um eine bloße Summierung von scheinbar nutzbringenden Effekten. Das Leben selbst ist ein kompliziertes System, in dem komplexe Wechselwirkungen vorherrschen, die eine solche einfache Rechnung von vornherein verbieten. Aus diesem Grund wollen wir im nächsten Teil die Grundlagen eines wirklichen ganzheitlichen Verständnisses erarbeiten.

Ein solches Verständnis kann uns dann vielleicht Wege zu einer echten Vorbeugung gegen den Krebs zeigen. Der größte Fortschritt im Kampf gegen den Krebs wäre nämlich nicht unbedingt seine Heilbarkeit, sondern seine Vermeidbarkeit. Sicherlich tragen gesunde Ernährung und natürliche Lebensweise dazu bei, von einer

Krebserkrankung verschont zu bleiben, aber eine Garantie hierfür liefern sie offenbar nicht. Es muß also offensichtlich um mehr gehen als um bloße Teilaspekte.

Wie wir in den vorangegangenen Kapiteln gesehen haben, ist Krebs eine komplexe Systemerkrankung, die nicht einfach aus einer „Ursächlichkeit" abgeleitet werden kann. Und offenbar kann für eine solche systemische Erkrankung auch nicht *das* Heilmittel gefunden werden.

Wir sind es jedoch nicht gewohnt, in systemischen Zusammenhängen zu denken; wir denken geradlinig - in Ursache und Wirkung. Deshalb befremdet uns der Krebs ganz besonders, denn er entzieht sich unserem vereinfachenden Verständnis. Bekanntlich fürchten wir jedoch nichts mehr als das, was wir nicht verstehen. Was wir also lernen müssen, ist eine neue Art zu denken, eine neue Art der Betrachtung des Krebses und der Welt überhaupt.

Daher ist die nun folgende Einführung in eine *ganzheitliche und systemische Denk- und Sichtweise* auch ein Beitrag gegen die Angst, die durch verfehlte Weltanschauungen und Weltbetrachtungen hervorgerufen wird, und ganz speziell ein Beitrag gegen die Krebsangst.

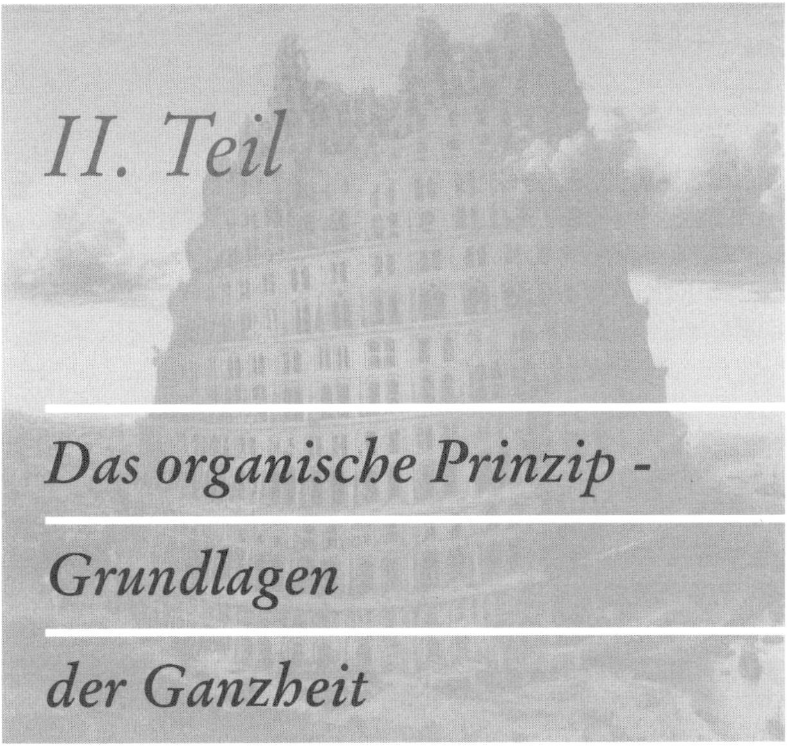

II. Teil

Das organische Prinzip - Grundlagen der Ganzheit

11. DAS GANZE UND SEINE TEILE

Man hört heutzutage oft von ganzheitlicher Medizin, ganzheitlicher Ernährung, Ganzheitspädagogik oder einfach von Ganzheitlichkeit in manch anderem Zusammenhang. Dies scheint vordergründig eine Modeerscheinung zu sein, die Hand in Hand mit dem lukrativen Bioboom geht, in dem alles, was als biologisch etikettiert wird, als gut und nützlich verkauft werden kann. Dabei wird jedoch selten hinterfragt, was es denn nun eigentlich mit dieser Ganzheitlichkeit auf sich hat.

Das Wort „ganz" kommt uns offenbar so bekannt und selbstverständlich vor, daß eine nähere Auseinandersetzung damit in den meisten Fällen unterbleibt. Zu unserem eigenen Nachteil, denn nur aus diesem Grunde ist es der Industrie möglich, solche Begriffe als werbewirksame Waffen gegen uns einzusetzen. Was uns nämlich letztendlich verkauft wird, ist meist derselbe alte Mist, nur mit dem Unterschied, daß nun die Begriffe „bio", „ganzheitlich" oder „Vollwert" die Etiketten zieren.

Unter diesen fragwürdigen Praktiken der Öko- und Ganzheitsscharlatanerie leidet jedoch nicht nur der Kunde, sondern auch die ernsthafte wissenschaftliche Beschäftigung mit diesem Gebiet. *Kybernetik* (Wissenschaft von den Systemen), *Synergetik* (Wissenschaft vom „Zusammenwirken") sowie *biologische Ganzheitsforschung* scheinen, in diesem Licht betrachtet, ja auch nur auf dieser Modewelle zu reiten.

Dem ist jedoch nicht so. Der *interdisziplinäre Ansatz*, der obengenannten Wissenschaften zugrunde liegt, wirft immer mehr Licht auf die Zusammenhänge zwischen den einzelnen Objekten der Forschung, die bislang meist von den jeweiligen Spezialwissenschaften eifersüchtig als „persönlicher Besitz" verteidigt wurden. Und dieser neue Blickwinkel erbrachte höchst erstaunliche Erkenntnisse, die jedoch nur sehr langsam an das Ohr der Öffentlichkeit dringen. Wir wollen sie hier Schritt für Schritt erläutern:

Die erste Frage, die sich uns stellt, lautet: Was ist eine Ganzheit? In welchen Zusammenhängen verwenden wir den Begriff „ganz"? Wir reden z.B. von einem „ganzen Haufen Müll". Ein solcher besteht notwendigerweise aus mehreren Teilen, denn eine leere Flasche oder eine alte Dose machen noch keinen Müll. Erst der Zusammenhang vieler solcher Teile ergibt einen ganzen Haufen Müll. Ihre einzige Gemeinsamkeit liegt in der (scheinbaren) Unbrauchbarkeit, die den Müll als *Ganzes* von allem anderen abgrenzt und somit wesentlich definiert.

Festzuhalten bleibt, daß ein *Ganzes* offenbar aus Teilen besteht, die sich durch einen Zusammenhang untereinander gegen alles andere abgrenzen. Das erwähnte Beispiel ist jedoch recht unfruchtbar, da es sich um einen konstruierten Zusammenhang handelt; zwischen den Dingen dieses Haufens gibt es keine direkt nachvollziehbaren Wechselwirkungen. Anders verhält es sich im nächsten Beispiel:

So reden wir z.B. von einem „ganzen Satz". Auch er besteht aus Teilen - Wörtern, Buchstaben, Lauten etc. -, die zusammen den durch Zeichen oder Sprechpause abgegrenzten Satz ausmachen. Zur Veranschaulichung diene folgender Satz: WIR WOLLEN WISSEN, WAS DAS HEISST! Wir haben diesen Satz im folgenden verschiedentlich abgewandelt, um herauszufindenen, welche Gesetze für die Ganzheit Satz gelten:

A: WIR WOLLEN WISSEN, WAS DAS HEISST!
B: WOLLEN WIR WISSEN, WAS DAS HEISST!
C: WAS HEISST DAS, WIR WOLLEN WISSEN!
D: HEISST WIR WAS DAS, WOLLEN WISSEN!
E: RIW SWA SAD, TESSIH LWOELN SESWIN!

In *B* und *C* sind im Vergleich zum Original *A* nur die Stellungen der Wörter zueinander mehr oder weniger stark verändert worden; das Ergebnis ist ein vollständiger Satz, jedoch mit einer anderen

Information.[1] In *D* ist das gleiche geschehen, nur mit dem Unterschied, daß der Satz seinen Sinn völlig eingebüßt hat; er ist unverständlich. Offenbar folgt der Satzbau einem „System", welches nicht leichtfertig umgangen werden kann, ohne den Sinn zu verändern oder gar zu zerstören. Das gleiche gilt für die Wörter, die, wie wir in *E* sehen können, ebenfalls bei Umpositionierung der Buchstaben ihren Sinn verlieren. In der Ganzheit Satz gibt es also offenbar Gesetze und Regeln, die wir in unserem Müllbeispiel noch nicht vorgefunden haben.

Wir wollen hier nicht im einzelnen untersuchen, welche Regeln dafür verantwortlich sind, ob ein Satz Sinn ergibt oder nicht; dies würde uns zu weit von unserer eigentlichen Absicht abbringen. Wesentlich ist, daß offenbar spezielle Wechselwirkungen zwischen den Satzteilen einen Sinn konstituieren; finden diese Wechselwirkungen nicht statt, finden wir auch keinen Sinn, keine Information in ihm. Hier gilt also der alte Satz, den bereits *Aristoteles* formuliert hatte: *Das Ganze ist mehr als die Summe seiner Teile*. Ein Haufen Buchstaben gibt noch kein Wort, ein Haufen Worte keinen Satz, ein Haufen Sätze keinen Text.

Daher war es also verfrüht und falsch, dem Haufen Müll das Attribut "ganz" zu verleihen. Er ist lediglich eine Ansammlung, ein Konglomerat, ein Haufen im wahrsten Sinne des Wortes. *Echte Ganzheiten* zeichnen sich dadurch aus, daß in ihnen ein *systemischer Zusammenhang* zwischen den einzelnen Teilen besteht. Die Wechselwirkung zwischen den Teilen verleiht dann dem Ganzen Eigenschaften, welche die Einzelteile für sich noch nicht hatten. Aufgrund dieser sinnvollen Vernetzung von Teilen zu etwas Neuartigem - der Ganzheit - redet die Kybernetik hier von einem *„System"*.[2]

Nach dieser Definition ist z.B. ein Auto ein System und auch ein Ganzes: Es besteht aus Teilen, die erst in ihrem Zusammenwirken eine funktionierende Maschine ausmachen. Jeder Autofahrer weiß, wie wichtig in diesem System jedes noch so kleine Teil ist; schon der Ausfall eines Zylinders, ein verstopfter Schlauch, ein geplatzter

Reifen etc. kann zu bösen Überraschungen führen und das gesamte System Auto lahmlegen.

Um also eine einwandfreie Funktion zu gewährleisten, bedarf dieses System aller seiner Teile. Aber eine einfache Summierung dieser Teile reicht nicht aus; alle müssen sie an ihrem Platz sein. Außerdem müssen sie genau aufeinander abgestimmt bzw. eingestellt sein. Jeder weiß: Beachten wir das nicht, haben wir einen nutzlosen „Haufen“ Metallschrott, aber kein Auto.

Die Vernetzung und Wechselwirkung der Teile führen also dazu, daß eine Ganzheit eben mehr ist als nur die Summe ihrer Teile. Dies gilt um so mehr für *lebende Systeme* bzw. *Ganzheiten*, in denen die Vernetzung weitaus komplexer und enger ist als in unserem Beispiel vom Auto. Rein analytisch betrachtet, besteht ein Mensch hauptsächlich aus Wasser (ca. 80%), ein paar Pfund Kohlenstoff und Kalzium sowie einer Handvoll anderer Mineral- und Spurenstoffe. All dies macht jedoch keinen Menschen aus. Vielleicht sieht man an dieser einfachen Überlegung schon, wie wenig eine rein analytische Denk- und Sichtweise, wie sie heute noch von vielen Wissenschaftlern propagiert wird, zum Verständnis eines lebenden Systems beisteuert.

Erst der komplexe, im Unterschied zur Maschine „gewachsene“ Zusammenhang der Teile läßt die Ganzheit entstehen, die wir schließlich „Mensch“ nennen. Auch hier können Teile nicht beliebig entfernt werden, ohne die Funktion des Körpers oder das Leben an sich zu gefährden. Daß dies jedoch bis zu einem gewissen Grade möglich ist (z.B. Blutabnahme, Biopsie, Organentfernung etc.), liegt nicht etwa an unseren großen medizinischen Errungenschaften der Neuzeit, sondern an der ungeheuerlichen Fähigkeit der lebenden Systeme zur Regeneration und Anpassung.

Diese Fähigkeit resultiert unter anderem aus ihrer *Selbststeuerung*, die wiederum lebendige Ganzheiten von Maschinen unterscheidet, da diese immer nur durch Fremdsteuerung funktionieren. Man mag einwenden, daß ein moderner Computer durchaus auch eine Selbststeuerung besitzt, obwohl er eine Maschine ist. Dieser Eindruck täuscht, denn wir haben es hier zwar nicht mehr mit einer direkten Fremdsteuerung (Auto-Fahrer) zu tun, aber dennoch mit einer indirekten: Auch der beste Computer kann ohne eine vorherige initiale Programmierung nicht einmal bis drei zählen. Wir bauen in solche Maschinen lediglich spezielle *Regelkreise* ein, die dann den Eindruck einer Selbststeuerung bzw. einer Selbstregulation erwecken.

Die *Selbststeuerung lebender Systeme* - und natürlich speziell auch die des Menschen - bedarf aber ebenfalls solcher Regelkreise, die das individuelle Lebewesen befähigen, auf veränderte Bedingungen in Innen- und Außenwelt zu reagieren. Wenn ein Mensch z.B. zu einer großen Anstrengung (Flucht, Kampf etc.) gezwungen wird, ist seine Muskeltätigkeit erhöht: In der Muskulatur wird vermehrt Sauerstoff zur leistungssteigernden Verbrennung von Nährstoffen verbraucht. Es muß also mehr Sauerstoff zugeführt werden. Dies wird über das neuro-hormonelle Regelsystem gemeldet und „angeordnet“: Wir beginnen hastig und verstärkt zu atmen - das Sauerstoffdefizit kann ausgeglichen werden.

Einen solchen Regelkreis nennt man einen *Regelkreis mit positiver Rückkopplung*.[3] Positive Rückkopplung bedeutet in diesem Beispiel, je mehr Sauerstoff verbraucht wird, um so mehr müssen wir atmen; es bedeutet aber auch: Je weniger verbraucht wird, um so weniger müssen wir atmen. Letzteres nennt man dann eine positive Rückkopplung nach unten.[4] Aber was ist dann eine *negative Rückkopplung*?

Dies wollen wir wiederum an einem Beispiel demonstrieren: Unser System, unser Körper, hat eine konstante „Betriebstemperatur“ um 37°C; die Außentemperaturen schwanken jedoch beträchtlich. Ist es draußen heiß, müssen wir die Wärmeentwicklung, die innere „Heizung“, drosseln. Ist es kalt, muß vermehrt geheizt werden. Auch dies wird wiederum über das neuro-hormonelle Steuerungssystem geregelt. Und wir sehen: Hier sind die Verhältnisse anders als im vorherigen Beispiel.

Negative Rückkopplung bedeutet: Je mehr Wärme von außen zugeführt wird, desto weniger produziert der Körper. Es bedeutet aber auch umgekehrt: Je weniger Wärme zugeführt wird, desto mehr produziert der Körper. Diese Beispiele sind natürlich grob vereinfacht und nur bedingt richtig, aber sie zeigen die beiden wesentlichen Systeme der Selbstregulation.[5] Mit Hilfe dieser Mechanismen treten jedoch nicht nur Lebewesen und Außenwelt in Kontakt zueinander, diese Regelkreise bestimmen auch die Wechselwirkungen der Teile des Ganzen zueinander.

Dies hört sich ganz einfach an, aber lebende Wesen sind alles andere als einfach. So sind z.B. die Teile eines Menschen ebenfalls schon *komplexe Systeme*, die meist *ganzheitlich strukturiert* sind; d.h., sie haben eine gewisse Abgrenzung, Teile und ihre eigene Selbststeuerung mit positiver und negativer Rückkopplung. So besteht der Mensch aus Organen, Geweben und Gefäßen. Diese bestehen wiederum aus Unmengen verschiedener Zellen. Diese Zellen gelten dann zwar als die kleinsten Träger des Lebens, aber auch sie besitzen ihre Teile, die Organelle. Diese wiederum bestehen aus einer Unzahl systematisch angeordneter Moleküle und so weiter.

Lebende Systeme sind eine ungeheuer komplexe Angelegenheit, denen mit einfachen analytischen Betrachtungen nicht auf die Schliche gekommen werden kann. Darum müssen wir versuchen, sie in ihrer lebendigen Ganzheit zu verstehen. Hierbei muß aber vor allem die offensichtliche *Hierarchie in der Verschachtelung der Teilsysteme* berücksichtigt werden: Zellen verbinden sich zu Geweben, Gewebe zu Organen und Organsystemen, Organe zu Lebewesen. Diese Verschachtelung der Systeme ineinander, die sie wiederum zu einem größeren, übergeordneten System werden läßt, wollen wir im folgenden als *organisches Prinzip* bezeichnen.

Das organische Prinzip läßt sich auf verschiedenen Ebenen beobachten und nachweisen. Wir wollen mit der „einfachsten" beginnen, der Ebene der Zelle.

12. EBENE 1: DIE ZELLE

Die Zelle ist die *kleinste lebendige Einheit* und damit auch die *erste selbständige Ganzheit*. Als solche besitzt sie bereits die beiden klassischen Attribute des Lebens: *Fortpflanzung* (Vermehrung) und *Stoffwechsel* (Energieumsatz).

Die kleinsten bekannten Lebewesen sind demnach die Einzeller, also Lebewesen, die aus einer einzigen Zelle bestehen. In diese Gruppe fallen z.B. die Bakterien und die Urtierchen (z.B. Amöben, Pantoffeltierchen etc.). Viren sind zwar kleiner und einfacher gebaut, aber es sind keine Lebewesen im eigentlichen Sinn: Ihnen fehlt der eigene Stoffwechsel, weshalb sie unumschränkt von der Existenz zellulären Lebens abhängig sind. Sie parasitieren am Leben und haben deshalb in gewissem Maße an ihm teil; zu Lebewesen macht sie das jedoch nicht.[6]

Alle bekannten Lebewesen bestehen aus Zellen oder sind Zellen. Diese Zellen unterscheiden sich zwar teilweise beträchtlich voneinander, aber bestimmte grundsätzliche Eigenschaften sind ihnen allen gemeinsam. Und jede dieser Zellen ist bereits ein komplexes System, welches aus vielen Teilen besteht, die im Prozeß des Lebens zusammenarbeiten und wechselwirken. Wir wollen uns nun diesen Teilen zuwenden, um zu sehen, wie sie an der Basis allen Lebens zusammenwirken.

Jede Zelle ist begrenzt durch eine *Membran*, eine spezielle Hülle, die in gewisser Hinsicht als „intelligent" zu bezeichnen ist. Sie besitzt nämlich die Fähigkeit, bestimmte Stoffe aus der Umwelt aufzunehmen, andere jedoch abzuweisen. Außerdem werden durch diese Hülle Abfallstoffe abgegeben. Weiterhin hält die Membran die Zellflüssigkeit, das *Cytoplasma*, zurück und verhindert somit das Austrocknen der Zelle. Der Zellinnendruck wird auf die gleiche Weise konstant erhalten. Diese Membran ist also offensichtlich eine Grundvoraussetzung allen Lebens; sie verschafft dem Leben den nötigen Raum und ermöglicht durch ihre quasi „intelligente" Kontrolle des Stoffaustauschs mit der Außenwelt erst einen echten Stoffwechsel.[7]

Im Cytoplasma, das eine Art Nährlösung ist, finden wir eine Anzahl verschiedener Körperchen und Strukturelemente, die aufgrund ihrer Ähnlichkeit in Funktion und Aussehen mit Organen des Körpers verglichen wurden und daher *Organelle* genannt werden. Das wichtigste dieser Organelle ist der *Nucleus*, der *Zellkern*.

Er ist das Steuerzentrum einer jeden Zelle und damit für alle Vorgänge in ihr verantwortlich. Er ist der Träger der Erbinformation, die in Form von Chromosomen oder einfachen DNA-Strängen enthalten ist. Bei höher entwickelten Lebewesen, den Vielzellern, ist dieser Kern ebenfalls wie die Zelle mit einer speziellen Membran ausgestattet. Durch diese Membran gibt der Kern seine Befehle in chemischer Form an den Rest der Zelle weiter. Vergleichen wir das Organell Nucleus mit den Organen des Körpers, fällt uns sofort das Gehirn als Steuerzentrale ein.[8]

Aber was ist ein Steuermann ohne Matrosen? Der Kern braucht sozusagen spezielle „Sklaven", die seine Befehle akribisch ausführen. Diese „Arbeiter" der Zelle sind die *Ribosomen*, die in den meisten Zellen sehr zahlreich sind (oft mehrere Millionen pro Zelle). Diese sind ständig damit beschäftigt, gemäß den Befehlen des Kerns Eiweiße zu synthetisieren, so z.B. Enzyme, Strukturelemente usw. *Vester* vergleicht sie mit „winzigen Knüpfmaschinen, die am Fließband pro Sekunde 5000 Proteine herstellen".[9] Dies gibt uns eine ungefähre Ahnung von der unglaublichen Leistungsfähigkeit der Zellen.

Diese kleinen „Superarbeiter" schwimmen teilweise frei im Cytoplasma, sind aber auch teilweise an die Wände eines intrazellulären Röhrensystems gebunden, das den komplizierten Namen *endoplasmatisches Reticulum* trägt. Es handelt sich hierbei um ein weitverzweigtes Transportsystem für die von den Ribosomen gebildeten Stoffe. Man kann es wohl am ehesten mit einem „Kanalsystem"[10] vergleichen oder - bezogen auf die Organe des menschlichen Körpers - mit dem Gefäßsystem, den Adern und Lymphbahnen.

Hiermit haben wir jedoch bereits den Bereich der Gemeinsamkeiten aller Zellen verlassen, denn die meisten Einzeller bestehen nur aus Membran, Kern, Plasma und Ribosomen. Tier- und Pflanzenzellen besitzen hingegen weitere Organelle, wie z.B. den *Golgi-Apparat*. Dieser ist ein flachgedrückter Stapel winziger Bläschen, welche die Abfallstoffe der Zelle sammeln und abschließen, um sie später durch die Membran nach außen abzugeben.[11] Hier drängt sich daher der Vergleich mit den Ausscheidungsorganen des Körpers (Niere, Harnwege, Darm) auf, die im Prinzip die gleiche Funktion erfüllen.

Weitere wichtige Organelle sind die *Mitochondrien*; dies sind längliche, nierenförmig-ovale Körperchen, die eine doppelte Membran sowie eine eigene Erbinformation besitzen. Diese Tatsache hat in letzter Zeit zu Spekulationen geführt, nach denen die Mitochondrien einst selbständige, bakterienartige Lebewesen waren, die im Prozeß einer Symbiose (Lebens- und Zweckgemeinschaft zweier Arten) nach und nach in die Zelle integriert wurden.

Die Mitochondrien spielen jedenfalls eine wichtige Rolle in allen Tier- und Pflanzenzellen: Sie sind die zentralen Stätten der Energiegewinnung, da hier die Zellatmung stattfindet. Besonders zahlreich findet man diese Organellen in Muskel- und Nervenzellen (ca. 500 pro Zelle), da diese einen besonders großen Energieumsatz haben. Die Atmungsfunktion hat den Mitochondrien häufig den Vergleich mit den Lungen oder Kiemen der Tiere eingebracht, während andere Forscher sie aufgrund ihrer Verbrennungsfunktion eher als eine Art zelluläre „Leber“ betrachten.[12]

Pflanzenzellen enthalten noch weitere Organelle, wie z.B. die *Chloroplasten*, die Zentren der Photosynthese, die *Leukoplasten*, die Stärke speichern, sowie *Chromoplasten*, welche spezielle Farbstoffe enthalten usw. Soweit die Übersicht über die Bestandteile der Ganzheit Zelle.

Wir sehen, jede Zelle ist eine Welt für sich mit einigen Millionen Einzelteilen, die perfekt aufeinander abgestimmt sind und die produktiv zusammenarbeiten. Und wenn auch all diese Dinge sich im mikroskopischen Bereich abspielen, hat die Komplexität der Vorgänge und „Arbeitsschritte" in der Zelle manche Forscher dazu verleitet, sie mit einer modernen Stadt oder einer Art „Superfabrik" zu vergleichen.[13] Wir halten dies sogar für eine Untertreibung, denn der Grad der Energieausnutzung in der Zelle ist um ein Vielfaches höher als die des fortschrittlichsten Kraftwerks; und selbst der ausgeklügelte Mikrochip der neuesten Computergeneration nimmt sich gegen Zelle oder Zellkern nicht nur recht bescheiden aus, er wirkt im Vergleich eher wie lächerliches Machwerk. In jeder Zelle laufen ständig an die 10.000 biochemische Reaktionen ab, die auch den modernsten Chemiekonzern vor nahezu unlösbare Aufgaben stellen würden.

All diese Vorgänge laufen jedoch nicht willkürlich, sondern absolut kontrolliert ab. Die Zelle hat dabei die Fähigkeit, sich veränderten Umweltbedingungen perfekt anzupassen. Ist z.B. ein bestimmter Nahrungsstoff ausgegangen, wird auf einen anderen ausgewichen. Die Selbststeuerung sowie die gewaltige Datenbank des Erbmaterials ermöglichen es der Zelle, auch unter denkbar ungünstigsten Bedingungen zu überleben. Hierbei kommen Gesetze und Regeln zu zum Tragen, die wir später noch genauer kennenlernen werden; negative und positive Rückkopplung sind uns davon schon bekannt.

Neben den bereits geschilderten „Wundern" der Zelle soll ihre Fähigkeit zur *identischen Teilung* nicht vergessen werden Einzeller teilen sich z.B. unter günstigen Bedingungen ca. alle 20 Minuten. Mutter- und Tochterzelle sind quasi identisch, so daß man sagen kann, daß die Einzeller *potentiell unsterblich* sind. Denn so lange ein Nachkomme bzw. Teilungsprodukt weiter existiert, lebt auch die ursprüngliche Zelle weiter.

Diese Fähigkeit zur Teilung hat dann irgendwann in der Vorgeschichte dazu geführt, daß vielzellige Organismen entstanden. Hier sind die Leistungen und Fähigkeiten der Zellen natürlich noch einmal potenziert, besonders wenn - wie bei höheren Organismen üblich - eine Spezialisierung der einzelnen Zellen auf bestimmte Arbeiten erfolgt. In Kapitel 1 haben wir diesen Vorgang bereits als Zelldifferenzierung kennengelernt.

Es ist schon erstaunlich genug, was sich auf der Ebene der Zelle abspielt, aber die Fähigkeit der Zellen, miteinander zu kooperieren und sinnvoll zusammenzuwirken, ist noch bewundernswerter. Das Phänomen der *Zellkooperation* führt uns auf die nächsthöhere Ebene des Lebens, in den Bereich der Gewebe und Organe.

13. EBENE II : DAS GEWEBE

Wenn sich Zellen zu einem Zellverband zusammenfinden, in welchem die einzelnen Zellen eng vernetzt in Wechselwirkung stehen, spricht man in der Biologie von *Gewebe.* Ein solches Gewebe kann einfach oder komplex sein. *Einfache Gewebe* bestehen aus Zellen ähnlicher Bauart und annähernd gleicher Funktion; die Differenzierung ist hier also nur gering. *Komplexe Gewebe* bestehen hingegen aus differenzierten Zellen; dies bedeutet, daß mindestens zwei verschiedene Zelltypen in diesem Gewebe kooperieren. Sie sind in ihrer Zusammenarbeit jedoch so stark aufeinander angewiesen und vernetzt, daß sie funktionell nicht unabhängig voneinander existieren können. Die *Vernetzung* drückt sich auch in einer klaren, strukturellen Abgrenzung zu anderen Geweben bzw. der Umwelt aus.[14]

Viele *Algen* und *Pilze* bestehen aus einfachem Gewebe, wenn auch manche Biologen hier nur von *Scheingeweben* sprechen.[15] Dies ist unserer Auffassung nach irreführend, da eine stichhaltige Begründung für einen solchen Ausdruck nicht vorliegt. Komplexe Gewebe finden wir bei allen höheren Tieren und Pflanzen, wobei sich die meisten von ihnen aus mehreren Gewebsarten zusammensetzen.

So bestehen z.B. alle Wirbeltiere - einschließlich des Menschen - aus *vier verschiedenen Gewebstypen*, in denen allerdings viele hochdifferenzierte Zelltypen zusammenwirken. Man unterscheidet zwischen Deckgewebe, Binde- und Stützgewebe, Muskelgewebe sowie Nervengewebe. Unser ganzer Organismus ist aus diesen vier Gewebsarten bzw. deren Abwandlungen und Varianten aufgebaut. Grund genug, sich die einzelnen „Typen" einmal näher anzusehen.

Die *Deckgewebe* (Epithelgewebe) bilden alle inneren und äußeren Häute des Organismus. So bilden sie die schützende Außenhaut, durch die wir mit der Umwelt in Kontakt stehen, sowie die Schleimhäute des Verdauungs- und Atemtrakts, durch die Stoffe aus der Umwelt aufgenommen werden können, aber auch umgekehrt in sie abgegeben werden. Die Deckgewebe grenzen außerdem verschiedene Gewebsarten gegeneinander ab; man denke z.B. an die Muskelhäute, welche die einzelnen Muskelstränge voneinander trennen. Eine besondere Variante des Deckgewebes ist das Drüsengewebe, welches die Aufgaben der inneren und äußeren Sekretion übernimmt.[16]

Die *Binde- und Stützgewebe* sind in Aussehen und Funktion sehr vielfältig: Sowohl die Zellverbände des blutbildenden Systems, die Fettgewebe sowie die Knochen und Knorpel gehören hierher. Gemeinsam ist ihnen jedoch ihre spezielle Füll- oder Stützfunktion sowie eine besondere Rolle im allgemeinen Stoffwechsel des Organismus.[17]

Die *Muskelgewebe* bestehen meist aus recht einheitlich aufgebauten Zellverbänden; man spricht entweder von „glatter" oder von „quergestreifter" Muskulatur. Beide Gewebsarten versorgen den Organismus mit der nötigen Beweglichkeit für alle seine Funktionen. Die Bedeutung der Muskulatur für unser Leben ist offensichtlich, wenn wir uns klar machen, daß weit über 50% unseres Körpergewichts aus Muskelgewebe besteht oder unsere „Lebenspumpe", das Herz, auch nur ein großer Muskel ist.[18]

Die *Nervengewebe* gewährleisten die Koordination zwischen den anderen Gewebsarten. Sie geben z.B. die Impulse für die

Bewegungen des Muskelgewebes oder durchziehen mit fadenförmigen Ausläufern die Deckgewebe (Häute) und ermöglichen damit die Wahrnehmung der Außenwelt. Das Nervengewebe ist damit nicht nur das spezialisierteste Gewebe, sondern auch das vernetzteste. Alle Nervenzellen sind durch ihre fadenförmigen Ausläufer miteinander „verkabelt"; bei einem einzigen Menschen ergibt sich eine Nerven-„Kabellänge" von über 500.000 km. Ausgespannt könnte unser Nervennetz also ca. zwölfmal den Globus umgeben.[19]

Auch wenn diese Zahlen ans Wunderbare grenzen, so wirkt unser Gewebsaufbau dennoch recht einfach, da bereits vier Gewebsarten einen Menschen ausmachen. Doch der erste Anschein täuscht, denn die einzelnen Gewebe verbinden sich durch Verknüpfungen und Verschachtelungen zu komplexen Strukturen und Gebilden, z.B. zu den Organen (Herz, Leber, Lunge, Niere, Gehirn etc.).

Zur Anschauung diene uns das Gehirn: Es besteht zwar hauptsächlich aus Nervenzellen, doch zu seiner Funktion bedarf es auch all der anderen Gewebsarten. Als Binde- und Stützgewebe sei hier nur die knöcherne Schädelkapsel genannt, welche die empfindlichen Nervenzellen gegen alle möglichen Belastungen und Störungen abschirmt. Deckgewebe finden wir z.B. in Form der ebenfalls schützenden Hirnhäute. Muskelgewebe finden wir im Gefäßsystem, welches das Gehirn mit Sauerstoff und Nahrung versorgt.

Bei allen anderen Organen sehen wir ebenso - wenn auch mit anderer Gewichtung in der Zusammensetzung - das Wechselspiel der vier grundsätzlichen Gewebsarten. Hier könnte dann allerdings die Frage auftauchen, warum wir den Geweben eine eigene Ebene in der *„Hierarchie" der Ganzheiten* eingeräumt haben und den Organen nicht; wir gehen immerhin im nächsten Schritt direkt zum Organismus, zum komplexen Lebewesen über.

Die Antwort ist eigentlich recht einfach: Es gibt gewisse urtümliche Lebewesen, die im Prinzip nichts anderes als einfaches Gewebe sind (z.B. Algen und Pilze). Lebewesen, die ein Analogon zu einem einfachen Organ sind, kennen wir jedoch nicht. Eine echte Ganzheit besitzt immer eine gewisse, wenn auch oft nur *potentielle Selbständigkeit*, da immer die Möglichkeit besteht, daß sie *Teil eines übergeordneten Ganzen* wird.

Einzeller besitzen diese Selbständigkeit, und doch verbündeten sie sich irgendwann in der Frühgeschichte zu primitiven Vielzellern, die analog zu einfachen Geweben sind. Aus jenen frühen Vielzellern entwickelten sich nach und nach die komplexen Vielzeller, die aus verschiedenen Gewebs- und Zelltypen bestehen. Die Organe sind demnach nur ein Zwischenschritt in dieser Entwicklungsgeschichte der komplexen Organismen, da sie nie als selbständige Lebensform existiert haben.

Jene komplexen Lebewesen - zu denen auch der Mensch gehört - sollen das Thema des nächsten Kapitels sein. Sie stellen eine neue Stufe der Ganzheit dar: die Ebene des Organismus.

14. EBENE III : DER ORGANISMUS

Bei allen höher entwickelten Vielzellern - Pflanzen wie Tieren - reden wir von *Organismen*. Schon auf den ersten Blick können wir bei diesen Ganzheiten verschiedene Teile voneinander unterscheiden, da sie meist deutlich voneinander abgegrenzt sind. Ein Tier gliedert sich oberflächlich in Extremitäten (Arme, Beine), Kopf, Rumpf und (häufig) Schwanz. Ein Baum gliedert sich in Stamm, Äste, Blätter und Wurzeln.

Sehen wir genauer hin, erkennen wir weitere Strukturen und Einzelheiten; öffnen wir jedoch das Lebewesen, kommen verschiedenste Organe und Gewebe zum Vorschein. Diese Organe und Gewebe sind so verschieden wie die Lebewesen selbst, aber ihnen allen gemeinsam ist, daß sie in einem komplizierten Zusammenspiel das Leben dieses Wesens erst ermöglichen. Aufgrund der vielen

Unterschiede sehen wir uns jedoch dazu gezwungen, uns auf das Naheliegende zu beschränken: Im folgenden untersuchen wir nur den Organismus des Menschen, wenn auch viele Parallelen, vor allem zu anderen Wirbeltieren, bestehen.

Ein jeder kennt die wichtigsten Organe des Menschen, das Gehirn, das Herz, die Lunge, die Leber, die Milz, die Galle, den Magen, das Darmsystem, die Nieren, die Harnblase, die Geschlechtsorgane usw. Neben diesen Großorganen gibt es eine Vielzahl kleiner Drüsen und Organe, die im Prozeß des Lebens ebenfalls eine wichtige Rolle spielen. Als Beispiel seien die Speicheldrüsen erwähnt, ohne die eine Nahrungsaufnahme und -verdauung nicht denkbar wäre; oder man denke an die vielen kleinen Drüsen, die indirekt zu den Geschlechtsorganen gehören (z.B. Prostata) und erst eine Fortpflanzung möglich machen.

Offenbar haben wir es also mit einer verwirrenden Vielfalt von Teilen zu tun, die wir auf irgendeine Weise ordnen müssen, um überhaupt darüber nachdenken zu können. Dies geschieht am einfachsten, indem wir die Wechselwirkung der Teile aufeinander berücksichtigen. So lassen sich die Organe und Gewebe des Menschen verschiedenen *Funktionssystemen* zuordnen, die aus den Notwendigkeiten des Lebens selbst resultieren:[20]

Bereits bei den Einzellern haben wir die Hauptattribute des Lebens erwähnt: den Stoffwechsel, der die *Selbsterhaltung* gewährleistet, und die Fortpflanzung, die den *Arterhalt* sichert. Dies sind gleichzeitig die zentralen Notwendigkeiten allen Lebens, und daher ist es kaum verwunderlich, daß unsere zentralen Funktionssysteme als *Stoffwechselsystem* und als *Fortpflanzungssystem* bezeichnet werden können.

Das Stoffwechselsystem unterteilt sich beim Menschen in verschiedene Untersysteme: Für einen echten „Stoff-Wechsel" ist die Aufnahme von Stoffen aus der Umwelt unabdingbar; dies geschieht vornehmlich durch den Verdauungsapparat. Dieser beginnt mit Mund, Zähnen und Speicheldrüsen, welche die Nahrung für die

Verdauung vorbereiten. Die Nahrung wird dann durch die Speiseröhre in den Magen weitergeleitet, wo eine „Vorverarbeitung" der Nahrung vorgenommen wird. Von dort aus gelangt sie in das Darmsystem, wo nun verschiedene Prozesse ablaufen. Nährstoffe werden aufgenommen und bearbeitet, der unverdauliche Rest wird eingedickt und ausgeschieden. Zum Verdauungsapparat gehören weiterhin noch verschiedenste Drüsen, die zur Verarbeitung der Nahrung unbedingt nötig sind. Auf sie wollen wir aber nicht näher eingehen.

Der Stoffwechsel geschieht andererseits durch die Atmung, mit welcher der lebensnotwendige Sauerstoff aus der Luft aufgenommen wird. Dieser Sauerstoff wird im Organismus für jegliche Art der chemischen „Verbrennung" benötigt; ohne ihn wäre unser Stoffwechsel undenkbar. Auf diesen Vorgang ist der Atmungsapparat spezialisiert, dessen wichtigstes Organ die Lunge ist. Sie ist ein Hohlkörper, der durch eine komplexe Struktur (die Lungenbläschen) eine gewaltige innere „Oberfläche" von ca. 200 Quadratmetern erreicht. Diese Fläche ist von unzähligen winzigen Blutgefäßen durchzogen, die den Sauerstoff aus der Luft aufnehmen und das Stoffwechselendprodukt Kohlendioxid in die Luft abgeben.[21]

Die erwähnten Blutgefäße gehören zu einem anderen Untersystem des Stoffwechsels, dem Kreislaufapparat. Dieser transportiert die Nährstoffe und den Sauerstoff zu allen Zellen des Organismus. Synchron befördert das Kreislaufsystem die Abfallstoffe zu den Ausscheidungsorganen oder im Fall des Kohlendioxids zur Lunge. Das zentrale Organ des Kreislaufapparates ist das Herz, eine gewaltige Pumpe, die pro Minute ca. 6 Liter Blut durch das an sie angeschlossene Gefäßsystem pumpt. Um sich eine Vorstellung von der Leistungsfähigkeit dieses Organs zu machen, bedenke man, daß das Herz des Menschen ca. 100.000mal am Tage schlägt und Blut pumpt.

Das Gefäßsystem ist an den Harnapparat angeschlossen, der für die Ausscheidung der Stoffwechselendprodukte zuständig ist. Dieser Apparat besteht primär aus zwei leistungsfähigen Blutfiltern, den Nieren. Diese bewältigen pro Tag die gewaltige Menge von 1500 Litern Blut, von denen aber letztendlich nur ein Tausendstel als Harn ausgeschieden wird. Dies geschieht über Blase und Harnwege. Der Urin besteht demnach aus den eigentlichen Abfallprodukten des Körpers, während der Stuhl kein echtes Abfallprodukt ist; er besteht vorwiegend aus unverdaulicher Nahrung und symbiontischen Bakterien.[22]

Eine wichtige Rolle im Stoffwechselsystem spielt außerdem die Leber, die jedoch mehrere Funktionen erfüllt und daher nicht eindeutig einem Funktionssystem zuzuordnen ist. Sie hat die Fähigkeit, die im Darm resorbierten Stoffe weiterzuverarbeiten und zu speichern. So verwandelt sie z.B. Eiweiße in Kohlenhydrate und Kohlenhydrate in Fette. Kohlenhydrate speichert sie in Form von Glykogen und dient somit als Vorratsspeicher. Außerdem entgiftet sie das Blut und ist damit in gewisser Hinsicht dem Harnapparat vorgeschaltet. Soviel zum Thema Stoffwechsel.

All diese komplexen Funktionen wären allerdings undenkbar ohne ein anderes System, welches für tierische Organismen so typisch ist: der Bewegungsapparat. Mit seinen Muskeln und Sehnen treibt er alle Körpersysteme dynamisch an: Muskelleistung ist nötig zum Nahrungserwerb, zum Kauen und Schlucken. Der Verdauungsapparat ist durchgehend von Muskeln umschlossen, welche die Nahrung transportieren. Atmung geschieht ebenfalls durch Muskelkraft und auch das Kreislaufsystem wäre ohne sie undenkbar; immerhin ist das Herz „nur“ ein großer Muskel. Zum Bewegungsapparat gehören zudem passive Strukturen, die Knochen, Knorpel und Gelenke, die zusammen mit den aktiven Muskeln unser äußeres Erscheinungsbild entscheidend prägen.[23]

Der Bewegungsapparat ist auch Voraussetzung für unser Fortpflanzungssystem, und dies nicht nur, weil wir getrenntgeschlechtliche Wesen sind. Im Geschlechtsapparat, der ja bei Männern und Frauen recht unterschiedlich ist, müssen nämlich die Keimzellen nicht nur produziert, sondern auch befördert werden. Die weiblichen Keimzellen (Eizellen) reifen in den Eierstöcken und werden später über die muskelumschlossenen Eileiter in die Gebärmutter befördert, die selber ein gewaltiger Muskel ist. Hier erwartet die Eizelle die männlichen Spermien, die beim Mann den langen Weg von ihrer Entstehungsstätte, den Hoden, über viele Drüsen bis in die Harnleiter wandern müssen. Schließlich werden sie beim Orgasmus durch (nicht willkürlich kontrollierte) Muskelkraft hinausgeschleudert.

Primäre, d.h. für die Fortpflanzung nötige Geschlechtsorgane sind bei der Frau Eierstöcke, Gebärmutter und Vagina (Scheide). Beim Mann sind es Hoden, Nebenhoden, Prostata und einige weitere Drüsen sowie der Penis. Soweit das Fortpflanzungssystem, welches hinreichend bekannt sein dürfte.

All diese Funktionssysteme sind so eng ineinander verschachtelt, daß eins ohne das andere nicht denkbar wäre. Diese enge Zusammenarbeit bedarf jedoch einer exakten Steuerung bzw. Regulation. Dafür besitzt unser Organismus spezielle Regulationssysteme, auf die wir nun näher eingehen wollen.

Da ist zum einen das Hormonsystem, welches auf chemischer Basis funktioniert. Zahlreiche Drüsen erzeugen spezielle Botenstoffe, die Hormone, die chemischen „Befehlen“ an Zellen und Geweben gleichkommen. Verteilt werden diese „Befehle“ über den Blutkreislauf. Jedes dieser Hormone stellt einen spezifischen Befehl an die Empfängerzellen dar; die Zellen befolgen diesen Befehl, bis ein Gegenbefehl, ein Antihormon, eintrifft. Diese Steuerung über das Hormonsystem ist - da auf chemischem Wege versandt - jedoch sehr langsam. Schnellere Befehle erteilt das Nervensystem.[24]

Das Nervensystem ist ein weiteres zentrales Regulationssystem des Organismus. Es arbeitet im Unterschied zum Hormonsystem mit elektrischen Ladungen, die über Nervenbahnen gezielt an ihren Bestimmungsort geleitet werden. Auch diese elektrischen Reize sind im eigentlichen Sinne „Befehle“, die z.B. vom Gehirn oder

Rückenmark an bestimmte Muskelgruppen geleitet werden. Trifft an einem Muskel ein solcher Reiz ein, zieht sich der Muskel zusammen - eine Bewegung ist eingeleitet. Ein solcher Reiz wird auf mit einer sehr hohen Geschwindigkeit übermittelt, nämlich mit bis zu 100 Metern pro Sekunde.

Das Nervensystem verteilt jedoch nicht nur Befehle, es ist auch verantwortlich für all unsere Wahrnehmungen. Abertausende von Druck-, Schmerz-, Wärme- und Kälterezeptoren durchziehen unsere Außenhaut. Außerdem sind all unsere Sinnesorgane mit einer großen Zahl spezifischer Rezeptoren ausgestattet, die die Aufgabe haben, Daten über die Außen- und Innenwelt zu sammeln und sie an das zentrale Nervensystem weiterzuleiten. Ein Bewußtsein von der Welt, wie es uns Menschen auszeichnet, wäre ohne ein solch komplexes Nervensystem gar nicht denkbar. Dabei sind die grundsätzlichen Prinzipien dieser Regelsysteme weiterhin einfach: Sie beruhen auf positiver und negativer Rückkopplung.[25]

In neuerer Zeit wird auch dem Immunsystem der Rang eines zentralen Regulationssystems eingeräumt.[26] Man kann diese Ansicht durchaus vertreten, denn immerhin ist es das Immunsystem, welches letztendlich darüber befindet, ob etwas zum Organismus gehört oder nicht. Gehört etwas nicht zum Organismus, muß es erkannt, unschädlich gemacht und beseitigt werden. Diese Aufgaben übernehmen spezielle Zellen, die indirekt zum blutbildenden System gehören, z.B. die Lymphozyten, die Granulozyten oder die sogenannten Killerzellen.

Zu dieser Abwehr gehört allerdings noch ein spezielles Organ, welches kaum je genannt wird, da es so selbstverständlich ist: die Haut. Sie schützt den Organismus direkt vor Eindringlingen sowie vor vielen schädlichen Umwelteinflüssen. Damit stellt die Außenhaut ein sehr wichtiges Organ des Körpers dar; zudem ist sie das schwerste und größte Organ des Körpers.

Wir haben nun die *wesentlichen Funktionssysteme* sowie die *Regulationssysteme* des Organismus kurz vorgestellt. Bei einer solchen Aufzählung darf man jedoch nicht vergessen, daß diese Systeme Teile eines Ganzen sind, die alleine nicht denkbar wären. Wir machen sonst leicht den Fehler, in der Einzelbetrachtung eines Teilsystems zu Fehlbewertungen zu gelangen. So hört man z.B. häufig, das Gehirn sei das „wichtigste" Organ des Körpers. Wie beschränkt eine solche Sichtweise ist, mag man daraus ersehen, daß das Gehirn notwendigerweise von anderen Teilsystemen abhängig ist: Es benötigt die Nährstoffe des Verdauungssystems, den Sauerstoff des Atmungsapparats und die Blutzufuhr des Kreislaufs. Im Organismus ist alles mit allem so eng vernetzt, daß das eine ohne das andere nicht auskommen kann. Dies müssen wir immer im Auge behalten.

Außerdem sollte man sich vergegenwärtigen, daß obige Ausführungen nur "Behelfserklärungen" für nahezu Unerklärliches sind: Dazu müssen wir nur zwei Ebenen zurückschalten. Grundeinheit allen Lebens sind die Zellen - und auch wir bestehen aus diesen Einzelteilen. Der menschliche Organismus ist aus mehreren Zigbillionen Zellen verschiedener Bauart aufgebaut. Und alle diese Zellen müssen sinnvoll kooperieren, um letztlich einen lebensfähigen bzw. gesunden Menschen zu ergeben. Daß dies geschieht - und weniger das „Wie" - grenzt an ein Wunder.

Nun besteht aber die belebte Welt nicht nur aus einer Art von Organismen und sicherlich nicht nur aus Menschen. Eine Vielzahl verschiedener Organismen ergibt wieder ein neues System, ein neues Ganzes: die Lebensgemeinschaft verschiedener Arten oder *Biozönose*. Davon handelt unser nächstes Kapitel.

Man mag hier einwenden, die nächste Stufe der Ganzheit sei die „Art" Mensch. Dies ist aber nur in unserem abstrakten Denken so: Die Natur kennt keine ausschließliche Lebensgemeinschaft nur einer Art. Man bedenke, daß wir selbst in der modernen Großstadt den Lebensraum mit Bäumen, Pflanzen und Tieren teilen, die für unser eigenes Überleben absolut notwendig sind.

15. EBENE IV: DIE BIOZÖNOSE

In der Natur gibt es keinerlei Arten von Lebewesen, die aus sich selbst heraus existenzfähig sind. Immer finden wir *Lebensgemeinschaften* verschiedener Arten vor, die voneinander mehr oder weniger abhängig sind. Diese Abhängigkeiten sind jedoch nicht etwa einfacher Natur, wie man vermuten könnte, sondern meist sehr komplex. Wie auf allen anderen Ebenen lebendiger Ganzheiten stehen auch hier wieder die Wechselwirkungen zwischen den Teilen (hier: Arten) im Vordergrund.

Mit diesen Lebensgemeinschaften oder *Biozönosen* beschäftigt sich seit jeher die ökologische Forschung, die in den letzten 20 Jahren erstaunliche Fortschritte gemacht hat. Dies ist einerseits wenig verwunderlich, denn im Bereich der Biozönosen benötigen wir kein kompliziertes Untersuchungsgerät, keine Skalpelle und Mikroskope, um zu wissenschaftlichen Ergebnissen zu gelangen. Alles, was wir hierzu brauchen, sind Beobachtungsgabe und ein wacher Verstand.

Merkwürdig ist hingegen, daß Öffentlichkeit und Forschung diesen Bereich so lange gemieden oder einfach ignoriert haben. Denn trotz der Offensichtlichkeit einer ökologischen Verflechtung unserer belebten Umwelt beginnt ein ökologisches Bewußtsein erst jetzt zu wachsen, wo es schon fast zu spät scheint.

Vielleicht gerade deshalb? Wahrscheinlich, denn meist ist es erst die Störung des Systems, die uns auf seine normale Funktion schließen läßt. Diesen Sachverhalt betonte bereits *Konrad Lorenz*.[27] Oder anders ausgedrückt: Wir erkennen den Wert der Gesundheit, der normalen Funktion (auch eines Ökosystems oder einer Biozönose) erst dann, wenn es zur Störung, zur Krankheit gekommen ist.

Was ist nun diese normale Funktion einer Biozönose, und welche Gesetze regeln ein Zusammenleben mehrerer Arten? Am besten machen wir uns dies an einem einfachen Beispiel klar:

Typisch für die Selbstregulation in einer Lebensgemeinschaft verschiedener Arten ist das *Räuber-Beute-Verhältnis*. Folgendes Schema zeigt eine solche Beziehung exemplarisch am Verhältnis zwischen Mäusebussard und seiner Hauptbeute, der Feldmaus.

Schema 1: Räuber-Beute-Verhältnis

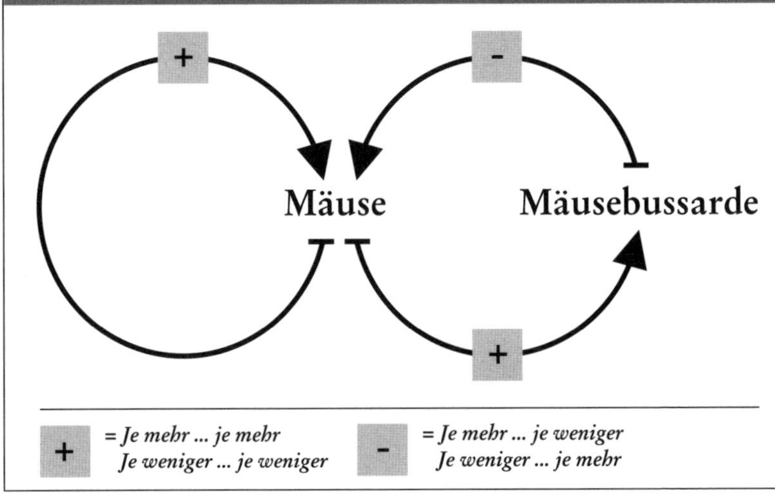

Wir sehen hier eine schematische Darstellung der *Regelkreise*, die die Wirkung der Individuenzahl der einen Art auf die der anderen zeigt. Der linke Kreis zeigt die Wirkungen der Feldmaus-Anzahl auf sich selbst: Es ist ein Regelkreis mit positiver Rückkopplung. Dies bedeutet: Je mehr Feldmäuse - unter guten Nahrungsbedingungen - existieren, um so mehr Nachkommen haben sie. Diese erhöhen die Zahl der Mäuse weiter, indem sie sich fortpflanzen etc. Es bedeutet aber auch, daß - unter schlechten Nahrungsbedingungen - weniger Mäuse existieren, die auch weniger Nachkommen haben.

Der rechte Kreis ist ein Regelkreis mit positiver und negativer Rückkopplung: Je mehr Mäuse vorhanden sind, um so mehr Junge wird der Bussard aufziehen können; je weniger Mäuse, desto weniger Bussarde. Dies ist die bekannte positive Rückkopplung. Aber: Je mehr Bussarde existieren, desto weniger Mäuse wird es geben. Und umgekehrt: je weniger Bussarde, um so mehr Mäuse.

Dieser Regelkreis mit negativer Rückkopplung scheint auf den ersten Blick verwirrend, ist aber in Wirklichkeit sehr sinnvoll und in gewissem Sinne das „Kernstück“ einer jeden echten Räuber-Beute-Beziehung. Ein Regelkreis mit ausschließlicher positiver Rückkopplung könnte nämlich schnell zur Katastrophe führen: Zu viele Nachkommen verwüsten den Lebensraum und entziehen der Art die Nahrungsgrundlagen. Oder es gibt immer weniger Nachkommen, bis eine kritische Grenze unterschritten ist. In beiden Fällen würde die Art aussterben.

Durch die negative Rückkopplung wird diese Gefahr jedoch gebannt, wie wir in SCHEMA 1 sehen können: Viele Bussarde fressen zwar viele Mäuse, aber weniger Mäuse heißt auch weniger Bussardnachkommen. Auf diese Weise bekommen die Mäuse dann eine Art „verzögerte Schonzeit“. Unter diesen Bedingungen erholt sich die Mäusepopulation wieder, aber dies fördert auch ihren natürlichen Feind, den Bussard, der sich dann erneut stärker vermehrt. So entsteht ein *Gleichgewicht zwischen den Arten*, in dem die Beute genauso abhängig vom Räuber ist wie er von ihr. Dies mag zwar paradox klingen, ist aber dennoch die Grundlage eines jeden ökologischen Gleichgewichts.[28]

Dieses Gleichgewicht der Arten, das notwendigerweise *labil* bleiben muß, ist also die normale Funktion in einer Biozönose. Und nur wegen der fahrlässigen Mißachtung dieses einfachen Prinzips haben wir es in der modernen Welt so häufig mit „Schädlingsplagen“ zu tun. So bekämpfen wir z.B. den Mäusebussard als Nahrungskonkurrenten, weil er ab und zu auch ein Kaninchen oder ein Junghuhn schlägt. Haben wir diesen Raubvogel jedoch gänzlich ausgerottet, trifft uns ein Bumerang aus einer unerwarteten Richtung:

Die Hauptbeute des Bussards, die Feldmaus, vermehrt sich völlig uneingeschränkt auf unseren Agrarsteppen, die für die Mäuse das reinste Schlaraffenland sind. So wird die Feldmaus zum Schädling, aber schuld hat nicht die Maus oder ihre Gefräßigkeit, sondern unsere eigene Uneinsicht in die Zusammenhänge des Naturgeschehens. Auf diese Weise sind wir unser eigener „Schädling“.

Noch deutlicher wird das im komplexen Zusammenhang einer echten Biozönose, wie sie SCHEMA 2 zeigt. Zwar handelt es sich auch hier um eine Vereinfachung der tatsächlichen Wechselwirkungen in einem Ökosystem, aber es geht weit über das Räuber-Beute-Verhältnis hinaus. Dargestellt ist die Verflechtung des Nahrungsgefüges in einem einheimischen Laubwald.

Jede Verbindungslinie symbolisiert einen *komplexen Regelkreis* mit positiver und negativer Rückkopplung, wie wir ihn oben kennengelernt haben. In einem Wald ist also alles mit allem verbunden und wirkt dementsprechend auch auf alles zurück. Ein menschlicher Eingriff in ein solches Gefüge stört daher das ökologische Gleichgewicht dieser Biozönose. Entfernen wir z.B. mutwillig eine Art, weil sie uns aus irgendeinem Grunde nicht „paßt“, so hat das Auswirkungen auf alle übrigen Arten.

Die in Schema 2 dargestellte *komplexe Vernetzung* macht die Biozönose zu einer Art lebendem „Gewebe“, das den zugehörigen Lebensraum (Biotop) gänzlich überzieht und das auch einen eigenen Stoffwechsel besitzt. In der EBENE A finden wir die Pflanzen, welche die *Produzenten* im Reich des Lebendigen sind. Sie besitzen als einzige die Fähigkeit, das Sonnenlicht direkt zu nutzen und seine Energie zu speichern. Dies geschieht mit Hilfe der pflanzlichen Atmung, die Kohlendioxid verbraucht und Sauerstoff an die Atmosphäre abgibt. Der in der Pflanze verbleibende Kohlenstoff wird mit Hilfe der Sonnenenergie zu allen lebensnotwendigen Stoffen synthetisiert. Damit bilden die Pflanzen die Basis allen höheren Lebens.

Von den Pflanzen ernährt sich eine große Gruppe der Tiere, die in Schema 2 auf EBENE B erscheinen; man bezeichnet sie daher auch als *Konsumenten erster Ordnung*. Die Beziehung zwischen Pflan-

Schema 2: Nahrungsgefüge Laubwald

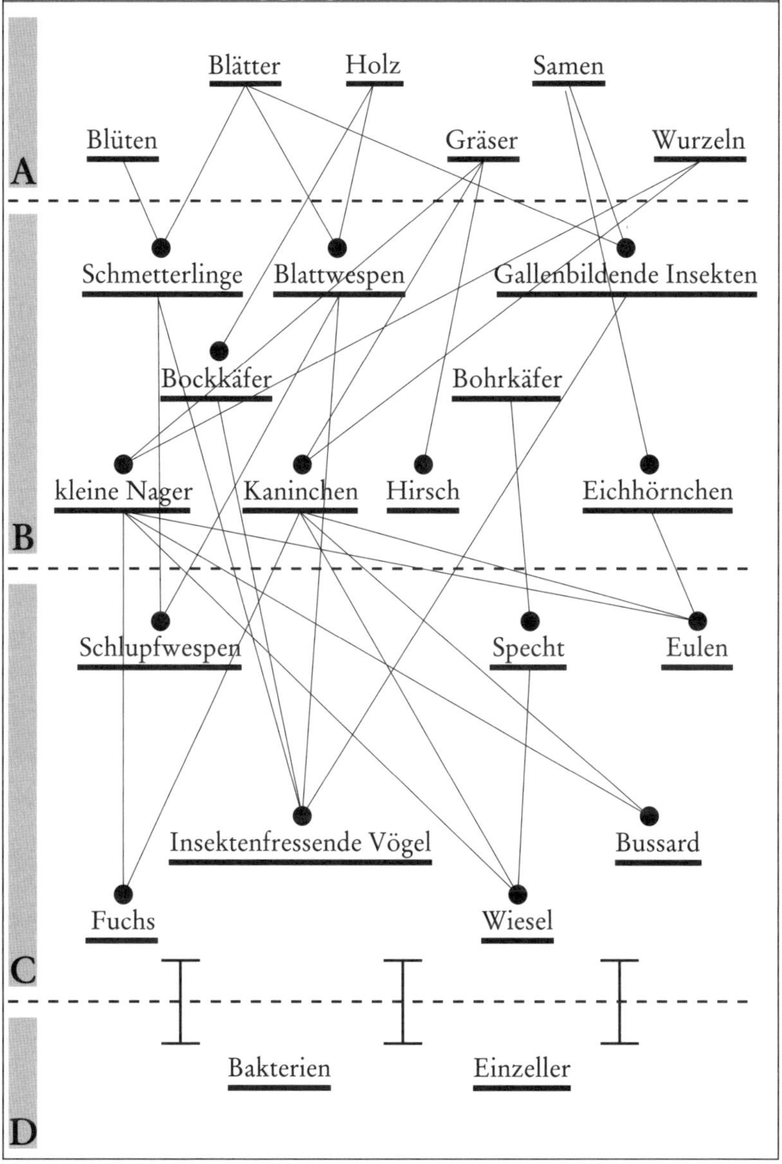

zen und Pflanzenfressern ist jedoch nicht so einseitig, wie man auf den ersten Blick annehmen könnte: Die Tiere verwandeln durch ihre Atmung den von den Pflanzen ausgeschiedenen Sauerstoff wieder in Kohlendioxid. So entsteht zwischen Tier und Pflanze ein perfekter geschlossener Atmungskreislauf, der jeweils den anderen mit dem versorgt, was er für seine Atmung braucht. Der Kot der Tiere versorgt die Pflanzen darüber hinaus mit Stickstoff, Mineral- und Spurenstoffen.

Die Pflanzenfresser werden wiederum zur Beute der *Konsumenten zweiter Ordnung*, den Fleischfressern. Diese finden wir auf EBENE C von Schema 2. Eine solche Beziehung haben wir bereits im Beispiel vom Mäusebussard und der Feldmaus kennengelernt, so daß sich eine weitere Erörterung erübrigt.

Im unteren Teil, der EBENE D, finden wir dann noch eine Gruppe, die aus Bakterien, Algen, Schimmelpilzen und Einzellern zusammengesetzt ist. Die Biologie spricht hier von *Reduzenten* oder *Destruenten*. Sie sind die Restverwerter alles organischen Abfalls; sie zersetzen Kadaver, Fallaub, Haare, Kot etc., so daß im Stoffkreislauf der Biozönose nichts verloren geht. Die Stoffwechselendprodukte der Reduzenten (z.B. Stickstoffverbindungen) bilden einen wertvollen Dünger für die Pflanzen, womit der Kreis wiederum geschlossen wäre.

In gewissem Sinne kennen die Biozönosen auch eine *Fortpflanzung*, denn sie breiten sich immer so weit aus, wie es Lebensraum und klimatische Bedingungen zulassen. Lebensgemeinschaften verschiedener Arten kann man demnach ebenfalls als lebendige Ganzheiten verstehen, die unter Berücksichtigung dieses Aspekts den einzelnen Arten *übergeordnete Lebensformen* darstellen.

Aber auch die verschiedenen Biozönosen verbinden sich wieder zu größeren, klar abgegrenzten Gebilden, die in der Ökologie als *Biom* bezeichnet werden. Biome sind Lebensgemeinschaften, die für ganze Klima- bzw. geographische Zonen typisch sind und damit globalen Charakter besitzen. Als Beispiel für solche „Super-

Lebensgemeinschaften“ seien hier die arktische Tundra, der boreale Nadelwald oder der tropische Regenwald genannt.

In einem solchen Biom herrscht ein ökologisches Gleichgewicht, das meist über viele Jahrtausende (ohne menschlichen Störeingriff) konstant ist. Ein solches Gleichgewicht ist jedoch nicht *statisch*, sondern notwendigerweise *dynamisch*; ohne diese Tatsache wäre eine funktionierende Selbststeuerung, die letztlich das Gleichgewicht und somit das System erhält, gar nicht denkbar.

Zusammengenommen bilden die Biome das, was gerne mit dem Begriff *Biosphäre* umschrieben wird: *die Gesamtheit allen Lebens auf unserer Erde*. Fortschrittliche Denker gehen gar so weit, die Erde selbst als ein *übergeordnetes Lebewesen* zu betrachten, als eine Art Superorganismus, der alles Leben in sich einschließt.

16. EBENE V: DAS LEBEWESEN ERDE

Wenn wir von der Erde als *Lebewesen* sprechen, so bezeichnen wir hiermit das uns bekannte Leben als *Ganzes*, als eine *systemische Einheit*, die in der Vielheit ihrer Teile Ausdruck findet.[29] Die Zahl dieser Teile ist wirklich verblüffend, wenn wir z.B. davon ausgehen, daß unser Planet ca. 1.200.000 Tierarten, ca. 500.000 Pflanzenarten sowie einige Tausend Mikrobenarten beherbergt. Der Mensch ist dabei nur ein einziges dieser Teile, egal, ob er sich als „Krone der Schöpfung“ betrachtet oder nicht.

Das Leben auf der Erde ist dabei so stark vernetzt und verflochten - auch mit der unbelebten Natur -, daß eine rationale Betrachtung des Ganzen fast notgedrungen zum Scheitern verurteilt ist. Immerhin enthält dieser neue Komplex als übergeordnete Ganzheit alle niedrigeren Ebenen des Lebens, die wir in den vorangegangenen Kapiteln kennengelernt haben. Und bereits hier entzogen sich viele Fakten weitgehend unserer Vorstellungskraft. Um dennoch zu einem annähernden Verständnis der lebenden Erde zu kommen, werden wir im folgenden häufiger Dinge aus niedrigeren Ebenen als *Analogiemodell* entlehnen müssen. So kann man z.B. die Organismen mit Zellen, die Biozönosen mit Geweben und die Biome mit Organen des übergeordneten Lebewesens Erde vergleichen.

Wir müssen uns aber auch darüber im klaren sein, daß gewisse Unterschiede zwischen der Erde und den untergeordneten Lebenseinheiten bestehen, die sich aus ihrer Natur als Planet ergeben. Die Erde ist ein Satellit der Sonne und umkreist diese im luftleeren Raum. Eine „Ernährung" im üblichen Sinne der Nahrungsaufnahme ist daher z.B. undenkbar. Dennoch ist dieses Problem auf eine geschickte Weise gelöst worden:

Die Erde fängt mit Hilfe bestimmter Schichten der Atmosphäre das Licht der Sonne ein, das zur Grundlage allen Lebens wird. Direkte Verwerter sind vor allem die Pflanzen, die mit Hilfe der *Photosynthese*[30] fähig sind, die Energie des Sonnenlichts zu nutzen. Damit bilden die Pflanzen die Grundlage jedweden Stoffwechsels auf der Erde.

Hier sind vor allem die *Waldbiome* (Nadelwald, laubabwerfender Wald, tropischer Regenwald) von Bedeutung, die sich einst in großen Gürteln um den Globus gezogen haben und mit einer Art *planetarischer Lunge* zu vergleichen sind. An diesem Prozeß sind jedoch nicht nur die Pflanzen beteiligt, wie wir im vorangegangenen Kapitel gesehen haben, sondern auch die Tiere als Bewohner und Teil dieser Wälder: Sie vervollständigen den Atmungskreislauf, indem sie das pflanzliche Endprodukt Sauerstoff in Kohlendioxid verwandeln, das wiederum die Grundlage des pflanzlichen Stoffwechsels ist.

Ähnliches gilt für die *Grasland- und Steppenbiome*, die aufgrund einer anderen Bodenbeschaffenheit und anderen Klimas gewisse Unterschiede zu den Waldbiomen aufweisen. Der Pflanzenbewuchs ist nicht so hoch, dafür aber meist dichter. Dieser Unterschied bringt völlig verschiedene Lebensgemeinschaften mit sich, die genau an diese Zustände angepaßt sind. Dies gilt in stärkerem Maße auch für die *extremen Biome* wie Wüste oder Tundra, die klimatisch eingeschränkter sind. Hier sind die Lebensgemeinschaften entsprechend einfacher strukturiert und setzen sich aus wenigeren, aber dafür spezialisierteren Arten zusammen.

In all diesen Biomen finden wir eine rege *Energiegewinnung*, „*Atmung*" sowie einen äußerst *komplexen Stoffwechsel* vor, der jedoch ohne ein gewisses Element nicht denkbar wäre: das lebensnotwendige Wasser. Es durchzieht in Flüssen, Bächen und Rinnsalen die Erdoberfläche, durchwandert sie in unterirdischen Wasseradern (Grundwasser), vereinigt sich zu großen Ozeanen, verdunstet, regnet anderwärts wieder ab usf. Offenbar haben wir hier das „Kreislaufsystem" unseres Planeten vor uns, das ständig in einer geheimnisvollen Bewegung ist und alle Wesen mit dem notwendigen Naß versorgt. Der Begriff „Wasserader" trägt die unbewußte Ahnung dieses Sachverhalts in sich.

Doch was versetzt das *planetare Kreislaufsystem* in Bewegung, wo doch keine Muskulatur, kein „Herz" vorhanden ist? Es reicht nicht zu sagen, daß Wasser einfach bergab fließe; denn dies wirft die Frage auf, wie es auf eben diesen Berg kommt. Dennoch ist die Antwort einfach, obwohl sie nicht im Wasser selbst zu suchen ist. Des Rätsels Lösung liegt vielmehr in der Atmosphäre der Erde, die nicht nur in dieser Hinsicht eine wesentliche Bedeutung für alles bekannte Leben hat.

Die Atmosphäre sammelt - wie oben angedeutet - einen großen Teil der Sonnenenergie, welche die Erde in Form verschiedener Strahlungen erreicht. Dabei können bestimmte Arten Strahlung die verschiedenen Schichten der Atmosphäre frei passieren, während andere zurückgehalten werden. Für die Bewegung des Wassers ist die Wärmestrahlung von zentraler Bedeutung, die z.B. das Wasser über dem Meer verdunsten läßt. Wolken bilden sich, die in kühleren Gebieten wieder abregnen. Ein echter Kreislauf kann beginnen.

Es bilden sich jedoch auch gewaltige Temperaturunterschiede in den Meeren selbst, die durch den Wechsel von Tag und Nacht bedingt sind und die Ozeane in ständiger Bewegung halten. Wir kennen dieses Phänomen als Meeresströmung. Sie ist wesentlich für alle *Meeresbiome*, die in ihrer Bedeutung ebenfalls nicht zu unterschätzen sind. Obwohl sie in gewisser Hinsicht selbständig sind, haben sie doch eine wesentliche Rolle im Gesamtstoffwechsel der Erde. Sie „verdauen" z.B. einen großen Teil der vom Lande abgeschwemmten organischen Stoffe. Andererseits sind sie die prähistorische Grundlage allen Landlebens, welches ja aus dem Wasser „stammt". Nicht vergessen werden darf die Bedeutung von Ebbe und Flut, den Tiden,, die eine von Sonne und Mond induzierte Bewegung darstellen. Auch sie spielen eine wichtige Rolle im Prozeß des Lebens.[31]

Doch zurück zur Atmosphäre: Sie wirkt durch die Anordnung ihrer verschiedenen Schichten wie ein gigantisches Treibhaus, welches dem lebensspendenden Sonnenlicht freien Eintritt gewährt, aber gleichzeitig die ebenfalls lebenswichtige Wärme nicht ganz in das kalte All entweichen läßt. Hier entstehen analog zum Wasser Bewegungen durch Temperaturgefälle, die dann die Phänomene des Wetters mit Wind, Niederschlägen, Wolkengürtel etc. entstehen lassen.

Es werden jedoch nicht alle Arten der Strahlung durch die Atmosphäre durchgelassen. So wird die energiereiche ultraviolette Strahlung (UV-Licht) in der Ozonschicht gefiltert und teilweise zurückgehalten. Dies geschieht aus gutem Grund, denn das energetisch potente UV-Licht schadet meist mehr (mutagene Wirkung!), als daß es dem Leben nützt.

In diesem Sinne kann man die Atmosphäre auch als eine *schützende Außenhaut* betrachten, die das lebensfreundliche Licht sowie die Wärmestrahlung der Sonne passieren läßt bzw. einfängt, aber gleichzeitig lebensfeindliche Elemente der kosmischen Umgebung abschirmt. So bewährt sich die „Mega-Membran" Atmosphäre auch als Schutz vor kosmischen Fremdpartikeln, sprich Meteoriten oder Asteroiden. Diese verglühen meist in der sauerstoffreichen

Atmosphäre, bevor sie weiteren Schaden anrichten. Wir Menschen können diesen „Abwehrprozeß“ zuweilen in Form von verglühenden „Sternschnuppen“ beobachten.

Man mag meinen, ein solcher Schutz sei unnötig oder bedeutungslos, aber der Blick auf die Oberfläche des Mondes dürfte uns eines Besseren belehren: Der Erdtrabant ist über und über bedeckt mit Kratern, die von Meteoreinschlägen herrühren und ihm das bekannte „Schweizer-Käse-Gesicht“ beschert haben. Hätten wir unsere Atmosphäre nicht, würden diese kosmischen Treffer auch bei uns zu einem ernsthaften Problem werden.

Man mag auch einwenden, daß die Fähigkeiten der Atmosphäre zwar offensichtlich gewaltig sind, sie aber andererseits nichts mit dem Leben und noch weniger mit einer „lebendigen“ Erde zu tun hätten. Doch auch hier irrt man, denn zumindest die Verteilung der Gase der Atmosphäre ist kein Grundzustand unseres Planeten, sondern ein im Prozeß des Lebens entstandenes Gleichgewicht. Es wird ständig durch die Atmung der Pflanzen und Tiere erneuert und aufrecht erhalten. Eingriffe des Menschen in diese subtile Balance haben dies in letzter Zeit immer drastischer klar gemacht; man denke nur an die Diskussion um das „Ozonloch“ oder an den „Treibhauseffekt“, der durch eine Erhöhung des Kohlendioxidgehalts in der Atmosphäre entsteht.

Wenn wir von einer schützenden Außenhaut oder Membran der Erde sprechen, dürfen wir einen ganz speziellen Schutzmechanismus nicht vergessen: *das Magnetfeld der Erde.* Dieses unsichtbare Schutzsystem spannt sich ähnlich wie die Atmosphäre um unseren Globus und bewahrt das Leben vor dem tödlichen „Sonnenwind“. Wie oben schon erwähnt, strahlt die Sonne nicht nur lebensfreundliche Energien auf uns ab, sondern auch äußerst zerstörerische. Der „Sonnenwind“ besteht aus radioaktiver Strahlung, der „β-Strahlung“.

Das Magnetfeld der Erde hat die Fähigkeit, diese radioaktive Strahlung weitgehend abzulenken bzw. zu reflektieren. Täte es das nicht, käme die resultierende Verstrahlung der Erdoberfläche einem globalen Hiroshima gleich. Das Ergebnis kann man sich als eine weitgehende Zerstörung der Lebensgrundlagen aller spezialisierten Organismen vorstellen.

Auch hier stellt sich wieder die Frage, ob das Leben etwas mit diesem scheinbar unabhängigen Feld zu tun hat Viele Geophysiker glauben allerdings an eine rein anorganische Ursache des irdischen Magnetfelds. Nach ihrer Meinung soll der Nickel-Eisen-Kern der Erde dafür verantwortlich sein. Dies ist jedoch äußerst unwahrscheinlich, da dieser Kern eine so hohe Temperatur aufweist, daß Magnetismus der üblichen ferromagnetischen Art nicht auftreten dürfte.[32]

Einige Forscher haben deshalb bereits vor Jahren auf das Phänomen des Biomagnetismus hingewiesen, das schon seit langem bekannt ist. Demnach sollen die ausgedehnten Waldgürtel der Erde maßgeblich an der Entstehung und Aufrechterhaltung des Magnetfelds beteiligt sein. Hinweise für die Richtigkeit dieser These gibt es in letzter Zeit: Parallel zur fortschreitenden Entwaldung unseres Planeten ist eine Abschwächung des Erdmagnetfelds bereits meßbar geworden. Was dies möglicherweise bedeutet, kann man sich leicht an fünf Fingern abzählen.

Doch zurück zur Erde: Wir haben es auch hier offenbar mit einer *Ganzheit*, mit einem *komplexen System* zu tun, in dem die Teile in Wechselwirkung zueinander stehen, die aus dem Ganzen mehr machen als nur eine Summierung aller Teile. Die Erde ist demnach kein unstrukturierter Haufen toter Materie, sondern ein lebendiges „Wesen", welches immerhin all die anderen bekannten Ebenen des Lebendigen schützend umschließt. Es umschließt auch die selbsternannte „Krone der Schöpfung" und läßt daher so manche eigendünklerische Vorstellungen des „zivilisierten" Menschen als fragwürdig erscheinen.

Die Sichtweise von der Erde als Lebewesen verweist uns Menschen auf den Platz *eines Teiles eines übergeordneten Ganzen* und relativiert damit unser gesamtes Selbstverständnis. So müssen wir uns z.B. endlich bewußt machen, daß wir nicht getrennt von allem übrigen Leben existieren können. Das Beispiel der Erde zeigt sehr deutlich, wie sehr alles Leben miteinander verflochten und vernetzt ist und somit eine einzige Ganzheit bildet.

17. DIE GANZHEIT ALLEN LEBENS

In den vorausgegangenen Kapiteln haben wir verschiedene Ganzheiten, verschiedene Ebenen des Lebendigen vorgestellt. Doch immer wieder entpuppten sich die vorläufigen „Ganzheiten" als Teile eines übergeordneten Ganzen, in welches sie wiederum systemisch eingebunden sind. Dieses Phänomen der komplexen Verschachtelung der Systeme ineinander haben wir bereits in Kapitel 11 als *organisches Prinzip* bezeichnet.

Dieses Prinzip zieht sich offenbar durch alle Ebenen des Lebens: Zellen bilden mehrzellige Gewebe, Gewebe bilden komplexe Organismen; diese schließen sich zu Lebensgemeinschaften zusammen, die wiederum Teile der übergeordneten Erde sind. Zusammen bilden sie ein Ganzes, in dem es unmöglich ist, einen Teil willkürlich herauszunehmen und ihn dann umfassend zu beurteilen.

Wir müssen vielmehr immer die Zusammenhänge des Teilsystems mit dem Ganzen im Auge behalten, wenn wir auch nur annähernd zu einem Verständnis eines Lebewesens oder eines Lebensvorgangs kommen wollen. Wollen wir z.B. etwas über ein Eichhörnchen erfahren, dürfen wir uns nicht darauf beschränken, ein totes Tier zu sezieren oder zu vermessen. Ein solches „Verständnis" wird dem Leben offenkundig niemals gerecht. Wir müssen vielmehr das lebende Eichhörnchen beobachten; seine Verhaltensweisen, seine Einbindung in das Nahrungsgefüge oder seine Wechselwirkungen zu anderen Arten in der Biozönose Wald. Erst so kommen wir zu einem annähernden Verständnis, das nicht nur nekrophiler Forscherdrang ist.

Eine solche Betrachtungsweise unterscheidet sich von der herkömmlichen wissenschaftlichen Betrachtungsweise insofern, als hier weniger linear in „Ursache und Wirkung“ gedacht werden kann, sondern in „vielen Ursachen für ein Phänomen, das wiederum viele Folgen zeitigt“. Eine solche *Multikausalität* deutete sich ja auch schon in den Ergebnissen der Krebsforschung an. *Vester* fordert daher ein neues *systemisches Denken*[33], in dem die Vernetzung des Lebens zu einem Ganzen nicht übergangen werden darf.

Zyniker mögen fragen, warum wir nicht noch einen Schritt über die Erde hinausgehen, um Sonnensystem, Galaxie und Universum mit in das Konzept der lebenden Ganzheit aufzunehmen. Wie wir gesehen haben, spielt ja auch die Sonne eine wesentliche Rolle im Prozeß des Lebens. Die Antwort ist einfach: Wir wissen noch zu wenig über die kosmische Umgebung, um schlüssige Folgerungen ziehen zu können; solche Überlegungen bleiben notwendigerweise Spekulation - obschon wir zugeben müssen, daß der Gedanke an ein belebtes Universum etwas Einleuchtendes und Verführerisches hat.

Ähnliches gilt für den mikroskopischen Bereich: Wir können natürlich fragen, inwieweit Organelle, Moleküle oder gar Atome lebendige Ganzheiten sind - aber auch hier reicht das bisherige Wissen nicht aus. Daher haben wir uns auf die fünf gesicherten Ebenen der lebendigen Systeme beschränkt, zu denen wir klare und fundierte Aussagen machen können.

In diesem Bereich ist die Erde - ob als belebter oder als lebender Planet - die höchste Manifestation dieser Ganzheit; sie umschließt alles Leben zu einem *globalen System der Vernetzung und Wechselwirkung* all ihrer Teile. Darunter ist ein Zustand zu verstehen, in dem jeder Teil - ob Einzeller, Mensch oder Regenwald - seine Rolle spielt und für alles andere von mehr oder weniger großer Bedeutung ist. Dies wird um so klarer, wenn wir uns daran erinnern, daß auf der belebten Erde alles mit allem durch Rückkopplungen und Wechselwirkungen verbunden ist.

Ein interessantes Beispiel hierfür ist der sogenannte *Schmetterlingseffekt*, der von der aktuellen Chaosforschung zur Diskussion gebracht wurde: Hiernach kann bereits der Flügelschlag eines Schmetterlings in der äußeren Mongolei einen Hurricane in Mexiko verursachen. Vom winzigen Luftwirbel des Falterflügels in Asien bis zum Sturm in Amerika ist es zwar ein langer Weg (von ca. drei Wochen), aber dennoch ermöglicht die Wechselwirkung der positiven Rückkopplung solche Geschehnisse.[34]

Wohlgemerkt stammen diese Erkenntnisse über das Wettergeschehen nicht aus der Feder eines wundergläubigen Esoterikers oder eines frustrierten Meteorologen, sondern aus den modernsten physikalischen Forschungszentren. Hier hat man längst erkannt, daß unser bisheriges vereinfachendes Denken der komplexen Wirklichkeit nicht gerecht werden kann und viel mehr auf Systemzusammenhänge geachtet werden muß.[35]

Solche Neuerungen des wissenschaftlichen Denkens setzen sich in Wirtschaft und Öffentlichkeit allerdings nur sehr langsam oder gar nicht durch, obwohl all das Gesagte auch für den Menschen und seine künstlich geschaffenen Systeme Gültigkeit besitzt. Wir sind wohl oder übel, gewollt oder nicht, Teil dieser Ganzheit allen Lebens, auch wenn wir gerne so tun, als ginge uns der „ganze Rest" nichts an. Wie fatal ein solches Fehlverhalten ist, werden wir in Teil III noch zu zeigen haben.

Zuvor wollen wir uns jedoch einmal die *Grundregeln in lebenden Systemen und Ganzheiten* ansehen, die so etwas wie den „Knigge" der Natur darstellen und ohne die all das, was wir als Leben kennen, nicht möglich wäre.

18. GRUNDREGELN LEBENDER SYSTEME

Da das Leben nun mal kein ungeordneter Haufen Materie ist, sondern ein „organisiertes" System, muß es gewisse *Regeln* geben, welche die Ordnung sowie die Funktion des Ganzen erhalten. Tatsächlich finden sich auf allen fünf genannten Ebenen die gleichen Regeln, die die Biokybernetik (Wissenschaft von den lebenden Systemen) zu *acht grundsätzlichen Prinzipien* zusammengefaßt hat.[36]

Wir wollen sie hier gesondert vorstellen:

1) Gleichgewicht durch negative Rückkopplung:

Das *Prinzip der negativen Rückkopplung* haben wir bereits kennengelernt. Es ist ein wesentliches Element jeder funktionierenden Selbststeuerung, wie wir am Beispiel des Räuber-Beute-Schemas gesehen haben. Negative Rückkopplung verhindert nämlich die Zerstörung des Systemganzen durch die positive Rückkopplung, die nur blindes Wachstum kennt.

Hätte das Kaninchen keine Feinde, würde es sich vermehren, bis auch seine eigenen Lebensgrundlagen erschöpft und zerstört sind. Ein solcher Fall wäre in diesem Jahrhundert in Australien beinahe eingetreten, wo sich die Kaninchen aufgrund des Fehlens natürlicher Feinde unvorstellbar vermehrten. Man stoppte sie durch einen importierten Virus, der als natürlicher Feind einen negativ rückgekoppelten Regelkreis einbrachte und die Tiere entscheidend dezimierte. Ein Gleichgewicht konnte wiederhergestellt werden - auch zum Wohle der Kaninchen.[37]

Negative Rückkopplung dient also primär der *Schaffung eines Gleichgewichts* zwischen den Teilsystemen eines Ganzen, ohne das es schnell zur Katastrophe kommen würde. Man denke nur an die immer noch steigende Anzahl der Menschen auf unserem Planeten und an die Schwierigkeiten, die sich daraus ergeben werden oder bereits ergeben haben. Auf dieses Thema werden wir später noch ausführlicher eingehen.

2) Begrenzung des Wachstums:

Diese Regel besagt, daß ein natürliches System *bestimmte Grenzen* nicht überschreiten kann, ohne seine Funktion zu beeinträchtigen oder gar zu zerstören. Insofern finden alle Organismen zu einer optimalen Größe, die für ihr Funktionieren ideal ist. Gesunde Lebewesen wachsen zwar bis zu dieser Größe, aber nicht darüber hinaus. Zellen haben Begrenzungen, Gewebe wuchern nicht unkontrolliert, Lebensgemeinschaften kennen einen begrenzten Raum und auch die Erde wächst nicht ins All.

Ausnahme ist hier der Krebs, der allerdings wegen fehlender negativer Rückkopplung kein Gleichgewicht mehr darstellt und daher früher oder später zur Katastrophe führt. Ähnliches dürfte dann aber auch für die Wachstumsideologie der Wirtschaft gelten, die, wie sie sich auch dreht und windet, immer ein Teil des Ganzen bleiben wird und sich somit diesen Naturgesetzen unterordnen muß, wenn sie überleben will.

3) Unabhängigkeit von Produkten und Rohstoffen:

Dies ist das Prinzip der *natürlichen Flexibilität*, das allen lebenden Systemen erlaubt, einwandfrei zu funktionieren, ohne dabei auf ein spezielles Endprodukt dieser Funktion angewiesen zu sein. Leben wäre ohne diese Flexibilität nicht möglich. Man denke z.B. an den Einzeller, der nicht immer die gleiche Nahrung vorfindet: Er ist nicht nur flexibel in der „Rohstoffauswahl", sprich Nahrung, sondern er produziert auch entsprechende Verdauungsenzyme. Hätte er nicht verschiedene Möglichkeiten, würde er bei Verknappung einer bestimmten Nahrung zwangsläufig aussterben. Ähnliches gilt für die meisten Lebewesen, für Zellen, Biotope usw. Mithin ist dieses Prinzip die Grundlage eines jeden echten Stoffwechsels.

4) Das Prinzip des geringsten Kraftaufwands:

Lebende Systeme verhalten sich außerdem so, daß sie alle vorhandenen Kräfte und Impulse ausnutzen und nicht etwa gegen sie ankämpfen. *Vester* bezeichnet diese Regel mit dem treffenden Namen „Jiu-Jitsu-Prinzip".[38] In dieser Kampfsportart wird der Gegner mit möglichst geringer eigener Anstrengung bekämpft; so wird z.B. der Schlag eines Angreifers umgelenkt und nicht etwa aufgehalten, wodurch die klassischen Schulterwürfe zustande kommen.

Bei diesem Prinzip geht es also um die *effektive Umlenkung fremder Energien* zum eigenen Vorteil. Lebende Systeme stellen sich nicht gegen die Kräfte der Umwelt, sondern nutzen sie auf dem Weg der geringsten Kraftanstrengung. Gekoppelt mit dem folgenden Prinzip der *Mehrfachnutzung*[39] kommen die lebenden Systeme so auf einen Grad der Energieausnutzung, der auch im High-Tech-Zeitalter für unsere künstlichen Systeme, sprich Maschinen, noch ferne Zukunftsmusik ist. Die belebte Natur führt uns auf diese Weise vor, wie einfach die Kombination von Funktionalität, Ökonomie und Ökologie sein kann.

5) Die Mehrfachnutzung:

Dieses Prinzip ist nahe verwandt mit dem vorangegangenen. Hier werden Kräfte jedoch nicht umgelenkt, sondern geradezu kanalisiert. Gemeint ist, daß alle Vorgänge und Produkte des Lebens nicht nur einem „Zweck" dienen, sondern gleich *mehrfach genutzt* werden. So wird z.B. unser Blutstrom nicht nur zur Versorgung der Zellen mit Sauerstoff genutzt: Das Blut transportiert zudem Nährstoffe an, Abfallstoffe ab, ist Träger der wichtigsten Immunzellen, reguliert den Flüssigkeitshaushalt etc.

Diese Art der Mehrfachnutzung kann man sich bildlich auch so vorstellen: Ein Bach wird auf verschiedenen Höhenstufen gestaut und an viele Wasserräder angeschlossen. So ist die Energieausbeute optimal und viel größer als bei nur einem dieser Räder. Zudem kann der Bach mit Trinkwasser versorgen, zum Waschen dienen etc.. *Vester* spricht hier treffend vom „mehrere Fliegen mit einer Klappe schlagen“.[40] Hierauf baut das nächste Prinzip auf.

6) WIEDERVERWERTUNG UND STOFFKREISLAUF:

Heutzutage ist der treffendste Name für diese Regel wohl *Recycling-Prinzip*.[41] Dieser Name bezieht sich auf die kreislaufartige Wiederverwertung aller „Abfallstoffe“ oder Endprodukte. Lebende Systeme kennen keinen wirklichen „Abfall“ im menschlichen Sinne, denn die Wiederverwertung ist so perfekt, daß alles erneut genutzt und in den Stoffkreislauf des Lebens zurückgeführt wird.

Ein gutes Beispiel hierfür ist die Nahrungskette in SCHEMA 2, wo wir den Stoffkreislauf im heimischen Laubwald dargestellt haben. Ähnliches gilt aber auch für die Vorgänge in den Zellen, im Organismus etc. Wenn hier auch Ausscheidungen erfolgen (Kot, Urin), so werden diese doch im Ganzen des Lebens wiederverwertet und in den Stoffkreislauf zurückgeleitet.

7) DIE ZWECKGEMEINSCHAFT (SYMBIOSE):

Hier treffen wir auf eine Regel, die wir bisher nur am Rande erwähnt haben: das *Prinzip der Symbiose*.[42] Dieser Begriff bedeutet „zusammen leben, miteinander leben“ und bezieht sich auf einen Vorgang, der in der Natur häufig zu beobachten ist: Zwei Arten von Lebewesen finden sich in einer *Zweckgemeinschaft* zusammen, in der jede Vorteile von der anderen hat.

Ein Beispiel hierfür sind die Ameisen, die Blattläuse wie „Milchvieh“ melken. Deren zuckerhaltiger Kot wird zur Nahrung der Ameisen. Aber die Blattläuse ziehen ebenfalls einen entscheidenden Vorteil aus dieser Zweckgemeinschaft. Da es im Interesse der Ameisen liegt, möglichst viele Blattläuse „melken“ zu können, müssen sie diese vor Freßfeinden schützen. So werden z.B. Marienkäfer, deren Hauptbeute Blattläuse sind, sofort von den Ameisen vertrieben oder gar getötet.

Das Prinzip der Symbiose begegnet uns jedoch nicht nur auf der Ebene der Biozönosen. Im Körper, speziell im Darm, leben unzählige symbiontische Bakterien, ohne die eine Verdauung im Darmtrakt oder eine Vitaminzufuhr (B-Gruppe) nicht möglich wäre. Ähnliches gilt auch für unsere Hautbakterien, die durchaus keine Parasiten, sondern ebenfalls Symbionten sind. Sie nähren sich zwar von unserer Haut und deren Ausscheidungen, aber sie schaffen gleichzeitig einen schützenden Säuremantel, der für unsere Krankheitsabwehr eine entscheidende Rolle spielt.

Globale Symbiosen finden wir zwischen Tieren und Pflanzen, wenn wir z.B. an den Sauerstoff-Kohlendioxid-Kreislauf zwischen ihnen denken. Offenbar ist die Zweckgemeinschaft des Lebens also ein allgemeingültiges Prinzip, welches auf allen Ebenen anzutreffen ist.

8) Strukturelle Verschachtelung:

Hier haben wir es, wie *Vester* sagt, mit einem Prinzip des *biologischen Design*[43] zu tun, welches die natürliche Gestaltung eines lebendigen Systems bestimmt. Es geht hierbei um beste räumliche Nutzung unter Wahrung der Individualität (Wiedererkennbarkeit!) jedes lebenden Systems.

Um zu begreifen, was dies bedeutet, sei empfohlen, sich einmal verschiedene Blätter eines Baumes genau anzusehen. Mehr sei dazu hier nicht gesagt; auch um der Entdeckerfreude bei diesem Wahrnehmungsexperiment nicht zu schmälern. Erwähnt sei nur noch, daß auch die aktuelle Struktur- und Chaosforschung ihre Aufmerksamkeit verstärkt auf diesen Bereich richtet.[44]

Obwohl diese Regeln recht ungewöhnlich und neu klingen dürften, bestimmen sie doch in ihrer Einfachheit die Vorgänge in allen lebenden Ganzheiten. Sie sind hier sogar allgemeingültige

Naturgesetze, die für das Leben genauso gelten wie die Schwerkraft im physikalischen Bereich. *Vester* schreibt:

„Diese Regeln sind sowohl schon in den einzelnen Zellen anzutreffen wie im vielzelligen Organismus und genauso darüber hinaus in Populationen und Ökosystemen. All das macht die Biosphäre zu dem, was sie ist: zu einer in ihrer Art einzigartigen Superfabrik, die sich selbst steuert und reguliert, die allen äußeren Störfaktoren getrotzt und bis heute jene sensationelle Überlebenszeit von mehreren Milliarden Jahren aufzuweisen hat.“ [45]

Und auch wenn der Begriff „Superfabrik“ unserer Meinung nach verfehlt ist und etwas zu schwach klingt, so müssen wir Vester Recht geben: Das Leben ist in dieser Hinsicht wirklich einzigartig.

Ausgehend von dieser umfangreichen Wissensbasis über echte, lebendige Ganzheitlichkeit können wir nun wieder in Richtung der Störung der natürlichen Funktion, in Richtung des Krebses blicken. Bevor wir dies jedoch tun, müssen wir noch einmal kurz auf die Frage eingehen, was - im Zusammenhang mit dem bisher Gesagten - eigentlich *Gesundheit* ist. Diese Frage klingt zwar banal, ist aber unter den neuen Gesichtspunkten mehr als nur berechtigt.

19. GESUNDHEIT - WAS IST DAS EIGENTLICH?

Stellen wir im Zusammenhang mit der Ganzheit die Frage nach der *Gesundheit*, bezieht sie sich nicht nur auf den Menschen, sondern hat Allgemeingültigkeit für alle Ebenen des Lebendigen. In ihr schwingt außerdem ständig eine zweite Frage mit: „Was ist eigentlich *Krankheit*?“ So reden wir heutzutage nicht nur von kranken Menschen, sondern auch von kranken Wäldern, Meeren usw. Krankhei*t* scheint zwar immer noch ein unerwünschter, aber fast schon „normaler“ Zustand der Existenz geworden zu sein. Wie es dazu kommen konnte, wird noch ausführlich zu erörtern sein.

Doch zuerst zur Gesundheit; was verstehen wir darunter? *Gesund* ist ein lebendes System nur dann, wenn es uneingeschränkt funktionieren kann. Dies kann es jedoch nur, wenn es sich im *Gleichgewicht* befindet. Im Gleichgewicht womit? Primär geht es um die Balance aller Teile des betreffenden Systems, aber sekundär auch um die ausgewogene Beziehung zum jeweils übergeordneten Ganzen. Das hört sich kompliziert an, ist es aber eigentlich nicht. Klar wird das Gemeinte, wenn wir uns die zweite Frage genauer ansehen.

Sehen wir uns also einmal eine *typische Krankheit* an. Typisch für unser Krankheitsverständnis ist die Infektion, der Befall mit Parasiten verschiedenster Art, seien es Pilze, Bakterien, Viren, Würmer oder ähnliches. Dabei haben wir es tatsächlich immer mit dem gleichen einfachen Schema zu tun:

Ein fremdes Lebewesen dringt in eine komplexe Ganzheit ein und bringt hier durch seine Ausbreitung einiges aus dem Gleichgewicht. Hierbei ist aber die Ganzheit, z.B. der menschliche Körper, selten in Gefahr, denn solche Krankheiten können vom Organismus meist selbst geheilt bzw. beseitigt werden. Er greift dabei auf das Gesetz der negativen Rückkopplung zurück, sozusagen auf das Räuber-Beute-Schema. Er schickt seine eigenen „Räuber" - in Form der Abwehrzellen - gegen die Eindringlinge aus, die nun von der Aggressorrolle in die Opferrolle gedrängt werden. Die Abwehrzellen vermehren sich rasch, so daß das Gleichgewicht meist in kurzer Zeit wieder hergestellt ist. Soviel zur „klassischen Krankheit".

Ein weiterer typischer Fall ist die Krankheitsgruppe der Verletzungen und Frakturen. Hier wird die Funktion des Organismus durch massive physische Einflüsse beeinträchtigt. Sind diese jedoch nicht tödlich, stellt das körpereigene Regulationssystem auch in diesen Fällen mehr oder weniger schnell und vollständig den alten Zustand wieder her.

Diese beiden Gruppen der Erkrankungen lassen sich, wie oben schon angedeutet, nicht nur beim Menschen oder ähnlichen Organismen vorfinden. Auch einfache sowie komplexere Systeme haben ähnliche Probleme: Ein Wald kann z.B. mit einer Borkenkäferplage „infiziert" sein oder unter einem Befall von Prozessionsspinnerraupen leiden. Ist der Wald ökologisch intakt, wird seine eigene "Abwehr" (insektenfressende Vögel, Schlupfwespen etc.) diese "Infektion" schnell in den Griff bekommen und das ökologische Gleichgewicht und somit die Gesundheit wiederherstellen.

Außerdem kann ein Wald physischen Einflüssen wie Stürmen und Bränden anheimfallen, die zu „Verletzungen" und „Brüchen" im übertragenen oder wörtlichen Sinne führen. Auch hier sind die Regulations- und Reparaturmechanismen in der Lage, den Schaden langfristig auszugleichen und das System zu regenerieren. Wir sehen, auch ein Ökosystem, eine Biozönose, erkrankt auf ähnliche Weise wie ein Organismus.

Gefährlich werden diese „typischen Krankheiten" nur, wenn sie sich nicht an die „Spielregeln" halten oder diese erst gar nicht kennen. Darunter verstehen wir vor allem die *biokybernetischen Grundregeln*, die wir im letzten Kapitel vorgestellt haben. Diese sind jedoch in einem lebenden System immer nur die *Basis ausgefeilter Regeln*, die speziell in diesem Bereich des Lebendigen gelten und sich im Laufe der Zeit „eingebürgert" bzw. „eingespielt" haben.

Ein Beispiel: Masern und Schnupfen sind für den Menschen in Europa ein altbekanntes Problem, d.h., Mensch und entsprechendes Virus „kennen" sich schon lange und sind quasi aufeinander „eingespielt". Todesopfer kommen daher selten vor. Als aber bei der Kolonialisierung Amerikas diese Viren mit auf den neuen Kontinent gebracht wurden, starben ganze Indianerstämme an diesen für sie neuen Seuchen. Organismen und Viren waren hier eben nicht „eingespielt" und gehorchten anderen, wenn auch nur gering abweichenden Regeln, was jedoch ausreichte, um zur Katastrophe zu führen.

Ähnliches gilt für das bereits angeführte Beispiel der Kaninchen in Australien. Als die ersten europäischen Siedler den neuen Kontinent erreichten, brachten sie auch ihre Haustiere mit, so z.B. das erwähnte Kaninchen. Diese verwilderten und wurden zur Plage, da sie keine natürlichen Feinde vorfanden. Australien besaß zwar eigenständige Raubtiere - die Beutelräuber Beutelwolf und Beutelteufel - aber diese unterlagen ganz anderen Spielregeln, was konkret bedeutete, daß sie zu langsam und ungeschickt waren, um die vergleichsweise schnellen Kaninchen in größerem Umfang zu erbeuten.

Da das natürliche Regulationssystem nicht „griff“ und nicht „greifen“ konnte, vermehrten sich die Kaninchen explosionsartig und konnten erst durch einen nachträglich importierten, natürlichen Feind (das kaninchenspezifische Myxomatose-Virus) gestoppt werden. Das Virus kannte die Regeln und machte dem „freien Spiel“ der gefräßigen Kaninchen ein jähes Ende. Das Gleichgewicht wurde für unbestimmte Zeit wiederhergestellt.

Wie fatal ein solcher „Verstoß“ gegen diese *ungeschriebenen, systemspezifischen Regeln* sein kann, zeigt auch der Blick auf das mittelalterliche Europa, wo die Pest in manchen Landstrichen dreiviertel der Bevölkerung dahinraffte. Auch hier lag eine Verletzung der „Spielregeln“ vor, denn der Pestbazillus ist eigentlich ein typischer Parasit der Nagetiere, speziell der Hausratte, auf die er eingespielt ist. Übertragen wird er durch den Rattenfloh.

Durch die beginnende Verstädterung und die damit einhergehende Unsauberkeit kam es zu Rattenplagen, die zu einer Vermehrung der Rattenparasiten Floh und Pestbazillus führte. Die Flöhe griffen auf den Menschen über, und es entwickelte sich eine todbringende Seuche, welche die menschliche Immunabwehr nicht einzudämmen wußte. Das menschliche Abwehr- und Regulationssystem ist eben nicht auf solche wesensfremden Nagerseuchen eingespielt.

Meist kommt es nur bei solchen eher ungewollten „Fouls“ zu tödlichen Infektionen und Epidemien. Dies wird verständlich, wenn wir uns klar machen, daß einem Parasiten nichts daran gelegen sein kann, seinen Wirt zu töten; er ist ja auf ihn angewiesen -

und das in einem existentiellen Sinne. Todesfälle durch „fremde“ Erreger sind also im Prinzip bedauerliche „Irrtümer” im Naturgeschehen.

Wenn wir aber auf die heutigen Sterbestatistiken schauen, haben solche „klassischen Erkrankungen bzw. Todesursachen“ kaum noch Teil an den Todesursachen des modernen Menschen. Wir haben sie durch Antibiotika und Impfungen zurückgedrängt. So starben vor 100 Jahren noch mehr als die Hälfte aller Menschen an verschiedenen Infektionskrankheiten wie etwa Pocken, Diphtherie, Typhus oder Tuberkulose. Heute stirbt in der zivilisierten Welt fast niemand mehr an diesen ehemaligen „Schrecken“ der Menschheit.[46] Dafür haben wir neue Probleme wie z.B. Krebs oder Kreislauferkrankungen, die sich als die Schrecken der Moderne präsentieren. Sie sind allerdings *keine* „typischen Krankheiten“ in obigem Sinne, denn wir haben es nicht mit Eindringlingen in das System zu tun, sondern mit Störungen im System selber. Um in unserem Bild vom „Spiel“ zu bleiben, muß man sagen, daß hier bestimmte Teile des Ganzen als „Spielverderber“ fungieren und sich nicht mehr an die Regeln halten.

Es gibt nun eine ganze Reihe solcher „absichtlicher Fouls“, die zu einem heillosen Durcheinander im betreffenden System führen können, aber das „Foul“ des Krebses ist wohl das typischste. Es ist die eigenmächtige *Mißachtung der ersten kybernetischen Grundregel*, die sozusagen das „Maßhalten“ durch negative Rückkopplung anordnet. Krebszellen sind also „professionelle Spielverderber“, weil sie sich nur der positiven Rückkopplung bedienen, ohne natürliche Einschränkungen zu respektieren. Natürlich kommen weitere Regelverletzungen hinzu, da in lebenden Systemen alle Regeln aufeinander aufbauen. Wird jedoch bereits die erste Regel mißachtet, bleibt in Folge das Chaos nicht aus.

Dennoch hat gerade die Verletzung der ersten Regel typische Auswirkungen auf das Systemganze, so daß man hier von einem *eigenständigen Prinzip* reden kann, welches gegen das gesunde, organische Prinzip und seine Spielregeln opponiert. Wir wollen es im folgenden als *Krebsprinzip* bezeichnen, wenn uns auch die Unzulänglichkeit eines solchen Begriffs durchaus bewußt ist.

Gemäß der Allgemeingültigkeit der Grundregeln in lebendigen Systemen dürfte eine solche Störung auch auf anderen Ebenen des Lebens festzustellen sein - und nicht nur beim einzelnen Menschen. Wir haben ja gesehen, daß selbst die typischen Infektionskrankheiten übergreifend auf verschiedenen Ebenen nachweisbar waren, ohne daß sich ihr grundlegendes Schema geändert hätte. Ähnliches wollen wir nun auch für das *Krebsprinzip* nachweisen, und es kommt die brisante Tatsache hinzu, daß hier der Mensch wieder im Mittelpunkt der Betrachtung steht.

Es gilt dabei die Frage zu klären, ob nicht *der Mensch selbst ein „Spielverderber"* ist, der sich - bewußt oder unbewußt, geplant oder aus schierer Dummheit - gegen die allgemeinen Spielregeln des Lebendigen stellt. Daran schließt sich natürlich die Frage an, ob wir nicht auf diese Weise unserer Gesundheit - dem natürlichen Gleichgewicht - selber ein Bein stellen und unsere Krankheiten als „biologische Falschspieler" durchaus verdient haben. Mit diesen und ähnlichen Fragen zu einem vorerst hypothetischen *Krebsprinzip* befaßt sich nun Teil III dieses Buches.

Zum Abschluß des II. Teils ist noch einmal zu betonen, wie wichtig es ist, klarzustellen, was *Ganzheit im Sinne eines organischen Prinzips* bedeutet, auch wenn hierdurch der Eindruck entstanden sein mag, wir wären vom Thema Krebs zu weit abgewichen. Es war dabei keineswegs unsere Absicht, einen neuen Biologismus zu etablieren, da uns bewußt ist, daß der Mensch nicht *nur* ein Organismus im herkömmlichen Sinne ist. Aber er ist es eben *auch*. Und dies ist die Grundlage alles anderen, sei es soziologischer, psychologischer oder religiöser Natur.

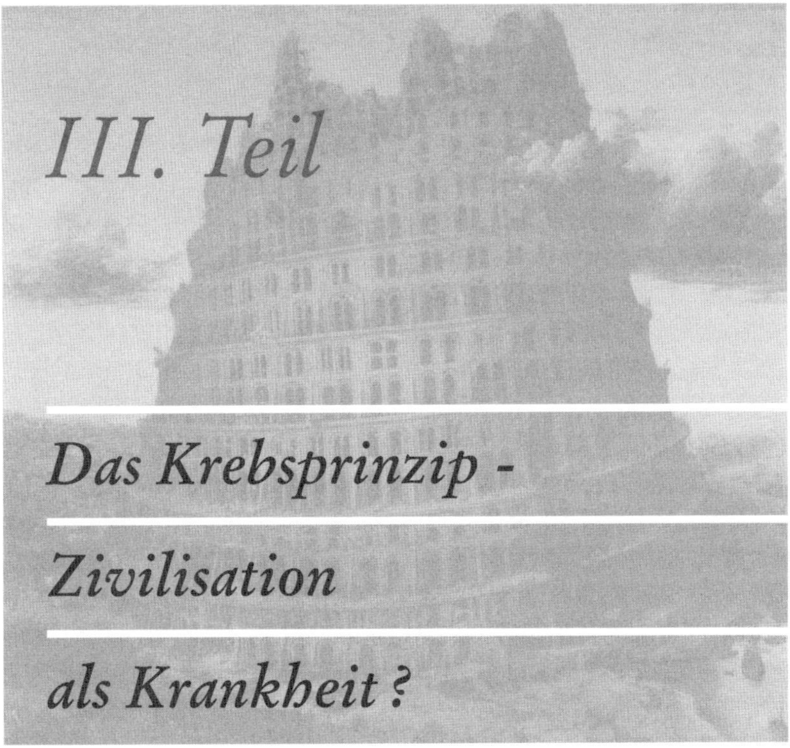

III. Teil

Das Krebsprinzip - Zivilisation als Krankheit ?

20. HAT DIE ERDE KREBS? - EIN DENKMODELL

Schon in der Einführung erwähnten wir, daß Krebs im öffentlichen Bewußtsein offenbar mehr bedeutet als „nur“ eine gefährliche Krankheit. Wir vermuteten dort eine *Mythologisierung* des Themas, was nun näher erläutert werden soll.

Ein *Mythos* ist nicht nur der Versuch, Unerklärliches zu erklären und in Worte zu fassen, wie man meinen könnte, sondern er ist viel mehr: Mythen sind Produkte eines prärationalen, bildlichen Verständnisses eines Sachverhalts. Sie bedienen sich nicht der kausalen Erklärung der Phänomene, sondern der sinnbildlichen Umschreibung, die man auch als eine Art *symbolischen Verstehens* beschreiben könnte. Ein Beispiel zeigt, was damit gemeint ist:

In vielen sogenannten „primitiven“ Kulturen fehlt ein rationales Verständnis für den Ursprung der Krankheiten; sie verfügen über kein wissenschaftlich-medizinisches Basiswissen im modernen Sinne. Trotzdem bedarf das reine Vorhandensein der Krankheiten einer Erklärung, die im jeweiligen Mythos ausgedrückt wird. Der Mythos erzählt z.B. in einer sinnbildlichen Geschichte, wie die Menschen der Vorzeit den Zorn der Götter reizten und damit die Krankheiten auf die Welt brachten. So verleiht der Mythos der Krankheit *Sinn* und beseitigt deren paradoxe Erscheinungsweise.

Wer hierin nur einen Akt „primitiver“ Selbsttäuschung sieht, der irrt in zweifacher Weise: Erstens sagt auch das moderne Krankheitsverständnis nicht viel mehr über die tatsächliche Wirklichkeit aus, als dies der Mythos tut; denn unsere fortschrittlichen „Mythen“ von Keimen und Bakterien geben ja auch keinen näheren Grund dafür an, warum der eine Mensch an einer Infektion erkrankt, der andere jedoch nicht. Zweitens enthält auch der „primitive“ Mythos einen wahren Kern, denn er umschreibt und charakterisiert ja eine tatsächliche Krankheit - allerdings auf eine eher „intuitiv-verbildlichende“ Weise und nicht intellektuell oder analytisch.

Häufig besitzen bestimmte Krankheiten ihren eigenen, historisch belegten Mythos: Im Mittelalter finden wir z.B. die *Pest*, im vorherigen Jahrhundert die *Tuberkulose* oder die *Syphilis*. Zu Beginn unserer Zeitrechnung galt dagegen die *Lepra* als „Geißel der Menschheit". All diese Krankheiten hatten ihren ganz „persönlichen" Mythos, der sich in Literatur und Volksglauben häufig sogar zur *metaphorischen Gestalt* verdichtete; man denke nur an die Geschichten vom „Schwarzen Tod", mit dem nichts anderes als die Pest gemeint war. Prominente Schriftsteller wie *Poe* oder *Camus* legen deutlich Zeugnis für diesen vergangenen Mythos ab, der jedoch immer noch nicht ganz vergessen scheint. Auch *Brecht* und *Hesse* bedienten sich des reichen Symbolgehalts dieser mythologischen Gestalt, was zeigen dürfte, daß es sich hier um mehr handelt, als „nur" um eine entstellende, schlimme Krankheit. Immerhin sagt der Volksmund heute noch „etwas wie die Pest hassen" oder „jemandem die Pest an den Hals wünschen".

Nähere Betrachtung verdient auch der gängige Begriff von der „Geißel der Menschheit", der ursprünglich auf Lepra und Pest bezogen war und nun für den Krebs von einiger Bedeutung ist. Dieser Begriff umschreibt bildlich ein *Strafinstrument Gottes*, die Peitsche, mit welcher der „Herr" die bösen Sünder züchtigt. Aber für welche Vergehen und warum mit verschiedenen Krankheiten? Keine Sorge, wir sind nicht in den mittelalterlichen Katechismusunterricht abgerutscht und glauben auch nicht an eine Kollaboration Gottes beim Krankheitsgeschehen; aber um den Mythos zu „verstehen", müssen wir uns auf seine Sichtweise einlassen. Also: Warum war die Pest ein Strafgericht?

Zur Seuche werden konnte diese Krankheit nur in dicht besiedelten, schmutzigen Gebieten, wo Platz genug für viele Ratten und deren Flöhe war. Von Mensch zu Mensch übertragen wurden diese Flöhe vor allem bei intimen Kontakten, was die Angelegenheit für Kirche und Moral der Zeit zu einer klaren Sache machte: Gott bestrafte die lästerlichen Sünder für ihre Fleischeslust; und das

Schlimmste daran war, daß dies tatsächlich zuzutreffen schien. Denn natürlich waren promiske Menschen in viel größerer Gefahr, die Seuche zu bekommen und zu verbreiten, weil die Zahl der wechselnden Kontakte die Ansteckungswahrscheinlichkeit potenzierte. Dafür war allerdings kein strafender Gott nötig, denn die Sachlage ergab diese Probleme ganz von selbst. Ähnliches leuchtet auch heute immer wieder in der AIDS-Diskussion auf, wo Moralapostel eigener Gnade wieder einmal ihr Forum gefunden zu haben scheinen.

Damit sind wir aus dem Mittelalter in die heutige Zeit zurückgekehrt und haben die „moderne Geißel" Krebs vor uns. Wofür soll er uns bestrafen? Sexuelle Motive kommen wohl kaum in Betracht, was auch erklärt, warum sich die Kirchen und religiöse Sekten in diesem Bereich so ruhig verhalten. Um nun zu erhellen, was hinter dem *Krebsmythos* steht, müssen wir erst einmal klären, in welchem Zusammenhang der Krebs *Symbolcharakter* annimmt und woher diese Bilder stammen.

Krebs steht primär für *unkontrollierbares, zerstörerisches Wachstum*, wobei genau damit seine offensichtlichsten Merkmale charakterisiert sind: Er steht bildlich für die fatalen Folgen einer positiven Rückkopplung ohne jegliche Einschränkung. Er verstößt damit wie jeder analoge Vorgang gegen die erste Regel der biokybernetischen Grundordnung: gegen die Notwendigkeit negativer Rückkopplungen oder - einfacher ausgedrückt - gegen die Notwendigkeit natürlicher Beschränkungen.

Somit wäre ein *mythisch-symbolisches Motiv* für „die Strafe Gottes" gegeben. Der Krebs wäre demnach die symbolische „Geißel" für *Maßlosigkeit* oder - im rein wissenschaftlichen Sinne betrachtet - die Folge der Übertretung eines Naturgesetzes. Wir sehen, Mythos und Wissenschaft weisen hier ähnliche Strukturen auf, wenn auch bei letzterer die Schuldfrage glücklicherweise nicht mehr im Vordergrund steht. Dies gilt nicht nur für den *Krebs als Krankheit*, sondern vielmehr auch für den *Krebs als Prinzip*. Verdeutlichen wir an einem Beispiel, was damit gemeint ist:

Frederic Vester vergleicht z.B. das zunehmende Verkehrschaos in unserer Zeit mit dem Wachstum eines bösartigen Tumors.[1] Und als ehemaligem Krebsforscher fällt es ihm nicht schwer, Parallelen oder - besser gesagt - Analogien zwischen beiden Vorgängen herauszustellen: Da sind z.B. die sich ohne Hemmung teilenden Krebszellen auf der einen Seite und die ungehemmte Automobilproduktion auf der anderen. Weiterhin kann der Krebs nicht mehr durch den Organismus kontrolliert werden; analog entzieht sich die mächtige Automobilindustrie der rationalen Kontrolle der Gesellschaft. Und auch die Folgen sind analog: Tod durch Überbelastung und Vergiftung.[2] Im einen Fall bricht der Mensch zusammen, im anderen unser Verkehrssystem.

Ein solcher Vergleich mag zynisch klingen, aber er ist durchaus nicht so gemeint. Es geht vielmehr um das Verständnis eines Problems, das offensichtlich nicht nur als Krankheit des Organismus anzusehen ist, sondern als eine *grundsätzliche Störung von Systemen*, die sich nicht mehr an die natürlichen Regeln halten. Aus diesem Grund reden wir hier vom *„Krebsprinzip"*.

Und nichts anderes als die verbildlichende Erkenntnis eines solchen Prinzips ist der *Mythos vom Krebs*. Gemeint ist der Vergleich, die *Analogie zwischen Krebs und Zivilisation*. Oftmals finden wir in Literatur und Fachbüchern Andeutungen dieses Sachverhalts, wie das Zitat von Vester zeigt. Manchmal gehen Autoren jedoch weiter, indem sie wie *Lorenz* in *Die acht Todsünden der zivilisierten Menschheit* die Analogien offen darlegen.[3] Aber auch er verweilt nicht lange genug bei den Analogien, um klarzumachen, worum es eigentlich geht: *Der Mensch verhält sich offenbar gegenüber dem übergeordneten System Erde genauso, wie sich die Krebszellen gegenüber dem erkrankten Organismus verhalten.*

Dieser Satz wird sicherlich zu einigem Widerspruch führen. Aber wir sind der festen Überzeugung, daß es an der Zeit ist, sich mit diesem Gedanken näher und bewußt zu befassen, denn vermutlich liegt gerade hier einer der zentralen Gründe für die irrationale

Krebsangst, die sicherlich nicht nur durch die Sterbestatistik (die ja sowieso kaum jemand zur Kenntnis nimmt) zustande kommt.

Natürlich werden wir die These von der „krebskranken Erde“ im folgenden näher beleuchten und klar belegen müssen. Die theoretische Möglichkeit einer solchen analogen „Erkrankung“ ergibt sich jedoch schon aus den entsprechenden Analogien zwischen allen Ebenen des Lebendigen, die wir im II. Teil kennengelernt haben. Dort konnten auf allen Ebenen analoge Regeln und Strukturen nachgewiesen werden. Folglich dürfte es kaum verwundern, wenn analoge Regelverstöße zu vergleichbaren Folgen führen.

Genau dies soll in den folgenden Kapiteln untersucht werden: Gibt es tatsächlich weitreichende Parallelen zwischen der menschlichen Zivilisation auf dieser Erde und der Krankheit Krebs auf organischer Ebene? Und, wenn ja, was können wir daraus folgern?

Wem diese Gedanken als allzu bedrohlich und „hart“ erscheinen, der frage sich, ob diese Furcht nicht nur auf einer unbewußten oder halbbewußten Erkenntnis unserer fatalen Situation beruht. Es sei in diesem Falle jedoch empfohlen, nicht gleich jeden Gedanken für „bare Münze“ zu nehmen, sondern die ganze Betrachtung als ein *Denkmodell* anzusehen, welches uns in jedem Fall nur helfen kann, ein neues Licht auf die Frage nach dem *eigentlichen Wesen des Krebses* zu werfen. Also: Hat die Erde Krebs?

21. DAS UNGEHEMMTE WACHSTUM: BEVÖLKERUNGSEXPLOSION

Kein Politiker, Soziologe oder Biologe wird einen Zweifel daran aufkommen lassen, daß das größte und zentrale Problem der modernen Menschheit in der immer noch steigenden katastrophalen *Überbevölkerung* unseres Planeten liegt. Es gibt einfach zu viele Menschen. Und diese haben folglich auch immer mehr Nachkommen. Die Menschheit ist in einen *Teufelskreis der positiven*

Rückkopplung geraten, der nur das *Wachstum um seiner selber willen* kennt. Und aus diesem Wachstum ergeben sich eine Reihe weiterer Probleme: Nahrungsknappheit aufgrund unterschiedlicher Rohstoffverteilung, erhöhte Streßbelastung in Ballungsräumen mit daraus folgender Gewalt, Völkerwanderungsprobleme verschiedener Art, zunehmende Verknappung der natürlichen Ressourcen sowie eine weitgehende Verwüstung der Umwelt.

Wir müssen diese Probleme als kausale Einheit betrachten, da sie alle direkt mit dem weltweiten Anstieg der Bevölkerungszahlen in Verbindung gebracht werden können. Aus diesem Grund nützen auch gut gemeinte Projekte, die nur einen Teilaspekt dieser Problematik sehen, meist gar nichts; ja, sie verschlimmern oft manches, wie traurige Beispiele aus der sogenannten „Entwicklungshilfe" immer wieder zeigen.[4]

Eine *ganzheitliche Lösung* müßte daher das zentrale Problem, den gestörten Regelkreis, in den Vordergrund stellen, wie es z.B. der bekannte Zoologe *Bernhard Grzimek* tat, der seinen Reden und Schriften immer wieder den abgewandelten Catoschen Satz anfügte: „Und außerdem bin ich der Meinung, daß die Zahl der Menschen verringert werden muß!" Damit ist natürlich keine drastische, inhumane Lösung gefordert, besitzen wir doch heute umfangreiche Möglichkeiten zur Empfängnisverhütung. Um so verwerflicher ist es dann, wenn sich „religiöse" Kräfte - wie z.B. der amtierende Papst - in aller Öffentlichkeit und mit Nachdruck gegen diese Mittel wenden und damit einen Keil zwischen Glauben und Vernunft treiben.

Werfen wir einmal einen Blick auf die Bevölkerungsstatistik, um das eigentliche Problem zu verdeutlichen: Um 1650 lebten etwa 500 Millionen Menschen auf der Erde, 1990 waren es bereits über 5 Milliarden; die Zahl der Menschen hatte sich verzehnfacht. Und im Jahr 2000 werden es voraussichtlich schon über 6 Milliarden Menschen sein.

An sich wäre genug Platz auf der Erde für noch mehr Menschen, und auch Nahrung wäre - rein rechnerisch - genügend vorhanden. Was uns hier einen dicken Strich durch die Rechnung macht, ist die gewaltige *Maschinerie*, die wir mit uns schleppen und als die Wurzel all unseres Wohlstands preisen. So verbrauchen alleine die Kraftfahrzeuge in den Industrienationen mehr Platz als alle Menschen zusammen. Rechnen wir die unvermeidlichen Straßen und Autobahnen hinzu, nimmt sich dieses Mißverhältnis noch wesentlich krasser aus. Was ansonsten an nötiger „Infrastruktur" hinzukommt, kann jeder in seiner Umgebung beobachten: Fabriken, Kraftwerke, Supermärkte, Wohnsilos, Raffinerien, Maschinenparks etc. In all dem liegt die potenzierte Kraft der Zerstörung, die von der Bevölkerungsexplosion ausgeht. Hierauf werden wir noch genauer eingehen.

Die Ursachen dieses relativ neuen Problems liegen klar auf der Hand: Entscheidenden Einfluß hatten vor allem die hygienischen und medizinischen Maßnahmen und Vorkehrungen, die nicht nur helfen, das Leben der meisten Menschen enorm zu verlängern, sondern zudem die Geburtenrate erhöhten. Mehr gesunde Menschen haben natürlich mehr Nachkommen. Wir erkennen sofort, daß es sich hier um den Teufelskreis der *positiven Rückkopplung* handelt. Und paradoxerweise führte eine gutgemeinte, über alle Zweifel erhabene humane Einstellung zu dieser katastrophalen Entwicklung. Wie konnte es dazu kommen?

Um die richtige Antwort zu finden, müssen wir die historische Uhr ein ganzes Stück zurückdrehen - in eine Zeit, als der Mensch begann, seine Feinde und Nahrungskonkurenten aktiv zu verfolgen und zu bekämpfen. Raubtiere waren ursprünglich die ärgsten Feinde des Menschen, die er jedoch durch die Erfindung der Waffen und den Gebrauch des schützenden Feuers in ihre Grenzen verwies. Eine ernstzunehmende Gefahr waren aber weiterhin die mikroskopisch kleinen Feinde wie Bakterien, Pilze und Viren.

Und diese kleinen Feinde bewahrten uns jahrtausendelang vor der Katastrophe, da sie einen Regelkreis mit *negativer Rückkopplung* in unser Vermehrungssystem einbrachten. Als aber die Entdeckung des Penizillins auch diese Feinde zunehmend angreifbar machte, beseitigten wir damit nicht nur eine Krankheit, einen Feind, sondern auch den überaus wichtigen Regelkreis, der unsere Zahl auf ein (für die Erde) erträgliches Maß reduzierte. Der Mensch entzog sich sozusagen selbst dem natürlichen Regulationssystem der Erde und wurde vom vielseitig Gejagten zum reinen Jäger, der die Beuterolle als gar zu „inhuman“ erachtete und sich ganz aus ihr zurückzog.

Hier sind wir nun endlich angehalten, die *Analogien zum Krebs* darzustellen, die dem aufmerksamen Leser vielleicht schon aufgefallen sind: Auch die Gruppe der Krebserkrankungen fällt dadurch auf, daß sich Zellverbände *explosionsartig vermehren* und den Organismus infiltrieren. Ähnliches haben wir beim Menschen gesehen, der in diesem Vergleich als Zelle des „Organismus Erde“ betrachtet wird. Und auch der Mechanismus, der zu dieser Entwicklung führt, ist in beiden Fällen mehr als nur ähnlich: Krebszelle wie Mensch sind in den *Sog der positiven Rückkopplung* geraten, aus dem es kein Entrinnen gibt.

Aber, so wird man einwenden, der Körper kenne doch keine Medizin oder Hygiene, die hier zu diesem Zustand führen. Das sicherlich nicht, aber trotzdem bestehen auch in dieser konkreten Entwicklung große Ähnlichkeiten: Der Krebs hat nämlich ebenfalls „gelernt“, sich aktiv der Regulation des Körpers und damit der negativen Rückkopplung zu entziehen. Der Krebs umgeht beispielsweise durch bestimmte Tarnmechanismen, auf die wir in einem gesonderten Kapitel zurückkommen werden, die körpereigene Abwehr und wird so zum unkontrollierbaren Amokläufer. Und verhält sich der zivilisierte Mensch nicht ganz ähnlich?

Weiterhin wird man sicherlich einwenden, daß die Bevölkerungsexplosion im eigentlichen Sinne heute in den Entwicklungsländern geschieht und in Europa - in der „Wiege der modernen Zivilisation“ - der Anstieg inzwischen nahezu gleich Null ist. Dies ist sicherlich ein gewichtiges Argument, es vermag aber bei genauem Hinsehen nicht zu überzeugen. Denn gerade in den sogenannten Industrienationen, wo die Bevölkerungszunahme tatsächlich am geringsten ausfällt, finden wir die größte Bevölkerungsdichte:

So kommen auf einen Quadratkilometer europäisch-industrialisierten Boden durchschnittlich 130 Menschen, während in afrikanischen und südamerikanischen Ländern auf die gleiche Fläche nur ca. 15 Menschen kommen. Bei uns ist einfach schon alles „voll". Außerdem zeigt sich auch hier wieder eine interessante Analogie zum Krebsgeschehen: Der Primärtumor wächst in der Regel langsamer als die meist gefährlicheren bzw. teilungsfreudigeren Metastasen. Der Vergleich ist klar: Europa ist Primärtumor, die „Entwicklungsländer" oder ehemaligen „Kolonien" sind Metastasen. Hier ist die Genealogie natürlich nicht biologisch, sondern ideologisch: Wir haben unsere *Wachstumsideologie* in alle Welt getragen, sei es durch direkte oder durch indirekte Kolonialisierung, wobei letztere heute euphemistisch „Entwicklungshilfe" genannt wird.

Die Wachstumsideologie ist Ausdruck unseres gestörten Verhältnisses zu den allgemeinen Gesetzen des Lebens, die wir scheinbar nicht mehr zu akzeptieren bereit sind. In der „Dritten Welt" resultiert daraus ein Wachstum im buchstäblichen Sinn, das seinen einfachsten Ausdruck in der Zahl der Nachkommen findet. Und vielleicht ist dies sogar ein „Glück", denn würden diese Nationen ein industrielles Wachstumsniveau unserer Breiten erreichen, sähe es für Erde und Menschheit wohl noch düsterer aus.

Das Problem des Wachstums und seiner zugehörigen Ideologie ist jedoch nicht ausführlich beschrieben, wenn wir nicht präzisieren, was ein gesundes Wachstum vom krankhaften, krebsartigen Wachstum unterscheidet. Denn jeder Organismus wächst und wird deswegen nicht gleich der Zerstörung anheimfallen.

Das Geheimnis der Gesundheit liegt in der *Begrenzung*, im Halten eines Maßes: Gesunde Organismen wachsen nur zu bestimmten, begrenzten Zeiten - Tiere und Menschen z.B. in ihrer Jugend -

und auch dieses Wachstum kennt seine physischen Grenzen. Diese Grenzen scheinen nur den Krebs und den zivilisierten Menschen nicht zu interessieren. Bei ihnen finden wir aber ein Wachstum ganz anderer Art, das man als bloßes quantitatives Wachstum bezeichnet hat[5]:

Dieses Wachstum kennt nur das „Mehr", aber nicht das „Besser", welches für das natürliche, gesunde Wachstum so typisch ist; man bezeichnet letzteres daher auch als qualitatives Wachstum. So ist es nicht verwunderlich, daß immer mehr Menschen zwar alles und immer mehr haben, aber dennoch nicht glücklich sind. „Glück" ist immerhin eine *Qualität*, die nicht durch das Anhäufen von Dingen erzwungen werden kann. Im Wesentlichen bedeutet dies, daß in der reinen Quantität die systemische Vernetzung fehlt, die dem Ganzen erst Qualität, d.h. Funktion und Sinn, verleiht und ermöglicht.

Wenden wir uns nun einem Folgeproblem zu, welches eng mit Überbevölkerung und Wachstum verbunden ist, nämlich die zunehmende *Verstädterung der Erde.* Bemerkenswert ist hier vor allem, daß es heutzutage nicht nur immer mehr Städte gibt, die immer größer werden, sondern daß sich diese auf eklatante Weise von den Städten und Siedlungsformen früherer Zeiten unterscheiden.

22. VERSTÄDTERUNG UND TUMORBILDUNG

Im Gefolge der *Bevölkerungsexplosion* und der damit verbundenen *Industrialisierung der Versorgung* sind auf der Erde immer mehr *Großstädte* und *Ballungsräume* entstanden, die mancherorts das ganze Landschaftsbild prägen. Es gibt wohl nur wenige Menschen, die Freude bei diesem Anblick empfinden. Ja, es scheint sogar so zu sein, daß wir allgemein vor der „Ästhetik des Zweckmäßigen" zurückschrecken und von Zeit zu Zeit Erholung von unserer städtischen Umgebung brauchen.

Beliebt sind vor allem Freizeit und Urlaub im „Grünen“, in möglichst naturbelassenen Idyllen. Aber auch ein traditionelles Dorf hat viel Anheimelndes für den Stadtbewohner, der hier der Hektik und den Sachzwängen der Stadt zu entfliehen hofft. Diese „Stadtflucht auf Zeit“ steht jedoch im krassen Widerspruch zur allgemeinen Tendenz einer anhaltenden „Landflucht“: Immer mehr Menschen verlassen die Dörfer und suchen ihr Heil in den infrastrukturell besser ausgerüsteten Städten. Die Verstädterung nimmt dementsprechend zu und gerät mit dem Menschen in den Sog der positiven Rückkopplung.

Betrachtet man z.B. Westeuropa auf einer Satellitenaufnahme, so wird deutlich, wie die Ballungsräume und Städte buchstäblich in die Landschaft „hineinwuchern“. Dieses Bild hat nicht nur *Konrad Lorenz*[6] zu einem Vergleich dieses Prozesses mit dem Wachstum bösartiger Tumore verleitet.

Tatsächlich ähneln moderne Städte von oben betrachtet dem histologischen Bild eines wuchernden Krebses: Ein bösartiger Tumor zeigt bei seinem Wachstum keine klare Begrenzung, wie wir bereits im I. Teil erfahren haben; er wächst vielmehr infiltrativ in die Nachbargewebe hinein und zeigt bei einem Querschnitt folglich meist ein „ausgefranstes“ Erscheinungsbild. Auch die modernen Städte „fransen“ derart in die Umgebung hinein; sie zeigen keine klare Begrenzung, die ihrem Wachstum Einhalt gebietet. So wachsen die Städte nicht nur, sondern sie wuchern oft zu einer amorphen Masse zusammen, welche die ehemals begrenzende Natur- oder Kulturlandschaft völlig verdrängt und das bekannte Bild eines *Ballungsraums* entstehen läßt. Dies fällt noch krasser auf, wenn wir die gesunde Variante des Prozesses als Vergleich heranziehen. Dazu schreibt *Konrad Lorenz*:

„Man vergleiche sehenden Auges das alte Zentrum irgendeiner deutschen Stadt mit ihrer modernen Peripherie oder auch diese sich schnell ins umgebende Land hineinfressende Kulturschande mit den von ihr noch nicht angegriffenen Ortschaften. Dann vergleiche man ein histologisches Bild von irgendeinem normalen Körpergewebe mit dem eines bösartigen Tumors: Man wird erstaunliche Analogien finden". [7]

Schauen wir uns also einmal ein typisches Dorf auf dem Lande an, das sich trotz moderner Zivilisation in seinem Aussehen über die letzten Jahrhunderte kaum verändert hat. Klassisch ist das „Kreisdorf", das mit dem typischen Bild einer mittelalterlichen Stadt identisch ist: Die Siedlung hat eine kreisförmige Struktur mit einer äußeren Begrenzung, die durch einen Wall, einen Graben oder eine Mauer klar umrissen wird. Der innere Aufbau dieses Orts ist meist ebenfalls deutlich gegliedert; so teilen z.B. zwei Straßen den Ort in „Viertel" auf, weshalb wir heute selbst in Großstädten noch von „Stadtvierteln" reden, wenn wir einen bestimmten Ortsteil bezeichnen wollen. Am Kreuzpunkt dieser Straßen befindet sich normalerweise die Kirche oder das Rathaus, quasi als Steuerzentrum des ganzen Gebildes. Wir erkennen sofort das *organische Prinzip* wieder, welches offenbar schon in frühester Zeit vom Menschen nachgeahmt wurde, wenn er seine Siedlungen anlegte.

Auch funktional weisen diese alten Siedlungsformen Parallelen zu den Ebenen organischen Lebens auf: Vergleichen wir dieses Dorf mit einer Zelle, so wird der Wall zur *Membran*, die Kirche oder das Rathaus zum *Zellkern*, die Straßen zum *endoplasmatischen Reticulum*, die Haustiere und Menschen zu *Ribosomen* usw. Interessant ist aber vor allem die klare Begrenzung der Siedlung, die sie kraß von der modernen Siedlungsform unterscheidet:

Wohngebäude finden wir im klassischen Kreisdorf immer nur innerhalb der Umgrenzung, sei es nun Wall, Graben oder Mauer. Außerhalb schließt sich jedoch nicht unmittelbar die Wildnis an, sondern wir finden ringförmige Flächen um das Dorf herum, die verschieden genutzt werden. Häufig folgt erst ein Gürtel von Obstbaumwiesen, die gleichzeitig als Plantage und als Viehweide Verwendung finden. Damit blieb in früheren Zeiten das Vieh nahe genug beim Ort, um nicht den Gefahren der „Wildnis" zum Opfer zu fallen. An diesen Obstbaumgürtel schlossen sich wiederum kreisförmig Felder an, auf denen Getreide und andere Feldfrüchte angebaut wurden. Erst dann kam die „Wildnis“ im eigentlichen Sinne, die in unseren Breiten hauptsächlich aus Wäldern bestand.

Zwischen dem „*Gewebe*“ Dorf und dem wilden „*Gewebe*“ Wald bestand also eine Art Pufferzone mit fließendem, *organischen Übergang*, der das klassische Dorf weitgehend in die Landschaft bzw. in die biologische Umgebung integrierte. Nicht zuletzt deshalb üben diese „ach so idyllischen Orte“ eine starke Anziehung auf den erholungsuchenden Stadtmenschen aus.

Doch diesen klassischen Fall finden wir heute fast nirgends mehr vor. Die allmächtige Wachstumsideologie hat die entlegensten Winkel erreicht, wo nun „Expansion” und „Infrastruktur” als Maß aller Dinge gelten; man will ja schließlich nicht „rückständig“ oder im wahrsten Sinne des Wortes ein „Hinterwäldler“ sein. So nahm auch in ländlichen Regionen die (zivilisatorische) Katastrophe ihren Lauf: Urbarmachung von sogenannntem „Unland“, womit meist Biotope wie Wald und Moor etc. gemeint waren; dann „Flurbereinigung“, „Flußbegradigung“ etc. Mit der Zeit - und mit steigender Bevölkerungszahl - verschwanden fast alle natürlichen Lebensgemeinschaften und wurden durch Agrarsteppen ersetzt. Die Orte expandierten ebenfalls und wucherten über die selbstgesetzten Begrenzungen hinaus. „Innere Stadtmauern“ geben als denkmalartige Relikte einen Eindruck davon, wie weit dieser Prozeß mancherorts schon gediehen ist.

Aber auch die organische Struktur des umliegenden Kulturlands verschwand in diesem Prozeß immer mehr, so daß wir oft gar nicht mehr von klaren Strukturen reden können; es handelt sich wirklich vielmehr um ein *infiltratives Wuchern*, wie es sich besonders deutlich bei den Wohn- und Industriesiedlungen an Ortsrändern zeigt. Die Obstbaumwiesen sind längst nur noch eine wehmütige Kindheitserinnerung, und auch die Felder werden nach und nach verdrängt. Die Orte - auch im entlegensten, ländlichen Winkel -

wuchern mehr und mehr zu einer Masse zusammen, die eine fatale Ähnlichkeit mit dem Kernbereich des Ruhrgebietes annimmt.

Doch zurück zum Vergleich mit dem Krebs: Den Prozeß des ungebremsten Wachstums und des unkontrollierbaren, unbegrenzten Wucherns haben wir schon untersucht. Des weiteren ist aber noch die *Uniformität des Krebsverbandes* zu erwähnen, der sich ebenfalls im Bild der modernen Großstadt wiederfinden läßt. Gemeint ist die *niedrige Differenzierung* der Krebszellen, die dazu führt, daß wir einen Verband sehr ähnlicher Zellen und damit ähnlicher Strukturen vor uns haben.

Eine Analogie hierzu fiel *Lorenz* im modernen Stadtbild auf, welches ja immer noch von Uniformitäten verschiedenster Art geprägt ist, wenn auch das Reihenhaus als Gipfel des Unpersönlichen aus der Mode gekommen ist. Er schreibt: „Das histologische Bild der völlig uniformen, strukturarmen Tumorzellen hat eine verzweifelte Ähnlichkeit mit einer Luftaufnahme einer modernen Vorstadt mit ihren Einheits-Häusern, die von kulturverarmten Architekten ohne viel Vorbedacht und im eiligen Wettbewerb entworfen wurden.“[8] Dies bedarf wohl keiner näheren Erläuterung, da jeder das entsprechende Bild kennt.

Eine interessante Untersuchung, die uns weiteren Aufschluß über die Art dieses Prozesses gibt, gilt der *geographischen Lokalisation* von Großstädten und Ballungsgebieten. Fast immer liegen sie nah an den lebenswichtigen „Wasseradern“, den Flüssen und Strömen, ohne die ein solcher Moloch buchstäblich vertrocknen würde. Und auch ein bösartiger Tumor verschafft sich auf analoge Weise erst einmal *Zugang zum Versorgungssystem*, zu den Blutgefäßen. Ist dieser Zugang erreicht oder bereits vorhanden, verläuft das Wachstum besonders schnell und extrem, und auch die Gefahr der *Metastasierung* steigt beträchtlich. Es ist daher kaum verwunderlich, wenn - parallel hierzu - auch unsere „Metastasierung“ sich über das Wasser vollzog, mit Schiffen und Booten zu fernen Ländern und Kontinenten.

Über all diese Betrachtungen dürfen wir jedoch nicht den Verursacher all dessen aus den Augen verlieren, den *zivilisierten Menschen.* Was unterscheidet ihn von seinen Vorgängern, die offenbar andere Prioritäten setzten? Diese Frage enthüllt sich nicht einfach, da sie sehr vielschichtig ist. Seien wir also auf der Hut vor Pauschalisierungen jeglicher Art. Wenn wir vom „Menschen" als Krebszelle des Organismus Erde reden, muß daher klar sein, daß *nicht* unbedingt jeder Mensch gemeint ist, da es durchaus auch in den Städten noch *„gesunde"* Menschen gibt. Zudem muß klar sein, daß hier ebenfalls *nicht* die Krebskranken gemeint sind. Den Zusammenhang zwischen dem zivilisatorischen Krebsprozeß im Großen und der individuellen Erkrankung im Kleinen werden wir gesondert erläutern müssen.

Eingedenk dieser Einschränkungen werden wir uns im folgenden Kapitel mit dem *veränderten Verhalten* des zivilisierten Menschen befassen, wie wir es tagtäglich in den Ballungsgebieten dieser Welt erleben können. Und dieses veränderte Verhalten betrifft nicht nur auf unsere Umwelt, sondern drückt sich primär in unseren zwischenmenschlichen Beziehungen aus.

23. COMMUNICATION BREAKDOWN: DIE LÄRMENDE STILLE

Für viele Menschen ist die sprichwörtliche Anonymität einer der großen Vorzüge des modernen Großstadtlebens. Hier kümmert sich kaum einer um Abstammung, sozialen Status oder um andere Besonderheiten bzw. Absonderlichkeiten des Individuums. „Freie Entfaltung der Persönlichkeit" ist das allgegenwärtige Schlagwort dieser Großstadtdoktrin. Ganz anders ist die Situation im typischen ländlichen Dorf, wo jeder jeden kennt und unter Umständen das Verhalten des einzelnen öffentlichen Anstoß erregt. Für viele junge „Landflüchter" stellt dies einen wichtigen Grund dar, in die Stadt zu gehen. Aber was erwartet sie dort wirklich?

Sicher nicht das Eldorado eines freien Lebens ohne Maßregeln, aber dafür ein großer Haufen „Lärm um nichts“. Denn die Lautstärke einer heutigen Stadt ist schon verblüffend: Sie liegt auf den städtischen Straßen bei über 90 dB(A) und selbst in den Wohnungen noch über 70 dB(A). Was dies bedeutet, wird klarer, wenn wir dazu sagen, daß bereits eine Lärmbelastung von 60 dB(A) als gesundheitsgefährdend einzustufen ist; eindeutige Gehörschäden treten ab etwa 80 dB(A) auf - ein Wert, der in unserer zivilisierten Umgebung nur allzu oft überschritten wird.[9]

Es ist leicht einzusehen, daß eine *normale Kommunikation* zwischen den Menschen hierdurch erschwert wird; man muß sich häufig geradezu anschreien, um überhaupt miteinander reden zu können. Ganz abgesehen von der resultierenden Streßbelastung erzeugt dieser Zustand eine Verschlimmerung der Situation im Sinne einer positiven Rückkopplung, was wir am besten an einem Beispiel verdeutlichen:

Jeder hat wohl irgendeinmal in einem städtischen Restaurant gesessen, von Musik berieselt, die den Straßenlärm übertönt, der von draußen hereinschallt, während man auf das Essen wartet. Man verkürzt sich dann das Warten meist durch ein angeregtes Gespräch mit dem Partner, das mit der Zeit lauter und lebhafter wird - und sei es nur, um die Musik zu übertönen. Währenddessen strömen neue Gäste in das Restaurant und beginnen ebenfalls ihr Gespräch. Dabei steigt der Lärmpegel weiter, und jeder gibt sein Bestes, um den störenden Nachbarn zu übertönen. Oft entwickelt sich daraus geradezu eine „Lärmschlacht“ zwischen den beteiligten Parteien. Der Gesprächsinhalt wird zweitrangig, die *Lautstärke* tritt in den Vordergrund und wird zum Maß des „Gesprächserfolgs“.

Offensichtlich redet man also in solchen Situationen weniger miteinander als gegeneinander. Die Kommunikation verliert ihren Sinn; denn es findet kein Austausch statt, sondern ein Wettstreit, der nicht einmal inhaltlicher Art ist. Dies führt im Zusammenspiel mit der Vermassung und steigender Streßbelastung zu einer unausgesprochenen Feindseligkeit zwischen den Stadtbewohnern, die folglich ihre sozialen Kontakte auf ein Minimum reduzieren. So erweist sich die Anonymität der Städte als etwas durchaus Krankhaftes, was uns wiederum auf das *Krebsprinzip* verweist.

Schon in Kapitel 1 haben wir die *gestörte Kommunikation* zwischen den Zellen als *typisches Merkmal des Krebses* kennengelernt, wobei wir dort offen ließen, ob die Krebszellen „taub“ oder „schwerhörig“ sind; immerhin registrieren sie die Signale der anderen Zellen nicht - oder sie reagieren nicht mehr darauf. Die *Analogien zum Zivilisationsgeschehen* in der modernen Stadt sind bedrückend: Immerhin haben wir gesehen, wie hier die Kommunikation zusammenbricht und allgemeiner Lärm zu Hörschäden führt, die ein immer lauteres Geschrei nötig machen; ein perfekter Teufelskreis positiver Rückkopplung.

Anonymität entpuppt sich letztendlich als *krankhafte Kommunikationsstörung*, die sich z.B. darin zeigt, daß in den städtischen Wohnsilos kaum jemand seine Nachbarn kennt, geschweige denn wirklich mit ihnen redet. Ausgenommen ist natürlich der allgegenwärtige „Small talk“ über Wetter, Befinden und andere Beiläufigkeiten; aber dieser hat wohl eher eine Alibifunktion und soll die tatsächliche Misere geschickt überdecken helfen.

In all diesem Lärm herrscht also ein eisiges Schweigen, so paradox dies auch klingen mag. Das natürliche Bedürfnis nach Kommunikation wird nicht im Gespräch oder in Intimitäten ausgelebt, sondern in einer ganzen Reihe von Ersatzhandlungen. Das kommunikative Defizit wird aber auch regelrecht vermarktet, indem man professionelle Gesprächspartner wie Psychologen und Seelsorger (Telefonseelsorge!) einsetzt, welche die Isolation des einzelnen durchbrechen sollen.

Man sollte sich hüten zu glauben, man sei selbst nicht betroffen, denn es kommt noch besser: Wir besitzen fast ausnahmslos spezielle „Sprechmaschinen“ wie Radio und Fernseher, die uns eine lebhafte Kommunikation vorgaukeln. Hinter dem Bildschirm sitzt einer, der uns von Zeit zu Zeit anschaut und scheinbar ganz persönlich anspricht. Wir geben uns dieser Illusion dankbar hin und trösten uns mit dem Gedanken, daß wir in Wirklichkeit nur unser Informationsbedürfnis stillen. Dies erklärt jedoch nicht, warum wir uns dieselbe Nachrichtensendung täglich zweimal ansehen und den Fernseher auch dann nicht ausschalten, wenn uns das Programm wirklich nicht interessiert. In diesem Prozeß der Scheinkommunikation wird letztendlich auch die lebhafteste Talkshow (sic!) zu einem masturbatorischen Akt, zu einer zweckentfremdeten Ersatzhandlung.

Im allgemeinen ist die „Unterhaltung", die ja wohl ursprünglich einen zweiseitigen kommunikativen Akt bezeichnet, zu einer recht einseitigen Angelegenheit verkommen und beschränkt sich beispielsweise auf die monologisierenden Ausführungen eines Entertainers oder Moderators. Eine Unterhaltungsindustrie deckt unsere Bedürfnisse gegen Aufpreis ab, die wir bei unserem Nachbar kostenlos befriedigen könnten; aber scheinbar sind unsere Hemmungen stärker als unser Verlangen nach echter Kommunikation. Oder liegt es vielleicht daran, daß ein Fernseher niemals Widerworte gibt?

Nicht viel anders ist es um unsere nicht-verbale Kommunikation, um das menschliche Intimverhalten bestellt, wie der Verhaltensforscher *Desmond Morris* gezeigt hat: Unser Kontaktbedürfnis wird durch die „Barbarei der Zivilisation" [10] pervertiert, so daß wir auch hier alle möglichen Ersatzhandlungen dem echten Körperkontakt vorziehen. Immerhin wird uns das geliebte Plüschkissen keinen Korb geben, wenn wir es innig streicheln, und die Stuhllehne wird sich nicht wehren, wenn wir sie freundschaftlich „umarmen".

Wenn das alles nicht hilft, so suchen wir - laut Morris - „Berufsberührer" [11] auf, die unser Bedürfnis stillen. Mit diesem Begriff bezeichnet er jedoch mitnichten Prostituierte, wie man mutmaßen könnte, sondern Ärzte, Friseure, Masseure etc., die alle „legitimiert“ sind, uns anzufassen, ohne daß jemand ahnt, was hier wirklich befriedigt werden soll. Dieses Kontaktbedürfnis ist jedoch nicht als sexuell motiviert mißzuverstehen, denn es deckt viel eher das ab, was man im Reiche der Affen als „soziale Körperpflege“ kennt; ein wesentlicher, aber oft mißverstandener Bereich menschlicher Intimität.[12]

Offensichtlich haben wir also ein merkwürdiges Verhältnis zu unseren Mitmenschen: Einerseits sehnen wir uns nach Kontakt und Kommunikation mit ihnen, andererseits ziehen wir den Ersatz in jeglicher Form vor. Der Fernseher ersetzt den Gesprächspartner, der Computer und andere „Kommunikationstechnik“ den Freund, das Haustier das Kind und last but not least der Vibrator den Liebhaber. Diese Liste könnte fortgesetzt werden, aber es dürfte bereits deutlich geworden sein, daß wir es mit einer offensichtlichen Pervertierung unserer Bedürfnisse zu tun haben, mit einer echten „Entartung“ - so hart dieser Begriff auch klingen mag. Wo ist da die „freie Entfaltung“ geblieben, die angeblich der große Vorzug des modern-zivilisierten Stadtlebens ist?

Aber all diese zivilisatorischen „Undinge“ eines angeblichen Wohlstands sind schon lange nicht mehr auf die Städte beschränkt, da die „Kommunikationstechnik“ (schon der Name ist ein Absurdum!) die entlegensten ländlichen Winkel erreicht hat. Nun sitzen dort die Leute nicht mehr abends vor ihren Haustüren, um mit den Nachbarn zu reden, sondern sie verkriechen sich in ihre Kammern und frönen dem zweifelhaften Fernsehvergnügen - jeder brav für sich alleine. Zuerst nur, um nicht als rückständig zu gelten, und später dann, weil man nicht mehr davon loskommt; man kann hier von einem regelrechten Suchtverhalten sprechen, welches wir unseren Kindern bereits im Vorschulalter ans Herz legen.

Irgendwo auf unserem Weg haben wir unsere Menschlichkeit verloren, etwas, das uns eigen war und unser Wesen bestimmte, Kommunikation und Kontakt eingeschlossen. Ganz allgemein kann man sagen, daß mit zunehmender Industrialisierung und

„Fortschritt“ die Tradition abhanden gekommen ist, die vorher unsere Angelegenheiten lenkte und regulierte. Wir bewegen uns also auf den Kern der Problematik zu, wenn wir nun die Zusammenhänge zwischen *Erbgut- und Traditionsverlust* beleuchten, um noch tiefer in die Problematik des *Krebsprinzips* einzudringen.

24. DAS WUCHERN DES VERGESSENS - ERBGUT UND TRADITION

Die Krebsforscher sind sich weitgehend darin einig, daß bei jeder krebsigen Entartung eine *Störung des Erbmaterials* vorliegen muß oder es nicht mehr richtig abgelesen werden kann. Nur dies erklärt, warum sich die entartete Tochterzelle anders verhält als ihre gesunde Stamm- oder Mutterzelle. Anders ausgedrückt: Es liegt ganz offensichtlich ein *Bruch in der Tradition zwischen den Generationen* von Zellen vor.

Man mag nun schon ahnen, worauf wir hinauswollen, nämlich auf die *Parallelen* zwischen *Erbgutverlust* beim Krebsgeschehen und dem ebenfalls verheerenden *Traditionsverlust* in der zivilisierten Welt, den die *Fortschrittsideologie* zwangsläufig mit sich bringt. Doch zuerst müssen wir klären, welche Analogien menschliche Tradition und biologisches Erbgut verbinden. Nur so werden wir der Sache auf den Grund gehen können.

Das biologische Erbgut, die DNA, stellt eine Art Informationsspeicher oder Bibliothek dar, in der alles niedergeschrieben ist, was für den Erhalt unseres Lebens und unserer Art notwendig ist. Es enthält demnach unser biologisches Erbe, das unsere ganze Entwicklungsgeschichte umfaßt. In diesem Sinne verkörpert das Erbmaterial unsere *natürliche Tradition*, da es alle biologischen Vorgänge nach seinen strengen, traditionellen Regeln leitet und bestimmt. So entscheidet das Erbmaterial z.B., welche Aufgabe einer Zelle zukommt; ein Phänomen, das wir bereits als *Differenzierung* kennengelernt haben.

Die Gesetze der biologischen Tradition sind also streng und lassen kaum Ausnahmen zu. Änderungen im Erbmaterial - also *Mutationen* - haben, rein statistisch betrachtet, kaum eine Aussicht auf Erfolg; Neuerungen erweisen sich nämlich meist als unsinnig, d.h. als lebensuntauglich. Wenn solche Änderungen doch Erfolg haben - was mitunter vorkommt und die Vielfalt des Lebens gewährleistet - so spricht man von der Entstehung einer neuen Art oder Unterart - einer *Mutante* -, die neue sinnvolle Eigenschaften hat. Mit etwas gutem Willen könnte man hier sogar von einem „Fortschritt" reden. Dieser Fortschritt ist jedoch minimal, da der Großteil des Erbmaterials und folglich auch der Eigenschaften des neuen Lebewesens noch mit seiner Stammform übereinstimmt; Evolution - die Entwicklung neuer Arten - ist ein Prozeß der kleinen und kleinsten Schritte.

Doch nun zu unserem *kulturellen Erbgut*, zu den *menschlichen Traditionen*, die nicht genetisch festgelegt sind. Auch sie speichern in Form von Überlieferungen schriftlicher oder mündlicher Art Informationen, die für das Leben des einzelnen sowie den Erhalt unserer Art nützlich erscheinen. Man denke nur an die Handwerkstraditionen, in denen die Herstellung von Nutzgegenständen, Werkzeugen etc. überliefert wird. Oder an die vielfältigen Traditionen der Nahrungszubereitung, in denen Rezepte für das Backen, Kochen und Konservieren weitergegeben werden. Was überliefert wird, sind zum Teil komplizierteste Vorgänge, die aber gemeinsam haben, daß sie sich in der Vergangenheit wiederholt bewährt haben. Nicht ausgenommen sind hierbei Traditionen politischer, religiöser oder weltanschaulicher Art, die sich ebenfalls irgendwie bewährt haben müssen, da sie sonst vermutlich ausgestorben wären.

Alles in allem bestehen also einige *Ähnlichkeiten zwischen biologischem und kulturellem Erbe*, zwischen *Erbgut und Tradition*. So verwundert kaum, daß wir in der traditionellen Gesellschaft „Differenzierung" auch beim Menschen finden. In früheren Zeiten war es z.B. so, daß der Sohn selbstverständlich den Beruf des Vaters übernahm und somit eine Familientradition fortführte: Der Bäckersohn wurde Bäcker und der Schustersohn Schuster. So half die Tradition die Existenz des einzelnen in sichere Bahnen zu lenken.

Ähnlich wie im genetischen Bereich finden wir auch im traditionellen Bereich eine *mangelnde Freiheit zu Änderungen und Neuerungen*, die immer nur in kleinen Schritten durchgesetzt werden können, wenn sie nicht schädlich, d.h. zerstörerisch wirken sollen. Diese Tatsachen haben Biologen deutlich nachgewiesen, die z.B. die „Evolution der Uniformen“ [13] und ähnlicher menschlicher Traditionen untersuchten. Allgemein stellten sie fest, daß die Regeln der biologischen Entwicklung auch für all unsere kulturellen Entwicklungen gelten, diese also ihrem älteren Vorbild folgen.[14] Tradition und Erbgut kennen *keine Revolutionen*, sondern nur behutsame *Reformen*.

All dies mag für einen modernen Menschen, der den schnellen Fortschritt und die rapiden Veränderungen der heutigen Zeit zum Maßstab aller Dinge erhebt, wie ein konservativer, reaktionärer Biologismus vorkommen, der mittelalterliche Verhältnisse für gut und recht erklärt. Dem ist jedoch nicht so. Natürlich hat es immer mehr oder weniger unsinnige Traditionen gegeben, die einfach mangels besseren Wissens durch die Zeit mitgeschleppt wurden. Und auch mißbräuchliche Auslegungen traditioneller Regeln sind gang und gäbe. Daher ist Kritik an Traditionen durchaus berechtigt und sinnvoll, auch weil nur auf diesem Weg die Spreu vom Weizen getrennt und die Tradition zeitgemäß erhalten werden kann. Doch seit der „Aufklärung“ ist etwas geschehen, das nicht mehr als Kritik, sondern als Vernichtungsfeldzug gegen die Traditionen zu bezeichnen ist. Um es mit dem Sprichwort zu sagen, ist hier meist „das Kind mit dem Bade ausgeschüttet“ worden: Traditionen wurden nicht reformiert, sondern beseitigt.

Wir modernen Menschen knüpfen offensichtlich nicht mehr an unser traditionelles Erbe an: Der Schustersohn wird Arzt und der

Bäckersohn Deutschlehrer. Nahezu unbegrenzte Möglichkeiten tun sich auf, aber nur scheinbar, da *Differenzierung* und *Spezialisierung* stark unter dieser lebensfremden Verwirrung zu leiden haben. Ein Kind wächst in der traditionellen Lebensgemeinschaft immerhin in seinem „Job" auf, was auch eine noch so gute spätere Lehrzeit niemals ersetzen kann. Es ist hinlänglich bekannt, daß unsere Lernfähigkeit in der frühen Kindheit am größten ist und hier die entscheidenden *Prägungen* für das spätere Leben stattfinden.

So ist es wenig verwunderlich, daß sich die meisten Menschen heute in ihrer Rolle, in ihrem „Beruf" nicht mehr wohlfühlen und sich innerlich nicht damit identifizieren können. Die dafür notwendigen Prägungen in der Kindheit haben eben nicht stattgefunden. Der Job wird nur noch des lieben Geldes wegen ausgeführt, was allerdings nur ein schwacher Trost ist, da Geld allein bekannterweise nicht glücklich macht. Was fehlt, ist die Erfüllung, das Gefühl, etwas Richtiges und Sinnvolles zu machen, wofür man im wahrsten Sinne des Wortes „berufen" ist.

Dieser *kollektive Sinnverlust*, der sich nicht nur auf die berufliche Ebene beschränkt, sondern noch schmerzlicher auf Ebenen der gefühlsmäßigen Bindungen und der Religiosität zu spüren ist, macht dem modernen Menschen offenbar schwer zu schaffen. Nicht umsonst suchen heute immer mehr Menschen nach dem „Sinn des Lebens"; eine Suche, die sich für den in die Tradition eingebundenen Menschen erübrigt, da er *diesen Sinn bereits lebt*. Andere befinden sich nicht auf der Suche, sondern kompensieren geschickt die innere Leere, den verlorenen Sinn. So wird sich z.B. schonungslos in die Arbeit gestürzt, wird sich betäubt mit Alkohol, Tabletten und Drogen, nur um nicht auf das eigene trostlose (da sinnlose!) Dasein aufmerksam zu werden. Jedes Mittel ist dem modernen Menschen recht, um nicht auf seine *innere Ziellosigkeit* hingewiesen zu werden.

Diese *vergessene Bestimmung* ist eine der großen Gemeinsamkeiten zwischen Krebs und Zivilisation, die in ihrer Bedeutung nicht unterschätzt werden darf. Denn ist der Sinn - das Ziel - abhanden gekommen, *regredieren* Zellen wie Menschen *auf ihre rein lebensnotwendigen Funktionen*: auf *Fortpflanzung* und *Stoffwechsel bzw. Konsum.* Eine Aufgabe wird nun nicht mehr erfüllt. Notwendigerweise wird dabei die Krebszelle zum *Parasiten des Organismus*, der zivilisierte Mensch zum *Parasiten der Erde* und der gesunden menschlichen Gemeinschaft. Bekannterweise wird ja nicht nur an der Natur Raubbau betrieben, sondern auch an den Mitmenschen in der „Dritten Welt". Auf unser diesbezügliches *Konsumverhalten* werden wir in den folgenden Kapiteln zurückkommen.

Vorher müssen wir noch einen wichtigen Punkt erörtern, der sowohl für das Erbgut der Zelle als auch für die kulturellen Traditionen von Bedeutung ist: Möglicherweise haben wir es nämlich nicht mit einem wirklichen „Verlust" an Information zu tun, sondern im Gegenteil mit einem „Zuviel" davon. Genau genommen sind unsere Traditionen nämlich nicht wirklich verloren; wir wissen immerhin noch nahezu alles über sie. Sie werden nur nicht mehr gelebt. Und das liegt an dem Berg rationaler, humanitärer und sonstiger Überlegungen, welche die Tradition *blockieren.*

Ähnliches liegt vielleicht auch auf zellulärer Ebene vor, denn neuere Untersuchungen haben ergeben, daß die meisten Krebszellen *mehr* Erbgut besitzen als ihre gesunden Mutterzellen. Es scheint sogar so zu sein: Je mehr zusätzliche DNA vorhanden ist, um so bösartiger, „regressiver" verhält sich der resultierende Krebs. Die Regression auf Konsum und Fortpflanzung bzw. Vermehrung wäre demnach *Folge einer Verwirrung*, einer Überlastung mit - möglicherweise unsinniger - Information.

Ob und inwiefern dies beim Krebs tatsächlich der Fall ist, vermögen wir hier nicht zu ermessen, aber beim zivilisierten Menschen ist diese „Überinformation" nur allzu offensichtlich: Fernsehen, Computer, neue Medien, Schulen etc. stopfen uns geradezu voll mit Informationen, die durchaus in der Lage sind, alleine durch ihre immense Zeitaufwendigkeit unsere tatsächlichen Traditionen und Bedürfnisse zu verdrängen. Die schlimmen Folgen dieses Prozesses werden uns noch beschäftigen, aber die Tatsache, daß unsere Traditionen *nicht wirklich* „verloren“ sind, sondern nur „schlafen“, d.h. nicht gelebt werden, ist ein hoffnungsvoller Ausblick, der eine Lösung des Problems nicht als unmöglich erscheinen läßt.

Doch noch ist das Problem nicht in voller Bandbreite dargestellt. So müssen wir uns z.B. fragen, wie es dem Menschen gelungen ist, trotz den beschriebenen Regelübertretungen zu überleben. Das Gesetz der Natur ist ja bekannterweise hart und schaltet „Störenfriede“ ansonsten einfach aus. Und welche Parallelen existieren zum „Gesetzesbrecher“ Krebs, der gegen dieselben Regeln verstößt?

25. DAS AUSSCHALTEN VON SELEKTION UND ABWEHR

Als wir von den Traditionen sprachen, betonten wir die *mangelnde Freiheit zu Neuerungen.* Wir haben es hier jedoch nicht mit einer toten, bloß geschriebenen Gesetzmäßigkeit zu tun, sondern mit einer Notwendigkeit, die sich aus dem Leben selbst ergibt. Jede Veränderung wird vom Leben, von der Umwelt auf eine harte Bewährungsprobe gestellt, in der nur die fähigsten Organismen bzw. Zellen überleben.

Darwin nannte dieses Prinzip des „Survival of the fittest“ (Überleben des Besten) *Selektion.* Dieses Prinzip, das auch als *natürliche Auslese* bezeichnet wird, sorgt dafür, daß krankhafte, „entartete“ Lebewesen keine Chance zur Vermehrung bekommen. Die Selektion hilft der Natur, die Einhaltung der lebensnotwendigen biokybernetischen Grundregeln zu gewährleisten, ohne die ein allgemeines Chaos vorprogrammiert wäre.

Offenbar hat der Mensch aber gelernt, diesem natürlichen Ausleseprozeß entgegenzuwirken, wie wir bereits in Kapitel 21 andeuteten. Aus gutgemeinten, humanitären Gründen wurden die natürlichen Feinde beseitigt, so gut dies nur ging: Zuerst wurden die *makroskopischen Gegner* - konkurrierende und feindliche Raubtiere . ausgemerzt, was auch weitgehend gelang. Dann wurden in jüngster Vergangenheit die *mikroskopischen Feinde* - Bakterien, Pilze und Viren - angegangen und Erfolge erzielt, die so groß sind, daß ein ganz neues Problem auftauchte: die *Überbevölkerung*, die wiederum das zentrale Phänomen der krebsigen Entartung widerspiegelt.[15]

Inwiefern bestehen hier *Analogien zum Krebsprozeß* im „Kleinen", zur individuellen Krebserkrankung? Die Antwort auf diese Frage ist im Bereich des körpereigenen *Abwehrsystems* zu suchen, das auf der organischen Ebene die Auslese steuert. Normalerweise hat nämlich das Immunsystem die entarteten Zellen fest im Griff; es merzt sie aus, wo immer es solcher Zellen habhaft werden kann. Der Vergleich zum Räuber-Beute-Schema drängt sich geradezu auf, wenn wir die Killerzellen betrachten, wie sie über die Krebszellen herfallen. Aber trotz eines ausgefeilten Abwehrsystems fallen immer wieder Menschen dem Krebs anheim; und dies sicherlich nicht nur wegen einer momentanen Abwehrschwäche.[16]

Es scheint vielmehr so zu sein, daß die Krebszellen von Generation zu Generation Fähigkeiten erwerben, die es ihnen ermöglichen, das Abwehrsystem gezielt zu unterlaufen. Sie „lernen", wie sie sich ihren Feinden - den Killerzellen - entziehen können. Hier hat die Krebsforschung in den letzten Jahren einiges herausgefunden, was wiederum ein interessantes Licht auf den zivilisatorischen „Krebsprozeß" wirft: Die Krebszellen bedienen sich verschiedener, pseudo-intelligenter Strategien, um das Abwehrsystem schachmatt zu setzen. Einige davon wollen wir nun näher betrachten und auf Analogien zum zivilisierten Menschen untersuchen.

Normalerweise erkennen die krebsspezifischen Abwehrzellen, die Killerzellen, ihre Beute, die Krebszellen, an speziellen Merkmalen ihrer Membranoberfläche, die als neu und „fremd" wahrgenommen werden. Solange dieser Prozeß greift, besteht für die

Krebszellen keine Chance der Ausbreitung, da sie erkannt und vernichtet werden können. Um dennoch „erfolgreich“ zu sein, haben diese Strategien der Tarnung und Maskierung ersonnen, die das Immunsystem täuschen und unwirksam machen.

So verändern z.B. viele Tumorzellen ihr „äußeres Aussehen“, ihre Membranoberfläche ständig, so daß die Immunabwehr verwirrt und weitgehend umgangen wird. Die Krebsforscher reden von *Cap-Bildung*, *Antigen Shedding* etc. und bezeichnen damit verschiedene Tricks der Krebszellen, um das Immunsystem „ins Leere laufen“ zu lassen.[17] Diese Tricks sind allerdings recht kompliziert und liefern daher nur schwer erkennbare Analogien zum Zivilisationsprozeß, so daß wir sie im folgenden nicht weiter berücksichtigen. Andere Tarnungsmechanismen der Krebszellen sind hier einfacher zu durchschauen und fruchtbarer für den Vergleich, wie wir gleich sehen werden.

Von Maskierung redet die Krebsforschung, wenn sich die Tumorzellen im wahrsten Sinne des Wortes „verkleiden“: Sie legen sich einen „Mantel“ aus unterschiedlichen Stoffen zu, der sie vor den Angriffen des Immunsystems bewahrt, indem er sie zum einen tarnt und zum anderen aktiv schützt. Eine solche Verkleidung kann z.B. aus Polysacchariden bestehen, welche die Tumorzellen selber herstellen. Oft werden jedoch auch Stoffe aus der organischen Umwelt geschickt genutzt, wie z.B. das zur Blutgerinnung wichtige Fibrin. Die Krebszellen bringen es an ihrer Oberfläche zur Gerinnung und erhalten so eine schützende und tarnende „Rüstung”, die sie durch die gefährlichen Bezirke des Blutsystems schleust. Manchmal werden sogar immunologische Antikörper als Schild genutzt, um die Killerzellen von ihrer „Arbeit“ abzuhalten.

Alles in allem kann man sagen, daß die Krebszellen, genau wie der Mensch, die großartige *Erfindung der schützenden und tarnenden Bekleidung* gemacht haben, die zu einem einzigartigen Vorteil gegenüber der Umwelt führt. Aber nicht nur die Kleidung ist hier als Analogie zu nennen, sondern auch die *sicheren Behausungen*, die den Menschen vor den selektiven Bedingungen der rauhen Natur bewahren.

In diesem Zusammenhang ist auch die Strategie der *Zusammenballung* zu nennen, die ebenfalls die Abwehr wirkungslos werden läßt: Krebszellen bilden „Haufen", Tumore, die den Abwehrzellen nur am Rande eine verhältnismäßig kleine Angriffsfläche bieten. Analoges haben wir im Kapitel über *Verstädterung und Tumorbildung* beim modernen Menschen festgestellt. Auch hier bleibt der Kontakt mit der intakten Natur und ihren (heute kaum noch vorhandenen) Unbilden auf einen Randbereich beschränkt. Eine Selektion kann hier nur noch extrem beschränkt greifen. Auch in dieser Hinsicht haben Ballungsräume also eine fatale Ähnlichkeit mit bösartigen Tumoren.

Ganz allgemein zeigen die Krebszellen eine *Flexibilität* und *Anpassungsfähigkeit* an die jeweiligen Bedingungen, wie sie sonst nur bei Mensch und Wanderratte festzustellen sind. Die Krebszellen stören das Immunsystem z.B. häufig auch aktiv durch „gefälschte" Botenstoffe, welche die Abwehrmechanismen verwirren oder lahmlegen.[18] So werden solche Lymphzellen aktiviert, die das Abwehrsystem mäßigen und herabschalten (Supressor-T-Lymphozyten[19]); ein wahres „High-Tech-Verfahren" der Tumorzellen im Kampf mit dem Gesamtorganismus.

Doch die Krebszellen versuchen nicht nur dem Immunsystem zu entfliehen, sondern sie haben offenbar auch Möglichkeiten gefunden, die Angriffe des Abwehrsystems zu überleben. Hier sind z.B. Resistenzphänomene beschrieben worden, die stark an das resistente Verhalten von Bakterien und anderen Keimen erinnern.[20] Von besonderer Bedeutung für unsere Suche nach Analogien ist in diesem Bereich aber das Vorhandensein von tumoreigenen Reperaturmechanismen, die es den Krebszellen erlauben, den durch das Abwehrsystem verursachten Schaden wieder zu beheben.[21] In diesem Sinne verfügen die Krebszellen also über eine Art „Heilkunde" oder „Medizin", mit deren Hilfe sie ihr Zerstörungswerk am Gesamtorganismus fortsetzen können; eine Tatsache, die uns wieder auf die Zusammenhänge von Überbevölkerung und medizinischer Versorgung verweist.

In diesen Analogien wird deutlich, daß sich Krebszelle wie moderner Mensch *im Kampf mit ihrer spezifischen Umwelt* - sei es der Organismus oder die Erde - befinden; ein Kampf den wir vielleicht als „normal“ empfinden (gelernt haben), der es aber im eigentlichen Sinne nicht ist. Normalerweise überwiegt nämlich sowohl im Organismus als auch in der Natur das *„Miteinander“* das *„Gegeneinander“*. Im Organismus ist dies selbstverständlich, denn nur die selbstlose Kooperation aller Zellen gewährleistet ein funktionierendes Ganzes.

Ein solches *pseudo-soziales Verhalten* bezeichnet man ganz allgemein als *Altruismus* (Du-Bezogenheit), im Gegensatz zum egoistischen Verhalten der Krebszelle, die nur den eigenen Vorteil kennt. Inwiefern dies auch für Mensch und Erde gilt, wollen wir im folgenden untersuchen.

26. „DU ODER ICH?“ - EGOISMUS KONTRA ALTRUISMUS

Bereits in Kapitel 1 erwähnten wir, daß es für Krebszellen charakteristisch ist, daß sie sich nicht in den sinnvollen Bau- und Funktionsplan des Organismus einfügen. Sie verhalten sich wie ein „Leben im Leben“, wie *Frederic Vester* sagt[22], welches nur noch sich selbst sieht und sich somit von der Ganzheit des Körpers abkoppelt. Dieses Verhalten kann durchaus als *„egoistisch“* bezeichnet werden, auch ohne der Krebszelle damit bewußte Absichten zu unterstellen.

„Egoismus“ ist also eine *Wesenseigenschaft des Krebsprinzips*, was jedoch nicht gleich bedeutet, daß dem gesunden Leben jeder Egoismus fehlt. Jedes Lebewesen - ob Tier, ob Pflanze oder Zelle - besitzt einen gewissen *Selbsterhaltungstrieb*, der letztendlich dazu führt, daß die eigenen Interessen gewahrt bleiben. Darüber hinaus findet man beim gesunden Lebewesen jedoch auch den *Arterhaltungstrieb*, der notwendigerweise über die eigenen Belange hinaus

greift und einen neuen Maßstab setzt. So tötet z.B. normalerweise kein Tier einen Artgenossen - selbst nicht im Kampf -, da offensichtlich eine angeborene „Tötungshemmung“ [23] eine solch radikale Aggression unterbindet. *Lorenz* redet hierbei von „Moral-analogem Verhalten“. [24]

Ein solches sticht vor allem bei sozialen Lebewesen ins Auge, die z.B. im Wolfs- oder Löwenrudel ein äußerst fürsorgliches „Miteinander“ leben. Egoismus ist zwar auch hier vorhanden und drückt sich in der hierarchischen Freßordnung aus, aber es überwiegt letztendlich der Zusammenhalt der Sippe. Wird die Gruppe angegriffen, verteidigen die Alten selbstlos ihre Jungtiere - auch wenn es sich dabei nicht unbedingt um die eigenen handelt.

Ein solches Verhalten ist dem Egoismus genau entgegengesetzt, da hierdurch die eigene Sicherheit für andere aufs Spiel gesetzt wird. Im Gegensatz zur Ich-Bezogenheit (Egoismus), zeigt dieses Verhalten Du-Bezogenheit (Altruismus). Auch beim Menschen ist diese Du-Bezogenheit stark ausgebildet und findet im hohen Ideal der Nächstenliebe seinen charakteristischen Ausdruck; nicht umsonst bezeichnet man den Menschen als ein soziales Wesen.

Hier müssen wir jedoch schon die erste Einschränkung machen und sagen, daß der *„gesunde“* Mensch ein soziales Wesen ist. So hat nicht zuletzt *Konrad Lorenz* darauf aufmerksam gemacht, daß sich „asoziale“ Verhaltensweisen immer mehr im zivilisierten Umfeld ausbreiten, die durchaus als krankhaft zu bezeichnen seien. Er vergleicht „asoziale“ Individuen mit den ebenfalls „asozialen“ Krebszellen, die nurmehr parasitär vom übergeordneten Ganzen leben, ohne es selbst zu unterstützen.[25]

Man muß sich jedoch hier vor vorschnellen Urteilen hüten, die den „Asozialen“ einen bösen Willen unterstellen. Gerne wird ein solches Verhalten nämlich als übertrieben „egoistisch“ mißverstanden, während in Wirklichkeit dieser „Egoismus“ noch ganz gesund und „normal“ ist. Tatsache ist, daß *altruistische Verhaltensweisen fehlen*; der krankhafte „Egoist“ hat nicht etwa ein „Zuviel“ an

„Ego", sondern ein „Zuwenig" an echtem Du-Bezug. Er erleidet also einen krankhaften Mangel. Lorenz verweist auf die „Unreife" des asozialen Verhaltens, welches er mit der „Unreife", der niedrigen Differenzierung der Krebszellen vergleicht.[26]

Dieser Vergleich hinkt jedoch, weil hier die Ebenen der Analogie fragwürdig sind. Lorenz sieht offenbar die Gesellschaft als übergeordneten Organismus an, der vom „Krebs" der asozialen und kriminellen Egoisten befallen ist. „Gesellschaft" ist jedoch ein theoretisches Gebilde und kein wirkliches lebendes System, welches - wie bereits im II. Teil gesagt wurde - immer aus verschiedenen Arten besteht. Kehren wir also zurück zu unserem Analogiemodell, in dem der zivilisierte Mensch als „Krebszelle" des Systems Erde untersucht wird. Wie steht es hier um das Verhältnis zwischen Egoismus und Altruismus?

Vor allem stellt sich die Frage: Gibt es überhaupt so etwas wie „Altruismus" zwischen den Arten? Die Soziobiologie würde diese Frage glatt verneinen, da sie ohnehin in jedem altruistischen Verhalten einen „versteckten" Egoismus sieht.[27] Man kann jedoch auch umgekehrt argumentieren und behaupten, in jedem egoistischen Verhalten stecke ein getarnter Altruismus. Diese Aussage wollen wir an einem Beispiel verdeutlichen:

Wenn wir das Wort „Egoismus" hören, denken wir oft an das harte Naturprinzip vom „Fressen und Gefressenwerden", welches bei oberflächlicher Betrachtung Ausdruck des selbstischen Prinzips zu sein scheint. Im Systemganzen stellt sich die Angelegenheit jedoch etwas anders dar: Der Räuber schlägt zwar „egoistisch" seine Beute, aber die Beute als Art (und nicht als Individuum) hat einen klaren Vorteil davon. Der Räuber wird nämlich leichter die schwachen, alten und kranken Beutetiere schlagen und somit für eine Art „selektive Sauberkeit" sorgen, die das gesunde Erbgut der Beutespezies festigt.

Selbst in diesem extremen Beispiel kann man also noch altruistische Tendenzen erkennen, wenn diese auch nicht „human" erscheinen mögen. Die Tatsache, daß sich das Raubtier darüber keine

Gedanken macht, ob seine Handlung einen Vorteil für die Beuteart hat oder nicht, ändert ebenfalls nichts an der Sachlage. „Altruismus“ scheint also auch zwischen den Arten zu existieren, wenn auch nicht immer in der offensichtlichsten Form: der *Symbiose*.

In der Natur finden wir eine Fülle dieser *altruistischen Lebensgemeinschaften* verschiedener Arten; man denke nur an das Beispiel der Ameisen-Blattlaus-Symbiose. Natürlich ist auch hier Egoismus zu finden - die Ameisen haben ja einen Vorteil davon, wenn sie die Blattläuse melken. Aber die Blattläuse haben ebenfalls einen Vorteil: Sie werden von den Ameisen vor Feinden beschützt. Hier greift aber schon der Altruismus: Warum sollten sonst die Ameisen die artfremden Blattläuse schützen; sie könnten sie doch melken, ohne jegliche Gegenleistung. Und eine einfache „Kosten-Nutzen-Rechnung“ erklärt das fürsorgliche Verhalten der Ameisen nicht, da diese manchmal sogar ihr Leben für ihre Schützlinge lassen. Nach eigenen Beobachtungen werden nämlich nicht nur Marienkäfer aus der Blattlauskolonie vertrieben, die keine Gefahr für die Ameisen darstellen, sondern es werden auch Raubwanzen aktiv angegangen, denen es egal ist, ob sie eine Blattlaus oder eine Ameise vertilgen. Hierbei lassen dann viele Verteidiger ihr Leben, bis der Feind vertrieben ist.

Dieses Beispiel ist durchaus kein Extremfall im Bereich der Symbiosen und verdeutlicht eine andere Perspektive im scheinbaren „Fressen und Gefressenwerden“. *Altruismus* ist ein Prinzip des Lebendigen, welches wir in modifizierter Form sowohl im *Organismus* (Zellkooperation) als auch in der *Biosphäre* vorfinden, die ja auch nichts anderes ist als eine *gigantische Symbiose* aller bekannten Lebewesen. Doch auch der *Egoismus* ist ein im buchstäblichen Sinne lebensnotwendiges Prinzip, wobei *Altruismus* und *Egoismus* quasi *antagonistische Gegenspieler* sind, d.h. zusammen ein *Gleichgewichts-* und *Regulationssystem* bilden. Erst das Fehlen der einen oder der anderen Regung läßt einen krankhaften Zustand entstehen, was wir auch aus dem Beispiel des Krebses lernen können.

Den Krebszellen fehlt die Du-Bezogenheit zum Organismus, sie sehen daher nur ihre eigenen Interessen. Anders gesagt: Nachdem ihnen der Altruismus abhanden gekommen ist, bleibt ihnen nur der Egoismus, auf den nun alle Energien zentriert werden. Sie konzentrieren sich also nur noch auf ihre unmittelbaren Interessen, die *Fortpflanzung* und den *Stoffwechsel.* Ohne Rücksichtnahme auf das Systemganze wird aus der Fortpflanzung eine *blinde Teilungsmanie*, die zur „Überbevölkerung" führt und aus dem Stoffwechsel ein wird *einfacher Konsum*, ohne jegliche Einbindung in den Gesamthaushalt des Organismus. So entstehen z.B. neuartige Abfallstoffe, die nicht mehr stoffwechselintern „recycelt" werden können.

Diese beiden egoistischen Regungen charakterisieren aber auch den modernen, zivilisierten Menschen, dem es offenbar auch an einem altruistischen Gegengewicht mangelt. Die *Fortpflanzungsmanie* beschränkt sich dabei scheinbar nur auf die „Drittweltländer", aber dies auch nur im buchstäblichen Sinn. Denn die Industrienationen oder, besser gesagt, ihre Bürger frönen dieser Manie in veränderter Form. Es steht zwar nicht mehr die direkte Fortpflanzung im egoistischen Mittelpunkt, aber die *Verherrlichung der Sexualität als Selbstzweck* spricht dennoch Bände über den tatsächlichen Zustand. Es geht nicht mehr um Fortpflanzung im eigentlichen Sinne, sondern um eine geradezu hyperaktive „Nutzung" *der* Fortpflanzungsmechanismen. Dies ist kein Einwand gegen die absolute Notwendigkeit der bindenden, altruistischen Intimität zwischen uns Menschen, aber eine Warnung vor den fatalen Folgen eines reduktionistischen, genital-fixierten Weltbildes.

Wesentlich gefährlicher ist jedoch die *Konsumfixierung* des modernen Menschen. Nicht nur, daß wir uns mit dem übertriebenen Konsum von Nahrung, Gütern etc. direkt selber schädigen (Übergewicht, Herz-Kreislauf-Erkrankungen etc.), wir schädigen auch unsere belebte Umwelt, indem wir Raubbau daran betreiben und sie mit unseren Abfallstoffen vergiften. Hier sind die Analogien menschlichen Verhaltens zum Krebs bedrückend und werfen ein düsteres Licht auf die Zukunft unserer eigenen Art. Und auch hier liegt der Fehler nicht etwa im Egoismus an sich, sondern eher im fehlenden Gleichgewicht, im Fehlen eines antagonistischen Altruismus in bezug auf die Ganzheit Biosphäre.

Zwar fehlt dieser nicht ganz, was einzelne Menschen und Umweltschutzorganisationen wie z.B. „Greenpeace" durch ihren echten altruistischen Einsatz bezeugen, der uns stark an unser Ameisenbeispiel erinnert; aber allgemein stehen die Zeichen der Zeit anders. Es ist kaum zu erkennen, daß sich die Mehrheit der „zivilisierten Menschen" von ihrem Konsumwahn lösen würde, selbst wenn die objektiven Verhältnisse noch katastrophaler werden. Daß dieser Konsumwahn zum Selbstzweck geworden ist, ergibt sich aus dem gleichzeitigen Fehlen einer adäquaten Tradition mit menschenwürdigen Zielen[28]. Hierauf werden wir noch zurückkommen.

Zusammenfassend kann man sagen, daß es den Krebszellen und dem modern-zivilisierten Menschen gemeinsam ist, daß sie die *Du-Bezogenheit* weitgehend eingebüßt haben. Dies ist um so fataler, als der *Verlust des Altruismus* auf das gesamte System ausgeweitet ist und sich nicht nur auf benachbartes Leben bezieht. Was fehlt, ist letztlich der *Bezug zur Ganzheit*; und dies hat weitreichende Folgen, die uns noch beschäftigen werden.

Lorenz sah im mangelnden Altruismus einen Zustand der Unreife, den er in Analogie zur niedrigen Differenzierung der Krebszellen sah.[29] Diese Unreife ist aber nichts anderes als ein Verharren in einem jugendlichen Zustand - ein „Nicht-altern-wollen". Dieses Phänomen soll im weiteren erörtert und auf weitere Analogien hin untersucht werden.

27. DER MYTHOS VON DER EWIGEN JUGEND

Wir kommen nun zu einem Punkt, an dem die Analogie zwischen Krebszelle und zivilisiertem Menschen noch nicht vollständig greift: dem Problem der *ewigen Jugend* und der *potentiellen Unsterblichkeit*. Die Krebszellen haben diesen Zustand für sich erreicht - wenn auch nur „auf Zeit"; der moderne Mensch strebt hingegen nach diesen zweifelhaften Attributen. In dieser Hinsicht eifert der Mensch dem Krebs nach, vorderfründig aus „humanitären" Gründen, und läuft unwissentlich in sein Verderben. Diese Aussage bedarf wohl einer ausführlichen Erläuterung.

Wer kennt sie nicht, die Träume von der ewigen Jugend, der ewigen Frische und Schönheit, für die viele unserer Zeitgenossen schmerzhafte Prozeduren über sich ergehen lassen. Man denke nur an das „Lifting", mit dem auf chirurgische Weise Altersfältchen beseitigt werden, an die Tonnen Haarfarbe, die bei uns verwendet werden, um graue Haare zu vertreiben. Man will eben jugendlich aussehen - und das oft um jeden Preis. Was steckt aber nun hinter diesem offensichtlichen Kult der Jugendlichkeit? Was bringt den modernen Menschen dazu, sein wirkliches Wesen hinter einer Maske der Jugendlichkeit zu verbergen? Oder ist dies vielleicht nur eine kurzlebige Modeerscheinung?

Letzteres sicherlich nicht, denn schon in Grimms Märchen hören wir vom „Jungbrunnen", von der permanenten Jugendlichkeit der Helden, vom „Wasser des Lebens" etc.. Offensichtlich haben wir es mit einem alten Menschheitstraum zu tun, einem Mythos, der den Wunsch ausdrückt immer mit der Kraft der Jugend ausgestattet zu sein und - vor allem - nicht zu sterben!

Die *Angst vor dem Tod* ist für den Menschen eine treibende Kraft, die in seinem Leben zu allen Zeiten eine zentrale Rolle einnahm. Letztendlich führte diese Angst auch zum „Trotz" gegen den Tod, der zu verschiedenen Zeiten und in verschiedenen Kulturen oft bizarre Formen annahm. Unser heutiger Trotz gegen den Tod drückt sich vor allem in unserer Medizin aus, die es ja tatsächlich geschafft hat, viele früher tödliche Leiden heilbar zu machen. Damit scheint der Tod häufig keine Notwendigkeit mehr zu sein. Er scheint besiegt, oder man glaubt zumindest, eine entscheidende

Schlacht gegen ihn gewonnen zu haben. Doch, wie so oft, täuscht auch hier der äußere Eindruck.

Der Tod ist weiterhin eine Realität, die auch modernste medizinische Techniken nicht beseitigen können. Man stirbt zwar heute kaum noch an Epidemien u.ä., die in früheren Zeiten die Mehrzahl der Menschen hinwegrafften - aber man stirbt weiterhin. Der Tod konnte nur in seiner greifbarsten Erscheinungsform bekämpft werden, nämlich wenn er sich uns direkt als Feind - ob als Raubtier oder Bakterium - gegenüberstellte. Der Tod als Abstraktum, als Notwendigkeit und Bedingung des Lebens konnte nicht besiegt werden.

Und das ist gut so, denn gelänge es tatsächlich, den *Tod als natürlichen Faktor unseres Regulationssystems* auszuschalten, dann wäre die Überbevölkerung schnell so groß, daß alle „Unsterblichen" dennoch verhungern müßten. Dies wäre auch der Fall beim Krebs, wenn er nicht vorher schon lebenswichtige Elemente des Organismus verdrängen und zerstören würde.

Die Verweigerung gegen den Tod - und damit gegen die Gesetze des Lebens - ist also Mensch und Krebs gemeinsam, wenn auch in unterschiedlich unvollkommener Form. Wir sagen „unvollkommen", weil es sich dabei um eine Unmöglichkeit an sich handelt. In dieser Hinsicht hat dieses Streben etwas „Kindisches" im wahrsten Sinne des Wortes, denn sowohl beim Krebs als auch beim zivilisierten Menschen sind stark regressive Wesenszüge zu erkennen, die *Lorenz* schon als „Unreife" oder als „unreflektierte Infantilität" klassifiziert hat.[30] Um zu begreifen, was damit gemeint ist, werden wir noch einmal einen Blick auf die Natur der Krebszelle werfen müssen.

In Kapitel 1 führten wir aus, daß sich die Krebszellen in gewisser Hinsicht wie embryonale Zellen verhalten, die nur Teilung und Stoffwechsel kennen. Sie differenzieren sich nicht, was gleichbedeutend damit ist, daß sie keine speziellen Aufgaben im Gesamtgefüge des Organismus übernehmen. Die Verweigerung der Differenzierung hat die Folge, daß die Krebszelle mehr oder weniger auf den Stand eines Einzellers regrediert. Eine Besonderheit des Einzellers ist die *potentielle Unsterblichkeit*, die nunmehr auch der Krebszelle zu eigen ist.

Die Verweigerung der Differenzierung und mithin der natürlichen Reifung und Alterung führt hier also tatsächlich zum „Nichtigwerden“ des Todes, wenn auch nur vorerst und damit scheinbar. Ausgenommen sind natürlich jene Zellen, die wie die bekannten Hela-Zellen[31] in Labors weiter ernährt werden. Hier zeigt sich aber die Tatsächlichkeit der obigen Behauptung von der potentiellen Unsterblichkeit der Krebszellen, die kein Alter, keine Reifung und damit keinen natürlichen Tod kennen. Soweit die Krebszellen.

Die Verweigerung des Alterns ist beim modernen Menschen ebenfalls leicht zu erkennen. Man muß heutzutage jung aussehen und wirken; es gehört mit zum Prestige, die Jugendlichkeit möglichst lange zu konservieren. Ewige Potenz und Schönheit, alles Merkmale der Jugend, sind das erklärte Ziel, dem man sich verschreibt und von dem ganze Industriezweige leben. Nun wäre das alles nicht schlimm und eher amüsant, wenn da nicht zwei Varianten des obigen Prozesses gleichgeschaltet wären: Die *Verweigerung gegen die Reifung* und *die gegen den Tod.* Befassen wir uns zuerst mit ersterer Variante.

Es ist ein Merkmal der Jugend, daß sie eine gewisse „Unreife“ besitzt. Dies ist durchaus nicht abwertend gemeint, denn nur die formbare Unreife ermöglicht durch den Prozeß des Lernens eine spätere geformte Reife. Dieser Prozeß des Lernens ist aber notwendigerweise aufs engste verknüpft mit der biologischen Entwicklung des Individuums, welches im Laufe der Zeit verschiedene Phasen durchläuft. Diesen Vorgang nennt man „Altern“. Wir sehen also, daß Altern und Reifung miteinander einhergehen; eine einfache Tatsache, die dennoch ihrer ausdrücklichen Erwähnung bedarf. Weigern wir uns nämlich zu altern, verweigern wir uns damit auch unserer Reifung. Wir verweigern im übertragenen

Sinne die *Differenzierung zu erwachsenen Zellen*, welche die Verantwortung im gesamten Lebensgeschehen, d.h. ihre Aufgabe auf sich nehmen.

Lorenz sieht hierin auch den Grund für den fehlenden Altruismus bei dem Krebs und modernen Mensch; er betrachtet die Du-Bezogenhei*t* nämlich als reife Reaktion, die dem jugendlichen Wesen einfach abgeht.[32] Weiterhin bemerkt er treffend, daß dies für das Kind oder für den Jugendlichen durchaus normal und richtig ist; erst wenn eine bestimmte Altersgrenze überschritten ist, wird dieser Zustand zu etwas Unhaltbarem und mithin zur Krankheit.[33]

Fehlende Reifung, sprich Differenzierung, wird heutzutage leider offiziell propagiert, indem z.B. zur Flexibilität in Arbeitswelt und Privatleben aufgefordert wird. Diese Flexibilität ist aber wiederum ein klassisches Merkmal der Jugend und mithin auch der Unreife.

Deutlich wird oben Gesagtes auch, wenn wir uns die schier unendlich langen Ausbildungszeiten im modernen Schul- und Arbeitsbetrieb anschauen. In dem Alter, wo die Leute heute ihre Schulausbildung abschließen, hatten frühere Generationen längst ihre Gesellenprüfung hinter sich gebracht und standen mit beiden Beinen im Arbeitsleben. Besonders drastisch nimmt sich das im akademischen Bereich aus, wo man frühestens mit 25 Jahren seine „Qualifikation" erlangt, ein Alter, in dem in früheren Jahrhunderten ein Mann bereits reifer Vater von mindestens vier Kindern war.

Wir sehen also auch hier eine offiziell sanktionierte Regression der Entwicklung, die ihrem Wesen nach eben nichts anderes ist als die oben beschriebene Verweigerung des natürlichen Alterns, das eine biologische Notwendigkeit ist und bleibt. Daran ändert auch die Tatsache nichts, daß andere Gründe für ein solches Vorgehen vorgeschoben werden. Die Folgen sind jedenfalls fatal.

Da biologische, naturgegebene Notwendigkeiten aber nicht ganz zu verhindern sind, verdrängen wir sie eben aus unserem Bewußtsein. Die Frage ist, warum es beispielsweise den meisten

Menschen heute so schwerfällt, mit dem Bewußtsein des Todes zu leben, anstatt ihn verdrängen oder besiegen zu wollen. Daß dem so ist, sehen wir an den Umständen, unter denen die Menschen in der zivilisierten Welt sterben: in versteckten Sterbezimmern und Sterbekliniken. Und die dem Tod nahe sind, die Alten und Schwerkranken, werden aus dem Gesichtsfeld und somit aus dem Bewußtsein verbannt, indem sie in sogenannte Altersheime und Hospize abgeschoben werden, wo sie nun buchstäblich auf ihr Ableben warten. Und all dies geschieht trotz unserer „humanitären" Ideale, die sich einmal mehr als nur vorgeschoben erweisen.

Die Antwort auf diese Frage liegt wohl in der Unreife, die dem modernen Menschen anhaftet, womit wir uns allerdings im Kreise bewegt hätten. Der Grund für die Unfähigkeit, dem Tod offen ins Auge zu blicken, ist in einem Mangel an Lebenserfahrung zu suchen, die normalerweise auch die bewußte Begegnung mit dem Tod einschließt. Und nur das bewußte Erleben des Todes anderer bereitet uns auf den eigenen Tod vor. Da dies aber heutzutage fast unmöglich gemacht wird, schließen wir uns in einen Teufelskreis des Verdrängens ein, der die Lage nur noch schlimmer macht. Hierauf und auf Möglichkeiten zur Lösung dieses Problems werden wir noch zurückkommen müssen.

Zusammen mit den in den vorausgegangenen Kapiteln beschriebenen Phänomenen und Mechanismen bildet der moderne Jugendlichkeitswahn eine verhängnisvolle Allianz, eine Gefahr für den Menschen und für das ganze Leben auf unserem Planeten. Die Zivilisation hat sich wie ein gigantischer Moloch über unseren Planeten ausgebreitet und den abgelegensten Winkel erfaßt. Mit ihr Hand in Hand gingen *Verwüstung* der Lebensräume, *Ausbeutung* der Natur und der natürlichen Ressourcen sowie ein unvergleichlich brutaler *Ausrottungsfeldzug* gegen „uneinsichtige" Naturvölker, die als „unzivilisierte Wilde" weichen mußten. Diese *manifesten Krankheitserscheinungen* werden uns im nächsten Kapitel beschäftigen.

28. ZERSTÖRUNG DES SYSTEMS ALS SELBSTZERSTÖRUNG

Die Mediziner der alten Schule bezeichnen Krebs interessanterweise als *konsumierende Erkrankung*, womit die auszehrende, vernichtende Wirkung des Krebses auf den Organismus charakterisiert wird. Zu diesen konsumierenden Krankheiten zählen auch Tuberkulose und AIDS, die hier jedoch nicht im Vordergrund stehen sollen.

Dieser Ausdruck ist insofern interessant, als er das *Wesen des Krebses* sehr gut umschreibt - und dies auch im Sinne des allgemeinen *Krebsprinzips*. Dies haben wir schon in Kapitel 26 gesehen, wo wir feststellten, daß beim Fehlen altruistischer Verhaltensweisen nur noch ein *egoistisches Konsumverhalten* übrig bleibt, welches keinerlei Rücksicht auf die Gesamtheit des Organismus nimmt. Dazu kommt die steigende *Überbevölkerung* - ob beim Menschen oder beim Krebs -, welche die Situation immer weiter verschärft. Der zum Selbstzweck erhobene Konsum führt unter diesen Bedingungen zu gewaltigen Problemen im Energiehaushalt des ganzen Systems; im Körper nennt man die Folgen *Auszehrung*, im globalen System nennt man sie *Ressourcenverknappung* aufgrund von Raubbau.

All dies würde im Laufe der Zeit bereits zu einer *Zerstörung des Systems* und somit zur *Selbstzerstörung* führen. Doch das systemblinde Krebsverhalten bringt weitere schwerwiegende Probleme mit sich, z.B.die *endogene Vergiftung*, eine Vergiftung von innen, die sich bei Krebserkrankungen häufig einstellt. Krebszellen konsumieren nämlich nicht nur blind, sondern sie achten auch nicht auf die Verwendbarkeit des „Outputs" im Gesamtorganismus; dies ist durch das Fehlen eines umsichtigen Altruismus leicht verständlich. So entstehen aufgrund einer unzureichenden „Zellverdauung", eines gestörten Stoffwechsels, zahlreiche *Abfallstoffe*, die in größeren Mengen zu *Giftstoffen* für den Organismus werden. Die Krebszellen geben diese Stoffe nämlich einfach in die umliegenden Gewebe ab.

Eine vergleichbare *Abfallproblematik* haben wir Menschen geschaffen, indem wir die Ressourcen unseres Planeten nicht adäquat nutzen und Stoffe produzieren, die nicht in den Kreislauf der Natur zurückgeführt werden können. Allgegenwärtige Müllberge legen hierfür deutlich Zeugnis ab, und es geschieht immer häufiger, daß man nicht mehr weiß, wohin man den ganzen Müll verfrachten soll. Der bekannte „Mülltourismus" bietet keine Lösung und ist allenfalls eine Verschiebung bzw. Verdrängung des Problems. Irgendwie erreichen uns die Giftstoffe doch wieder - sei es durch vergiftete Importnahrung, sei es über das verseuchte Grundwasser.

Doch nicht nur feste Abfälle sind eine Gefahr für die Umwelt und uns selbst; auch die gasförmigen und flüssigen Abfälle führen zu besorgniserregenden Schäden. Die Meere sterben an den Gifteinleitungen aus all den Flüssen, die den Industriezentren als billige Kanalisation dienen. Außerdem werden andere Gift- und Abfallstoffe direkt mit Schiffen auf das Meer gebracht und „verklappt".

Hinzu kommen „Unfälle" wie der des Tankers *Exxon Valdez* oder das Kriegs- und Umweltdebakel am Persischen Golf, welches gleich ein ganzes Meer für Jahrhunderte ruinierte. Unzählige Organismen sterben Tag für Tag einen teils qualvollen Tod - man denke nur an die Seevögel bei einer „Ölpest", die mit verklebtem Gefieder langsam eingehen - für menschliche Eitelkeiten und den Wohlstand einiger weniger. Aber auch diese werden von dem angerichteten Schaden erreicht, wenn auch meist auf Umwegen. Man denke einmal an die katastrophale Lage der Weltmeere und an die „innere" Vergiftung, wenn man genüßlich einen Seefisch verspeist.

Als besonders problematisch gelten heute die gasförmigen Abfälle, die von Industrie und Kraftverkehr etc. in riesigen Mengen erzeugt werden. Begriffspaare wie „FCKW-Ozonloch" oder „Kohlendioxid-Treibhauseffekt" haben inzwischen eine traurige Berühmtheit erlangt. Wir sind dabei, das ganze klimatische Gleichgewicht auf unserem Planeten zu verschieben, ohne überhaupt begriffen zu haben, wie wir das tun. Vieles ist in diesem Bereich noch recht unklar, wenn es auch als gesichert gilt, daß unsere gasförmigen Abfälle diese Wirkungen zeitigen.

Auch über die tatsächlichen Folgen dieser Umweltverschmutzung wissen wir zu wenig, aber das, was man weiß, ist schlimm genug. Klimakatastrophen wie z.B. Wirbelstürme, Sturmfluten, Dürrekatastrophen und sintflutartige Niederschläge mit nachfolgender Bodenerosion, die heute schon teilweise eingetreten sind, werden sich in absehbarer Zeit verschlimmern.

An dieser Stelle muß vor einer weitverbreiteten Fehleinschätzung gewarnt werden: Viele Menschen glauben immer noch, daß Wissenschaft und Technologie die selbstfabrizierten Probleme wieder ins Lot bringen können und deshalb keine reale Gefahr bestehe. Dies ist ein Trugschluß großen Stils, da die vergötterte Wissenschaft dazu erst einmal das Gleichgewichtssystem unseres Planeten durchschauen müßte, und das nicht nur im Prinzip, sondern im Detail! Zudem regiert weiterhin das Gesetz von der „Machbarkeit“ und nicht etwa die *Verantwortlichkeit gegenüber dem Leben* - sei es menschlicher, tierischer oder pflanzlicher Natur.

Umweltschutzorganisationen sind zwar wie Pilze aus dem Boden geschossen und bilden eine Lobby für die arg gebeutelte Natur, aber diese Handvoll Altruisten sind unserer Meinung nach nur wie ein Tropfen auf dem heißen Stein. Wenn wir es nämlich bei unserer Zivilisation tatsächlich mit einem *krebsanalogen Phänomen* zu tun haben - und vieles spricht dafür -, dann verändern wenige gesunde Zellen nichts an der grundsätzlichen Krankheit. Solange weiterhin eine Mehrheit in der zivilisierten Welt egoistisch dem Konsumwahn frönt, ist die Zerstörung des Systems und die daraus folgende *Selbstzerstörung* unausweichlich.

Hiermit sind wir an einem letzten Punkt in unserer Krebs-und-Zivilisation-Analogie angelangt, dem *Mehrheits-Minderheits-Verhältnis*. Was ist in diesem Zusammenhang darunter zu verstehen? Betrachten wir den Fall des Krebses, so wird klar, daß hier eine *Minderheit* - die Krebszellen - die *Mehrheit* der gesunden Zellen im wahrsten Sinne des Wortes ausbeutet. Krebs betreibt *Raubbau* am Organismus. Dieser Raubbau ist jedoch ein Phänomen, das in der Natur normalerweise nicht vorkommt; wir haben im II. Teil gesehen, daß in der Natur alles in Kreisläufen verschachtelt ist, die jeden einseitigen Nutzen ausschließen.

Raubbau finden wir aber auch als *Prinzip menschlichen Handelns* - und auch hier beutet stets eine Minderheit die Mehrheit aus, sei es nun die „Dritte Welt" oder die Natur. Dies deuteten wir bereits in unserer Diskussion eines fehlenden Altruismus an, der letztendlich der Grund für eine solche kurzsichtige Vorgehensweise ist. Kurzsichtig deshalb, weil die aus dem Raubbau resultierende Verarmung der Umwelt letztlich auf uns zurückwirkt.

So verschwinden z.B. bei der blindwütigen Rodung und Zerstörung der Tropenwälder täglich einige Tier- und Pflanzenarten unwiederbringlich vom Antlitz dieser Erde. Arten, über die wir nichts oder nur wenig wissen; weder über ihre Rolle im Gesamtsystem des Lebens noch über den potentiellen Nutzen, den sie für uns hätten haben können. Vielleicht sind wir gerade in diesem Moment dabei, mit einem Stück Regenwald im fernen Borneo die Pflanze auszurotten, die in der Zukunft ein potentes Heilmittel gegen den Krebs hätte sein können.

Im Rahmen solcher Raubbau-Projekte zerstören wir jedoch nicht nur die Natur ferner Länder (sowie vor unserer Haustür), sondern wir rotten auch mitleidslos unsere eigenen Artgenossen aus. So sind z.B. die Yanomami in Brasilien auch heute noch Freiwild für die von der Regierung bezahlten „Goldsucher", die nichts anderes als blut- und profitgierige Söldner eines verkommenen Systems sind, welches den endgültigen Völkermord an den unbequemen Indios plant und durchführt. Dies ist natürlich ein Extremfall, aber er ist symptomatisch für die Situation der Naturvölker auf unserem Planeten.

Eine andere Art des Völkermords als die der direkten Ausrottung findet nämlich eine wesentlich breitere Basis und darf heute schon als der „Normalfall“ gelten: der Kulturmord. Die „rückständigen Wilden“ werden zwangsweise „zivilisiert“, in Schulen gestopft, in Kirchen gepfercht und letztendlich um ihre ursprüngliche Lebensweise gebracht. Was folgt, ist hinlänglich bekannt: Sinnverlust aufgrund von Traditionsverlust und damit einhergehend Alkoholismus und hohe Suizidraten. Diese Phänomene kann man immer wieder dort feststellen, wo „Primitiven“ unsere „Kultur“ nahegebracht bzw. aufgezwungen wird.[34] Inwieweit man das, was wir „Kultur“ nennen, überhaupt so bezeichnen darf, wird noch zu untersuchen sein.

All diese „zivilisierten“ Verbrechen wirken auf uns zurück, und wenn wir das System des Lebens auf dieser Erde zerstören, zerstören wir uns letztlich selbst. Dies hat einmal ein „Wilder“ - der Sioux-Medizinmann *Lame Deer* - sehr treffend ausgedrückt, auch ohne westliche Schulbildung: „Wir alle müssen uns selbst als einen Teil der Erde sehen; nicht als einen Feind von außerhalb, der versucht, ihr seinen Willen aufzunötigen. Wir, die wir die Bedeutung der heiligen Pfeife kennen, wissen auch, daß wir - als Teil der Erde - keinen Teil von ihr verletzen können, ohne uns selbst zu verletzen.“ [35]

Und da glauben viele von uns doch tatsächlich noch, diesen Menschen „Kultur“ bringen zu müssen, wo wir es bitter nötig hätten, von ihnen zu lernen. Zu lernen, wie man im Einklang mit der Natur und ihren Gesetzen leben kann; zu lernen, sich als Teil eines größeren Systems zu empfinden, welches die eigene Existenz umfassend einschließt. Vielleicht könnte uns dies noch in letzter Minute retten.

29. GRENZEN DER PARALLELEN

Bevor wir nun abschließend zu den Grenzen der Parallelen zwischen Krebs und moderner Zivilisation kommen, wollen wir noch einmal zusammenfassend die wesentlichen Punkte hervorheben, die wir kritisch untersucht haben.

Wir gingen davon aus, daß dem Krebs ein *allgemeines Prinzip* des Lebendigen zugrunde liegt, welches demnach nicht nur einzelne Organismen, sondern auch andere lebendige Systeme befallen kann. Zum Nachweis dieser Aussage untersuchten wir die *Analogien* zwischen Krebs als bekanntem Phänomen, als Krankheit, und der menschlichen Zivilisation, die in einem anderen Maßstab ähnliche Folgen zeigt. Folgende Analogien wurden untersucht:

Erstens hoben wir die Parallele zwischen *Bevölkerungsexplosion* und *ungehemmtem Wachstum* der Krebszellen hervor - ein deutliches Zeichen dafür, daß Regulationsmechanismen versagt haben und ein Teilsystem in den verhängnisvollen Sog der positiven Rückkopplung geraten ist. Daraus ergab sich zweitens eine vor allem aus Raumknappheit resultierende *Zusammenballung* der „Individuen" - der Krebszellen zu Tumoren, der Menschen in Städten und ähnlichen Ballungsgebieten.

Aber nicht nur die Organisationsformen zeigten Ähnlichkeiten, sondern auch die Verhaltensweisen der Teile zueinander: In Punkt drei zeigten wir, daß der moderne Mensch häufig ähnliche *Kommunikationsstörungen* zeigt, wie dies von den Krebszellen bereits bekannt war. Dieser Punkt führte zu der Frage nach den Gründen für solche seltsamen Entwicklungen, die in Punkt vier beleuchtet wurden. Sowohl Krebs als auch Zivilisation zeigen das deutliche Merkmal des *Traditionsverlustes* - einmal als Verlust des Erbgutes (Krebs) und zum anderen als Ablehnung der althergebrachten Lebensweisen und Organisationsformen seit der Zeit der „Aufklärung" (Zivilisation).

Da nun ein solches Leben zwangsläufig den grundsätzlichen Regeln alles Lebendigen widerspricht, müssen sowohl Krebs als auch Zivilisation einen Weg gefunden haben, die natürlichen Kontrollmechanismen des übergeordneten Systems zu unterlaufen bzw. zu umgehen. Beim Menschen fanden wir hier verschiedene Mechanismen zum *Ausschalten der natürlichen Auslese* wie Medizin, Hygiene, Kleidung etc., die Parallelen im Krebsgeschehen haben; hier wird die körpereigene Abwehr oft mit ähnlichen „Tricks" ins Leere geschickt.

Als sechsten Punkt untersuchten wir die *egoistischen Verhaltensweisen* von modernem Mensch und Krebszelle und stellten fest, daß dieser Egoismus eigentlich ganz „gesund“ ist. Was ihn so gefährlich macht, ist das *Fehlen* einer komplementären Regung, *eines ausgleichenden Altruismus*. Dieses Merkmal ist aber in beiden Fällen ein „infantiles“ Phänomen der Unreife oder der niedrigen Differenzierung. So betrachteten wir in Punkt sieben diese *persistierende Jugendlichkeit*, die auf Seiten der Krebszellen zu einer potentiellen Unsterblichkeit führt, die andererseits für den Menschen ein Wunschtraum ist und hoffentlich auch bleiben wird.

Im achten und letzten Punkt betrachteten wir die *zerstörerischen Folgen* beider Phänomene und fanden auch hier erstaunliche Analogien (endogene Vergiftung, Raubbau etc.). Alles in allem ergeben sich also deutliche Analogien, die teilweise bis ins kleinste Detail zu verfolgen sind. Es ist demnach sicher nicht verfehlt, von einem allgemeinen *Krebsprinzip* zu sprechen, welches auf der Ebene des Organismus analoge Folgen zeitigt wie auf der Ebene der Erde. Allerdings mit gewissen Einschränkungen, da die Erde ein weitaus komplexeres System ist. Damit sind wir beim Thema dieses Kapitels angelangt - den *Grenzen der Parallelen*.

James Lovelock, einer der populärsten Vertreter eines wissenschaftlichen Konzepts von der „lebendigen“ Erde[36], lehnt z.B. den Vergleich des Menschen mit einem „Krebsgeschwür“ des Lebewesens Erde kategorisch ab. Er argumentiert dabei folgendermaßen:

„Menschen sind keineswegs wie ein Krebsgeschwür. Bösartiges Wachstum in einem Lebewesen erfordert die Umwandlung von codierten Informationen in den Genen einer Zelle. Die Nachkommen so veränderter Zellen wachsen dann unabhängig vom System dieses Lebewesens. (...) Um wie ein Krebsgeschwür zu sein, müßten wir zuerst unsere Art ändern und dann ein Teil eines Wesens werden, das weitaus stärker durchorganisiert ist als *Gaia*.“[37] Mit „Gaia“ bezeichnet Lovelock das Konzept einer lebenden Erde. Kommen wir nun zu seinen Argumenten: Lovelocks Behauptung, wir müßten erst noch unsere Art ändern, ist reichlich kurzsichtig; wir *haben* sie bereits geändert. Der Traditionsverlust des modernen Menschen ist ja gerade ein Analogon zur genetischen Selbständigkeit der Krebszellen. Allerdings sind hiermit - und das ist zu betonen - nicht alle Menschen gemeint, sondern nur die „zivilisierte Mutante". Der „Mensch" als abstrakter Überbegriff aller Kulturen und Kulturvarianten ist sicherlich kein „Krebsgeschwür"!

Sein zweites Argument von der unterschiedlichen Organisation von Erde und Organismus ist da schon besser, obwohl wir nicht seiner Ansicht sind, daß die Erde weniger durchorganisiert sei als z.B. der menschliche Organismus. Immerhin enthält das Gesamtsystem Erde alle „hochstrukturierten" Lebensformen, die Lovelock meint, und vernetzt sie zu einem übergeordneten Ganzen, welches dann ja wohl kaum als „weniger durchorganisiert" bezeichnet werden kann; ein solcher Gedanke ist einfach absurd.

Es ist gerade die *komplexere Organisation*, die einen Unterschied macht: Das Lebewesen Erde ist *entscheidend anpassungsfähiger* als ein einfacher Organismus. Dies liegt an einer gewissen „Formlosigkeit" ihres Lebenssystems - eine Tatsache die auch Lovelock richtig bemerkt hat.[38] Was bedeutet dies aber konkret?

Die Erde - oder besser gesagt: die Gesamtheit des Lebens auf unserem Planeten - hat die Möglichkeit, eine solche „Krebserkrankung großen Stils" zu überleben und wird dies auch vermutlich tun. Dies bedeutet jedoch nicht, daß der Mensch auch mit ihr überleben wird. Vielmehr ist es so, daß wir in unserem verblendeten krebsartigen Tun an dem Ast sägen, auf dem wir sitzen, und damit in erster Linie auf die Selbstzerstörung zusteuern. Die lebendige Erde hat im Sinnbild eines metaphorischen Baumes jedoch weit mehr Äste als den, auf dem wir hocken. Zwar werden einige davon mit abbrechen - was wir schon heute mit der Ausrottung ganzer Arten bewirken - aber es werden genügend Sprosse für neues Leben vorhanden sein. Ein Leben, welches zwar ganz anders sein wird als das, was wir heute kennen, aber welches irgendwann wieder in ein Systemgleichgewicht zurückkehren wird. Allerdings vermutlich *ohne* uns Menschen...

Es ist zudem sehr wahrscheinlich, daß die Erde in der langen Geschichte des Lebens bereits einige solcher „Krebserkrankungen" erfolgreich überstanden hat; man denke nur an die besonders „erfolgreiche" Tiergruppe der *Trilobiten*, die sich so lange weltweit vermehrten, bis sie ihren Lebensraum völlig überlasteten und schließlich vor ca. einer Milliarde Jahren endgültig ausstarben. Ähnlich mag es auch den *Sauriern* ergangen sein, für deren letztendliches Verschwinden immer noch nach einer schlüssigen Erklärung gefahndet wird. Vielleicht waren auch sie Opfer einer Überbevölkerung, die in den Sog der positiven Rückkopplung gerieten und letztlich den Folgen des *Krebsprinzips* erlagen.

Um das Leben als solches brauchen wir uns also keine Sorgen zu machen - es wird auch ohne uns weiter bestehen. Aber um unser Leben und um das Leben der Erde, wie es in seiner jetzigen Form und Vielfalt existiert, darum sollten wir uns Sorgen machen. Und gerade in dieser Möglichkeit des *„Sichsorgens"* liegt eine andere Grenze der Parallelen:

Wir haben im Gegensatz zu den (nach aller Wahrscheinlichkeit) unbewußten Krebszellen die Möglichkeit, unseren Zustand zu erkennen, um bewußt den Mißständen gegenzusteuern. Was aber dazu nötig ist, ist die *Bewußtmachung des Dilemmas*, in dem wir stecken. Ohne ein tieferes Verständnis unserer Situation auf der belebten Erde wird es wohl kaum möglich sein, den fatalen Auswirkungen zu entgehen, die wir selber in die Wege geleitet haben. Aus diesem Grunde befaßt sich der IV. Teil dieses Buches noch eingehender mit der komplexen Problematik der Zivilisation - wenn auch nicht mehr im Analogiemodell des Krebses, sondern in einer allgemeinen kritischen Form. Später kehren wir dann zum Thema Krebs zurück.

Zum Abschluß des III. Teiles müssen wir jedoch noch vor zwei fatalen Mißverständnissen warnen, die sich aus dem bisher Gesagten bei oberflächlicher Lektüre ergeben könnten: Zum ersten könnte man glauben, die Analogie zwischen Krebs und Zivilisation besage auch, daß die krebskranken Menschen die typischen Vertreter unserer irregeleiteten Gesellschaft seien. Dem ist jedoch nicht so! Wenn überhaupt ein direkter Zusammenhang zwischen Krebs und Zivilisation vorliegt, der über die prinzipielle Analogie hinausgeht, so wohl eher in umgekehrter Richtung. Alles andere wäre so absurd wie die Vorstellung, daß ein Ei Hühner legt!

Die Krebskranken sind unserer Meinung nach eher willfährige Opfer des zivilisatorischen Prozesses, die diesen verinnerlicht und somatisiert haben. Dies ist durchaus denkbar, wenn man sich die Ergebnisse *Grossarth-Maticeks* noch einmal vor Augen hält, die ja deutlich nachwiesen, daß die typische Psyche des Krebskandidaten überangepaßt ist und versucht, die Forderungen der Gesellschaft uneingeschränkt zu erfüllen.[39] Ein solcher Zusammenhang müßte jedoch noch genauer untersucht werden.

Das zweite Mißverständnis ist eher ein „Unverständnis", welches leider immer noch weit verbreitet und nicht ungefährlich ist. Auch Wissenschaftler wie z.B. *Lovelock* vertreten immer wieder die Ansicht, daß der zivilisierte Mensch nicht krank, sondern - im Gegenteil - *stark* sei. [40] Die Umwelt erweise sich als zu schwacher Gegenpart für unsere starke, „geniale" Art mit ihren fortschrittlichen Technologien; und darin liege auch der Grund für das ökologische Dilemma.

Ein solcher Glaube ist insofern fatal, als hierbei die systemische *Eingebundenheit* des Menschen in das Naturgeschehen geleugnet oder bagatellisiert wird, vielleicht in der Meinung, wir könnten die biologische Umwelt eines Tages technologisch „ersetzen". Ganz abgesehen davon, daß dies eine recht geist- und vor allem seelenlose Vorstellung ist, läßt sich der Glaube an die Stärke unserer Art leicht austreiben:

Wenn blinder Erfolg in Vermehrung und Konsum - ganz gleich mit welchen Mitteln er erzielt wurde - ein tatsächlicher Erfolg wäre, so wären auch die Krebszellen „erfolgreich“ und „stark“ zu nennen. Immerhin zeigen sie dieselbe fatale „Stärke“ gegenüber dem Rest des Organismus. Wir müssen aber schleunigst von dieser Selbstüberschätzung ablassen, die uns glauben macht, wir seien „die Krone der Schöpfung“, um als *Teil der Schöpfung* weiterhin unsere Chancen zu wahren. Ansonsten ist das Schicksal der zivilisierten Menschheit im Krebsprinzip beschlossen - und auch beendet.

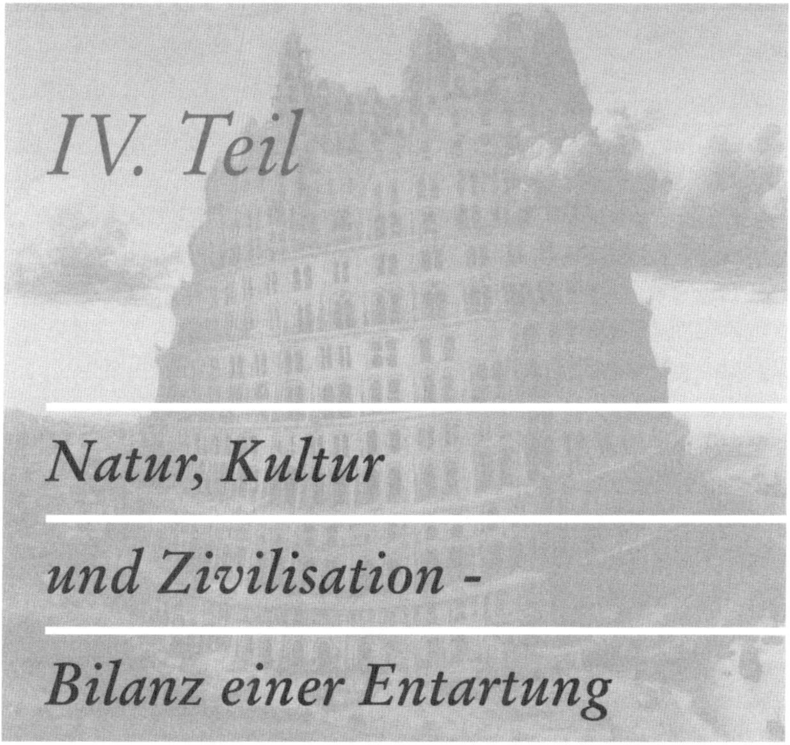

IV. Teil

Natur, Kultur und Zivilisation - Bilanz einer Entartung

30. AUSWEITEN DER BETRACHTUNG

Die Vorstellung, daß die moderne Zivilisation einen *Krankheitsprozeß* darstellt, hat etwas Bedrückendes und wird daher sicherlich auf Kritik und Ablehnung stoßen. Immerhin sind wir mit ihren Werten aufgewachsen und haben diese als richtig und unentbehrlich betrachten gelernt. Letztendlich lernten wir auch, diese Werte zu verteidigen. Dennoch können wir all die Mißstände in unserer Welt nicht übersehen; und ebensowenig die Tatsache, daß unsere zivilisierte Lebensweise diese maßgeblich hervorgerufen hat. Die Einsicht aber, daß die Zivilisation in ihrer heutigen Form eine Krankheit ist und wir uns selbst in eine Sackgasse manövriert haben, erfordert, über den eigenen Schatten zu springen und das Erlernte rückhaltlos zu hinterfragen.

Die Erörterungen des III. Teiles waren *diagnostischer Art*. Wir haben eigentlich nicht mehr getan, als zu beschreiben, was geschieht, um es dann mit den bekannten Krebskrankheiten zu vergleichen. Und die vorgefundenen Analogien waren - wie *Lorenz* bereits vermutet hatte - wirklich „verblüffend“ [1]. Was nun aber noch fehlt, ist die Frage nach den Ursprüngen dieser Entwicklung, die ja irgendwo ihren Anfang gehabt haben muß. Hierbei darf man jedoch nicht den gleichen Fehler machen, den die Krebsforschung bei ihrem Fahnden nach *der* „Ursache“ beging: Monokausalistische Denkschemata sind sicherlich fehl am Platz.

Es gilt also, die komplexe Entwicklung unserer heutigen Lebensform in ihren Grundzügen darzustellen und kritisch zu beleuchten. Dazu müssen wir den Rahmen unserer Betrachtung ausweiten und neue Gesichtspunkte finden, die geeignet sind, ein Verständnis der komplexen Situation zu fördern. Eine ganzheitliche Sicht des Menschen und der Welt, in der er lebt, darf sich nicht auf eine reine Beschreibung der Zustände beschränken.

Aus diesem Grund werden wir zunächst eine *historische Bilanz* ziehen, die zeigen soll, was den modernen Menschen von seinen

Vorgängern unterscheidet, die ja offensichtlich „besser“ mit den ökologischen Gegebenheiten unseres Planeten zurechtgekommen sind. Hierbei stehen vor allem auch geistige und weltanschauliche Aspekte im Mittelpunkt, die das „Wesen“ des Menschen der jeweiligen historischen Epoche maßgeblich bestimmt haben. Wir werden in Gedanken eine Reise in unsere eigene Vergangenheit machen, die uns vom archaischen *Naturmenschen* zum Ackerbau betreibenden *Kulturmenschen* führt. In einem weiteren Schritt werden wir dann in die heutige Zeit zurückkehren und den zivilisierten *Jetztmenschen* als modernen Nachfahren dieser Vorgänger betrachten.

Im Anschluß an diese historische Betrachtung werfen wir einen Blick auf die Krankheiten des Jetztmenschen, die durch seine Lebensweise bedingt oder mitverschuldet sind: die *Zivilisationskrankheiten*. Es soll gezeigt werden, daß auch hier Analogien zwischen der Phänomenologie der einzelnen Erkrankungen und des Zustands der zivilisierten Welt bestehen.

Dieser Schritt führt uns dann zu den *ursächlichen Fehlleistungen* des modernen Menschen, die in *verfehlten Denkformen*, *blindem Fortschrittsglauben* sowie in einer *allgemeinen Entfremdung* von der natürlichen Welt gesehen werden. Auch religionspsychologische Aspekte werden nicht ausgespart; Denken und Glauben, Geist und Seele sind immerhin Teile unserer Ganzheit, die eine maßgebliche Grundlage für all unser Handeln bilden. Mithin ist das zivilisatorische Dilemma auch ein *psychologisches und soziologisches Problem*, dem in diesen Kapiteln angemessen Rechnung getragen werden soll.

Eine solche komplexe und vielschichtige Betrachtung wird nötig sein, um später Lösungsvorschläge liefern zu können, die auch nur annähernd der Wirklichkeit gerecht werden. Denn gutgemeinte Vorschläge zur Lösung all unserer Probleme gibt es viele, aber sie scheitern meist an ihrer hoffnungslosen Wirklichkeitsferne. Daher müssen wir uns auch mit den Grenzen unserer Möglichkeiten vertraut machen, die von verschiedenen Seiten allzu gerne abgeleugnet oder übersehen werden. Mit diesem Thema beschäftigt sich das letzte Kapitel dieses Teiles, welches bereits in den V. Teil überleitet, wo es dann endlich um Perspektiven und Möglichkeiten der Lösung in bezug auf den Krebs und das allgemeine *Krebsprinzip* gehen wird.

Doch kehren wir zunächst gedanklich in eine Zeit zurück, wo der Mensch anfing, Mensch zu sein. Welche Rolle spielte er im Naturgeschehen und welche Rolle spielte das Naturgeschehen für ihn?

31. NATUR: DER ARCHAISCHE MENSCH

Trotz zahlreicher urzeitlicher Knochen- und Werkzeugfunde liegt die Urgeschichte des Menschen weitgehend im Dunkeln. Was wir wissen, ist eine vage Rekonstruktion einer Lebensweise, die viele Lücken aufweist. Zum Glück gibt es aber auch heute noch Kulturen, die einen wahrhaft urtümlichen Charakter bewahrt haben und sich über die letzten Jahrzehntausende kaum verändert zu haben scheinen. Damit tut sich eine weitere Datenquelle auf, die es uns ermöglicht, im folgenden ein Bild vom *archaischen Menschen* zu zeichnen, welches zwar nicht richtig oder allgemeingültig sein muß, aber dennoch wahrscheinlich ist.[2]

Der archaische Mensch war notwendigerweise ein *Naturmensch*, der auf seine natürliche Umwelt in ihrem gewachsenen Zustand angewiesen war, genau wie das die rezenten Naturvölker heute noch sind. Er lebte in kleinen Gruppen - Horden oder Stämmen - als *Sammler und Jäger*. In diesem Sinne unterschied er sich ökologisch nicht von den Tieren seiner Umgebung, da er sich ganz und gar in das bekannte Räuber-Beute-Schema einfügte. Zwar verfügte der archaische Mensch schon über Jagdwaffen, die ihn seiner Umwelt in gewisser Hinsicht überlegen machte, aber eine Störung des ökologischen Gleichgewichts blieb trotzdem aus, da die Horden dieses Urmenschen ein nomadisches Dasein führten. Sie verweilten nur so lange an einem Ort, bis sich leichte „Erschöpfungszeichen“ der Umwelt zeigten und zogen dann in bessere Jagdgründe. Auf diese Weise erholte sich die Umwelt rasch und vollständig.

Man kann also sagen, daß dieser Mensch *„Raubtier-analog“* mit seiner Umwelt lebte, die er im Wesentlichen genausowenig beeinflußte, wie das irgendeine andere Lebensform einer Biozönose tut. Dies spiegelte sich nicht nur in der *Gesellschaftsform*, die man heute als *Jäger- und Sammlerkulturen* bezeichnet, sondern auch in deren Selbstverständnis, das in Kult und Religion Ausdruck fand. Magische Jagdkulte waren allgemeine Praxis und sollten den Jägern zum tatsächlichen Erfolg verhelfen.

Nachweise für diese rituellen Kulte finden wir schon in ältesten Höhlenmalereien und Skulpturfunden, die immer wieder reale oder symbolische Beutetötungen darstellen.[3] Man findet jedoch auch Abbildungen von großen Tierherden verschiedener Arten sowie Zeichnungen von Tiergeburten etc., die vermutlich ebenfalls kultische Bedeutung hatten. So nimmt man heute an, daß mit den damit verbundenen Riten die *Fruchtbarkeit* der ganzen Natur erhalten oder gesteigert werden sollte - ein Brauch, der bei vielen Naturvölkern unserer Zeit noch vorhanden ist.[4]

Der Mensch lebte also nicht nur *mit der Natur*, sondern er fühlte sich auch *verantwortlich für deren Erhalt und deren reibungslosen Funktionsablauf*, was durch viele archaische Mythen und Riten belegbar ist. So warten z.B. die Männer bestimmter Papuastämme Neuguineas unter Trommeln und Singen in einer jede Nacht stattfindenden Zeremonie auf die aufgehende Sonne, die - ihrem Glauben zufolge - ohne ihre tätige Mithilfe vielleicht nie wieder aufgehen werde. Eine Sorge und Fürsorge um die Natur wie um das eigene Leben, die uns, die wir alles als „selbstverständlich“ hinzunehmen gelernt haben, fast als „rührende Naivität“ anmuten mag. Dahinter steckt allerdings eine religiöse Grundhaltung, die wohl immer noch am besten mit *Animismus*[5] (zu lat. anima = Seele) umschrieben werden kann; ihr liegt die Vorstellung einer einer allgemeinen *Beseeltheit der Natur* zugrunde - und auf eben diese Naturseele sollten und sollen die beschriebenen Riten und Zeremonien einwirken.

Das Bewußtsein dieser frühen Menschen war also eng verknüpft mit der sie umgebenden Natur und begann sich nur langsam von ihr abzutrennen. Daß diese „Abnabelung" irgendwann stattgefunden haben muß, bezeugt nicht zuletzt der moderne Mensch, der sich ja immer noch im sprichwörtlichen „Kampf" mit der Natur befindet. Die Erklärung für diesen Prozeß der Abgrenzung ist eigentlich ganz einfach, wenn auch heute schwer zu sagen ist, wann genau er sich vollzog:

Der Mensch erwarb im Laufe seiner Entwicklung, der eigentlichen „Menschwerdung", die einzigartige *Fähigkeit der Selbstreflexion*, die das Bewußtsein von den eigenen Handlungen sowie das Bewußtsein der eigenen Existenz einschloß. Hieraus bildete sich im Laufe der Zeit ein komplexes Etwas, welches wir heute als *Ich-Bewußtsein* bezeichnen. Dieses Ich-Bewußtsein aber - als Spiegelkabinett unserer Selbstreflexion - scheidet uns von der „Außenwelt", die nun überhaupt erst als „außen", getrennt, fremd oder feindlich erlebt werden kann.[6]

Wenn nun auch der archaische Mensch bereits mit einer rudimentären Form dieses Bewußtseins ausgestattet war, so hatte dieses sicherlich noch nicht die fragwürdige „Reife" eines *cogito ergo sum* erreicht. Die Lebensbedingungen in der „wilden" Natur ließen dafür vorerst keine Zeit. Dies sollte sich jedoch rapide ändern, als bestimmte Gruppen dieser Urmenschen eine folgenschwere Erfindung machten, die das Leben des Menschen stärker beeinflußte als die Erfindung von Feuer und Waffen: *die Erfindung von Ackerbau und Viehzucht.*

Dieser neuen „Versorgungstechnik" folgte nämlich an vielen Orten der Welt etwas, was in der Palaeoanthropologie als *neolithische Revolution* bezeichnet wird: der Wechsel von der Lebensweise als Sammler und Jäger hin zur *klassischen Agrarkultur* mit neuen

Lebensgewohnheiten, Riten und Göttern. Ein folgenschwerer Schritt, der von der Natur zur Kultur führte und damit ein neues Element ins Spiel brachte.

32. KULTUR: DER NEOLITHISCHE MENSCH

Wenn wir vom *neolithischen Menschen* reden, so meinen wir nicht nur den ursprünglichen „neusteinzeitlichen" Kulturschöpfer, sondern auch seine direkten Nachfahren, die *Kulturvölker* in aller Welt. Dieser Mensch hat seine nomadische Lebensweise hinter sich gelassen und ist als Ackerbauer und Viehzüchter seßhaft geworden. Damit hat er aber auch die Natur in ihrem ursprünglichen Zustand hinter sich gelassen und ist zum Schöpfer bzw. Gestalter seiner Umwelt avanciert. Kultur ist an die Stelle von Natur getreten.

Diese neue Art der Lebensweise ist wohl am ehesten als *„Symbiose"* zu bezeichnen, obwohl der Nutzen der Zweckgemeinschaften Mensch-Pflanze bzw. Mensch-Tier meist im stärkeren Maße auf Seiten der Menschen lag. *Lorenz* bemerkt aber richtig, daß es sich bei diesem Wechselspiel trotz allem um ein *Gleichgewichtssystem* gehandelt hat, welches biologisch betrachtet „auf die Dauer existenzfähig"[7] sein kann.

Der Kulturmensch ist damit nicht nur Schöpfer seiner eigenen Umwelt, sondern auch *Urheber eines neuen ökologischen Gleichgewichts*, in dessen Kreislauf er selber eingebunden war. Er lebte von und mit den Haustieren, die seine Lebensgefährten wurden und dessen Beziehung zu ihnen bisweilen persönliche Züge annahm, wie es ansonsten nur zwischen Mensch und Mensch möglich erschien. Noch heute legt so manches Verhältnis zwischen „Herrchen" und Hund beredtes Zeugnis dafür ab, wie weit eine solche Symbiose gehen kann.

Kulturlandschaften und Ortschaften verdrängten also die vorher allmächtige Natur, wenn auch zuerst nur partiell, so daß die „Wildnis“ weitgehend unangetastet und unbeschädigt blieb. Zudem waren die Übergänge zwischen Natur und Kulturland fließend und paßten sich so den Grundregeln allen Lebens an. Wir erwähnten dies bereits in unserem Kapitel über „Verstädterung und Tumorbildung“.[8]

Das stabile Ökosystem Kulturlandschaft war also eingebettet in die ebenfalls stabilen natürlichen Systeme und stand damit keineswegs im Gegensatz zur Natur an sich. Dies ist zu betonen, denn viele selbsternannte „Umweltschützer“ stehen auf dem Standpunkt, daß bereits der Schritt zur Kultur der Schritt zur Vernichtung unserer natürlichen Umwelt gewesen sei. Dabei wird übersehen, daß viele schützenswerte Biotope, wie z.B. die Lüneburger Heide, erst durch menschliche Kultureingriffe zu dem geworden sind, was sie heute sind. Viele der heutigen „Naturparzellen“ sind in Wirklichkeit nichts anderes als alte, leicht „verwilderte“ Kulturgebiete.

Zurück zum neolithischen Menschen, jenem „schöpferischen Symbionten“, der sein Schicksal sprichwörtlich „in die Hand genommen“ hatte: Inwiefern wirkten seine Neuerungen auf ihn selbst zurück? Wie beeinflußte seine Kulturwelt seine Gesellschaftsform, sein Denken und Glauben? Immerhin verlor er viel von seiner alten, freien Lebensweise als jagender und sammelnder Nomade, wo er nur sich selbst und seiner „Familie“ Rechenschaft schuldete bzw. dafür verantwortlich war. Nun weitete sich seine Verantwortung aus und umfaßte Grundstück und Felder, Pflanzen und Tiere, für die ein *altruistischer Einsatz* gefordert war, der oft nur in wenigem der Sorge um den eigenen Leib und um die Anverwandten nachstand. Denn immerhin hing das ganze Wohl der Gruppe vom Funktionieren der Symbiose ab; Mißernten oder Krankheiten des Viehs konnten zur vernichtenden Hungerkatastrophe und letztlich zum eigenen Tod führen.

Diese innige *Verbundenheit mit der selbstgeschaffenen Umwelt* führte zu einer *Neubestimmung aller Werte*, sowohl im geistigen, als auch im emotionalen Bereich. So verdrängten *Agrar- und Vegeta-*

tionskulte zunehmend die alten Glaubensformen eines allbeseelten Naturverständnisses; *Götter* traten erstmals auf - oft in Form von domestizierten Tiergestalten, wofür z.B. die Überlieferung vom allbekannten „Goldenen Kalb“ deutlich zeugt. Die Natur selbst trat in den Hintergrund, obwohl ihr ein mystischer Schleier blieb. Sie verlor aber ihre Rolle als schützende Heimstatt und wurde vielmehr zu einer respektierten, aber immer noch mehr oder weniger *heiligen Gefahr*.[9] Die Fruchtbarkeitskulte, die einst ihr zugedacht waren, verlagerten sich nun auf die neugeschaffene Welt des neolithischen Menschen, auf seine „eigenen“ Pflanzen und Tiere.

Analoge Folgen zeitigte der Wechsel zur Kultur auf das Bewußtsein der Menschen. *Neue Traditionen* bildeten sich aus, die jedem einzelnen eine Menge an Kulturwissen abverlangten. Immerhin ging es jetzt nicht mehr darum, Früchte zu sammeln und zu verspeisen; die Zeit des „Von der Hand in den Mund“-Lebens war endgültig vorbei. Zuerst mußte gesät und gehegt werden, dann geerntet und zubereitet. Für Notzeiten mußten Vorräte angelegt werden, ebenso für den unvermeidlichen Winter. All dies forderte und förderte ein Wissen um die Belange der Kultur, die sich bald weit über die Bereiche der eigentlichen Notwendigkeiten hinaus erstreckten.

So entwickelte sich z.B. aus der „Kunst des Säens“ unser Kalendersystem: Man mußte zunächst nur wissen, wann der günstigste Zeitpunkt der Aussaat gekommen war, damit die Saat nicht durch Spätfröste vernichtet wurde, aber andererseits die Pflanzen genügend Zeit zur Reife hatten. Daraus entwickelte sich jedoch ein kulturelles Zeitbewußtsein, welches weit über den Tag und die Woche hinausging; ein Verständnis des Jahreslaufs und der Kalender folgten daraus.

Das Bewußtsein erweiterte sich also in einem heute fast unvorstellbarem Maße - weit mehr noch, als zu Zeiten der „Aufklärung“ oder als heute in der sogenannten „Informationsgesellschaft“. Gleichzeitig trennte dieses Bewußtsein sich immer krasser von der natürlichen Umwelt ab, die mehr und mehr zum „Feindbild“

erklärt wurde. Dies ist verständlich, wenn man bedenkt, daß die Natur für den Kulturmenschen nun die einzige ernstzunehmende *Bedrohung* war, da sie immer wieder in die von ihm selbst geschaffene Welt „einbrach" - sei es durch „Naturkatastrophen", durch „wilde" Raubtiere oder einfach nur durch verspätete Fröste, die der Mensch nicht beeinflussen konnte. Das Ich-Bewußtsein der Menschen wuchs gleichzeitig unaufhörlich, in Verbindung mit all dem reflexiven Wissen, das nun dringend benötigt wurde. Der Mensch *verinnerlichte* seine eigenen Schöpfungen in Denken und Glauben und schuf so einen Graben zwischen sich und der Umwelt, zwischen Kultur und Natur - langsam vergessend, daß auch er derselben Wurzel entsprungen war.

In diesem Sinne unterzog sich der Mensch einer *Selbstdomestikation*, wie *Lorenz* treffend bemerkte[10]; er veränderte sich selbst auf eine Weise, die analog zur Veränderung seiner Haustiere war, die auch einst als selbständige Wildtiere ihr natürliches Dasein geführt hatten. Der Mensch geriet demnach ganz in die *Abhängigkeit* seiner eigenen Schöpfungen; er wurde zu einer Art „beherrschtem Herrscher".

Das erweiterte Bewußtsein führte zu einer Fülle von Erfindungen und Neuerungen, die ganze Berufszweige, Handwerkstraditionen etc. entstehen ließen. Eine *Spezialisierung* begann, während zu Zeiten des Lebens in und mit der Natur der einzelne Mensch noch alle lebenswichtigen Praktiken selbst erlernen und beherrschen mußte. Nun waren auf einmal bestimmte Fähigkeiten privilegierten Gruppen vorbehalten, die ihr eigenes Wissen tradierten; ein bestimmter Mensch konnte nicht mehr unbedingt all das, was andere konnten.

Zudem erforderte das Kulturleben eine *Verteilung der Güter*, die von Spezialisten gefertigt wurden. So konnte z.B. ein Handwerker seine Zeit z.B. nicht mehr unbedingt in den Ackerbau und den Nahrungserwerb einbringen. Seine eigene Beschäftigung bzw. Tradition beanspruchte all seine Kraft und Aufmerksamkeit. Außerdem mußte er sich darum bemühen, seine Waren und Produkte zu vermarkten, um so durch den Handel indirekt für seinen Lebensunterhalt zu sorgen. Nur ließ ihm seine Beschäftigung meist zu wenig Zeit dazu. Die Notwendigkeit des *ausgedehnten Handelns und Tauschens* war also geschaffen; die Erfindung des Geldes, welches damals allerdings noch nicht als Wert, sondern als Mittel verstanden wurde, war so nur eine Frage der Zeit.

Daraus entwickelte sich schließlich ein unabhängiges Gewerbe; „professionelle" Händler wickelten fortan den Handel ab. Diese nutzten die Möglichkeiten des sich erweiternden regionalen Handels aus und bildeten bald eine eigene Kaste, deren Macht mit zunehmender Spezialisierung der Traditionen und der übrigen Menschen immer mehr anwuchs. So bildeten sich ganze Handels- und Zwischenhandelszentren an geographisch günstigen Orten: die Vorläufer der modernen Städte.

Diese hatten nun keine eigenständige Produktion mehr, weder im agrarischen noch im handwerklichen Sinne, sondern lebten vielmehr *„parasitär"* von ihren vielseitigen Kunden. Die *Grundlage für die Entstehung der Zivilisation* im heutigen Sinne war damit aber geschaffen. Inwiefern die merkantilen Gedanken dieser frühen Händler für die Zivlisation maßgeblich wurden, soll im nächsten Kapitel gezeigt werden.

33. ZIVILISATION UND MODERNER MENSCH

Selbstverständlich ist diese kurze Darstellung der Menschheitsgeschichte stark vereinfacht. Es ging uns im wesentlichen darum zu zeigen, welcher „rote Faden" durch die Entwicklung zum modernen Jetztmenschen führte und welche zentralen Wendepunkte zur aktuellen Situation überleiteten. Nun gilt es, die heutige Zivilisation mit den Lebensweisen der Natur- und Kulturmenschen zu vergleichen; aber auch hier kann es sich nur um einen fragmentarischen Versuch handeln, der viele Aspekte außer acht lassen muß.

Wir schilderten im vorherigen Kapitel, wie mit zunehmender Spezialisierung der *Handel* zu einem selbständigen Gewerbe aufblühte, in dessen Gefolge die ersten *Handelsmetropolen*, die Vorläufer der modernen *Städte*, entstanden. Damit war der Grundstein für die Zivilisation gelegt. Eine *Veränderung der Lebensweise* war nahezu unausweichlich, wenn man bedenkt, daß nun viele tausend Menschen auf engem Raum zusammenleben mußten; ein Zustand, der in unserer biologischen „Programmierung" nicht vorgesehen war. Mannigfaltige Probleme ergaben sich, die zu manchen merkwürdigen *Neuorientierungen* führten. Einige davon wollen wir untersuchen.

Da war und ist zum einen das *Problem der Versorgung*. Eine Stadt hat keine „echte" Produktion, sie ist auf Gedeih und Verderb auf die Rohstoff- und Nahrungslieferanten des Umlandes angewiesen, ohne die sie weder existieren noch „verdienen" könnte. Die „Produktivität" der Stadt besteht lediglich in einer Weiterverarbeitung und Raffinierung von Rohstoffen, was letztendlich jedoch nur eine Scheinproduktion darstellt. Eine solche Situation birgt immer die *Gefahr eines Parasitentums* am Rande der Agrar- und Naturwelt in sich - und immer auf Kosten der letzteren.

Dieser Parasitismus wird noch begünstigt durch die Ortsferne zu dem, was ausgebeutet wird; man würde wahrscheinlich vieles nicht tun oder zulassen, sähe man die Folgen vor der eigenen Nase. Es tritt eine sprichwörtliche *Entfremdung* von den Rohstoffquellen ein, die den Blick auf die Auswirkungen des eigenen Tuns völlig verstellt. Offenkundig wird dies an dem bekannten Beispiel des Stadtkindes, das beim ersten Besuch auf dem Lande nicht glauben kann, daß die Milch „aus der Kuh kommt"; gutgläubig und bebzw. entfremdet sagt es, die Milch komme doch aus den Flaschen im Supermarkt.

Dieser entfremdete Umweltbezug, der sich weder an der Natur an sich noch an den vom Menschen geschaffenen Symbiosen orientiert, ist die wesentliche *Voraussetzung für die rücksichtslose Zer-*

störung und Ausbeutung der Umwelt. Auf diese Problematik werden wir daher in einem gesonderten Kapitel zurückkommen.

Der eigentliche *Promotor der Umweltzerstörung und -ausbeutung* ist jedoch in dem *ökonomisch-merkantilen Denken* des Jetztmenschen zu suchen, welches - wie bereits angedeutet - das Erbe jener frühen Händler zu sein scheint, die uns mit der Erfindung des Geldes um ein Problem reicher machten. „Money makes the world go round“, „Geld regiert die Welt“ etc. sind Parolen, die eindeutig auf die Diktatur des Geldes aufmerksam machen, in deren Knechtschaft wir leben oder zu leben gezwungen sind.[11] Es wird versucht, aus allem Geld zu machen, Profit zu schlagen, Gewinn zu erwirtschaften.

Dies wird so weit wie nur möglich getrieben. Natürliche Grenzen im Sinne der biokybernetischen Regeln werden nicht beachtet - und weist man auf eine solche „Übertretung“ hin, wird man nur als weltfremder Spinner belächelt. „Welt“ ist heute offenbar die Welt des Geldes und des Machbaren; eine verhängnisvolle *Verschiebung des Wirklichkeitsbewußtseins* ist eingeteten, wie *Lorenz* sagt[12]. Sie läßt uns vergessen, daß Geld kein Wert an sich, sondern nur ein *Mittel* ist.[13] Und es ist höchste Zeit, daß diese verhängnisvolle Verwechslung von Zweck und Mittel zum öffentlichen Bewußtsein kommt und damit ein Ende findet.

Zusammen mit *Wachstumsideologie* und *blindem Fortschrittsglauben*, auf den wir gesondert eingehen werden, bilden diese Prinzipien eine logische Kette, die letztendlich zum *Raubbau* an unserer natürlichen Umwelt sowie zur *Ausbeutung* unserer Mitmenschen führt. Denn herrschen allmächtige ökonomische Gesichtspunkte, kommen Natur und Gesundheit zwangsläufig zu kurz. Das Schlimmste daran ist aber, daß dieser Vorgang tiefe Spuren in unserem Bewußtsein hinterläßt, die einer "Entmenschlichung"[14] unseres eigentlichen Wesens gleichkommen. Wir lassen offenbar allzu gerne alle traditionellen Werte hinter uns, wenn unser „Götze“ Mammon ruft und uns lukrative Versprechungen macht.

So verwundert nicht, daß die Religiosität des zivilisierten Menschen deutliche Unterschiede zum Kultur- oder Naturmenschen aufweist. Zwar hat es eine geraume Zeit gedauert, bis die Natur und die lebendige Welt gänzlich entheiligt waren, aber die Schritte zu diesem wahrhaft „unseligen" Zustand waren dennoch folgerichtig:

Der *archaische Mensch* verehrte noch die allmächtige Naturheiligkeit, was in den verschiedenen Formen des *Animismus* Ausdruck fand. Der *Kulturmensch* hatte sich bereits von der Natur abgegrenzt und verehrte die Fruchtbarkeit seiner eigenen Schöpfungen, was in seinen *Göttergestalten* Ausdruck fand, die, zuerst als Tiere dargestellt, immer mehr menschliche Züge annahmen.[15] Dann erst folgte der Schritt zum *Monotheismus*, zur Verehrung eines Gottes, der selbstverständlich *menschliche Gestalt* besaß oder zumindest ein *Gott der Menschen* war. Ein Zeichen dafür, daß der Mensch nun in seinem Bewußtsein ganz sich selbst reflektierte und sich somit im Mittelpunkt der Schöpfung wähnte. Die Entfremdung von allem übrigen Leben ist darin natürlich bereits eingeschlossen.

Trotz seiner offenkundigen Selbstüberheblichkeit verehrte der Monotheist noch etwas Lebendiges - und sei es seine eigene Art oder die Vormachtstellung derselben. In der jetzigen, voll ausgeprägten Zivilisation greift jedoch der *Atheismus* immer mehr um sich; ein Zeichen dafür, daß uns die *„Rückbindung"* (Religion von lat. „religare" = rückbinden, wieder verbinden) zu einer wie auch immer gearteten „höheren Macht" abhanden gekommen oder nicht mehr wichtig ist. So scheint es zumindest. Man darf jedoch nicht vergessen, daß offenbar andere Dinge an die Stelle der einstigen Götter getreten sind, wie z.B. „Mammon", das allmächtige Geld. Und man spricht auch nicht umsonst von „Fortschrittsglauben", „Wissenschaftsgläubigkeit" etc. Gerade in letzterem Phänomen finden wir einen typischen Religionsersatz vor, der uns scheinbar unumstößliche, „wahre" Lebensgrundsätze vermittelt.

Diese Wissenschaft arbeitet jedoch mit mechanistischen Modellen, die unserer eigenen Technologie entlehnt sind. An sich ist das nichts Schlimmes, aber die „Gläubigkeit“ der Anhänger der Wissenschaft und *nicht* der Wissenschaftler selbst macht daraus ein bedeutsames Problem: Viele Menschen glauben wirklich an die Omnipotenz der modernen Technologie; und sie glauben auch, mit diesen Mitteln das gestörte Naturgleichgewicht wiederherstellen zu können.

Dies erweist sich als wahrer Aberglaube, wenn wir uns die Komplexität des Naturgeschehens vergegenwärtigen. Technologie menschlichen Standards nimmt sich dagegen auch heute noch als stümperhaft aus und wird wohl kaum jemals die Perfektion der natürlichen Systeme erreichen. Wie sollte also die „vergötterte“ Technologie bei Umweltproblemen je wirksame Abhilfe schaffen?

Viele solcher Fehleinschätzungen prägen das Bewußtsein des zivilisierten Menschen, aber nicht nur in Hinblick auf Natur und Umwelt, sondern auch im Verhalten von Mensch zu Mensch. Es wird von Konkurrenz und Wettlauf bestimmt und führt zu bedenklichen Erscheinungen wie Luxusbildung, Prestigedenken etc. [16] Der Mitmensch regrediert zum Wirtschaftsfaktor und ist nur noch dann anerkannt bzw. „geliebt“, wenn er ökonomisch nützlich ist, d.h. eine gewisse Leistung erbringt. Dies führt auch zum egoistischen, krebsigen Verhalten, welches bereits in Kapitel 26 unser Thema war.

Hinzu kommt das *Problem der Organisation* der Menschenmassen in der modernen Gesellschaft. Ein Stamm archaischer Menschen ist ein überschaubarer Komplex, der leicht in einer einfachen Hierarchie seine Ordnung findet; ein Ballungsraum hingegen ist ein unübersichtlicher, gigantischer „Haufen“, der durch komplizierte Gesetze und zahlreiche Organisationssysteme geregelt werden muß. Ein Regierungsapparat ist heute ebenso unabdingbar geworden wie ein ganzes Heer von Beamten und „Ordnungshütern“, die den geregelten Ablauf unseres „Miteinanders“ gewährleisten sollen.

Nicht ohne Grund redet man von einer neuen „Dienstleistungsgesellschaft“, die im Prinzip nichts anderes ist als ein deutliches Zeichen einer krankhaften „Überorganisation“ [17] unserer zivilisierten Welt. Immerhin sind von den in Deutschland berufstätigen

Menschen nur noch ca. 40% in der Produktion tätig; über 55% der Erwerbstätigen rekrutieren sich aus dem „Dienstleistungsbereich", der sich jedoch weitgehend in bürokratischer Verwaltung und Überverwaltung erschöpft. Ein ebenfalls nicht zu unterschätzender „Auswuchs" moderner Zivilisation.

Zusammenfassend kann man sagen, daß die Zivilisation ein Zustand des *Ungleichgewichts* ist, der sich von den vorherigen Gesellschaftsformen erheblich unterscheidet. Dieses Ungleichgewicht beschränkt sich jedoch nicht nur auf das Verhältnis Mensch-Natur oder Mensch-Mensch, sondern es beeinträchtigt auch den einzelnen Menschen als Individuum. Das darf nicht verwundern, denn immerhin sind wir untrennbar mit unserer umgebenden Welt - ob Natur, Kultur oder Zivilisation - verbunden; Wechselwirkungen sind daher allgegenwärtig vorhanden. Die moderne Zivilisation hat allerdings wegen ihrer Naturferne deletere Folgen auf den *Organismus*, der ja weiterhin ein Stück *Natur* bleibt. Wenden wir uns also der *„inneren" Naturzerstörung* zu, die heute auch einen Namen hat: *Zivilisationskrankheiten*!

34. DIE ZIVILISATIONSKRANKHEITEN

Wir haben uns im Verlaufe dieses Buches bereits ausgiebig mit der *Zivilisationskrankheit Krebs* auseinandergesetzt, die jedoch von manchen Medizinern nicht einmal als solche anerkannt wird. Andere Erkrankungen gelten jedoch unumstritten als Folgen unserer modernen Lebensweise und sind daher als die *klassischen Zivilisationskrankheiten* zu bezeichnen. Gemeint sind z.B. Bluthochdruck, Arteriosklerose, Herzinfarkt, Gehirnblutungen und andere Herz- und Kreislaufschäden, die allgemein zu den schweren Zivilisationskrankheiten gezählt werden.

Als „leichtere" Zivilisationskrankheiten gelten z.B. Zahnkrankheiten wie Karies und Parodontose, Skelettverfall und Bandscheibenschäden, Erkrankungen des Verdauungstrakts wie z.B. Magengeschwüre und chronische Verstopfung, Bindegewebsschäden, Krampfadern, Hämorrhoiden, Rheuma, chronische Kopfschmerzen und Schlaflosigkeit. Des weiteren gelten auch einige Stoffwechselkrankheiten als zivilisatorisch bedingt oder doch zumindest mitbedingt; als Beispiele seien hier nur Diabetes und Gicht genannt. Und auch viele allergische Erkrankungen scheinen zivilisatorischen Einflüssen zu entspringen, die aber noch nicht bis ins letzte geklärt sind.[18]

Wir sehen uns also einer wahren Fülle von Krankheitsbildern gegenüber, bei denen heute nicht mehr bezweifelt wird, daß sie mit unserer modernen Lebensweise zusammenhängen bzw. von ihr verursacht werden. Dies liegt vor allem an der Tatsache, daß unser biologisches Erbe, der menschliche Organismus, nicht mit der von uns künstlich geschaffenen Umwelt harmoniert. Wir sind z.B. nicht für die Geschwindigkeit geschaffen, die wir heute mit unseren Kraftfahrzeugen erreichen; unser Reaktionsvermögen ist aufgrund der Beschaffenheit unseres Nervensystems beschränkt. So kommt es immer wieder zu Verkehrsunfällen aufgrund einer „verzögerten" Reaktion, die deshalb von manchen Spöttern ebenfalls zu den „Zivilisationskrankheiten" gerechnet werden.

Teilweise kann sich der einzelne Mensch dem Zugriff jener Krankheiten entziehen, indem er eine möglichst naturnahe Lebensweise wählt, die den Bedürfnissen des Körpers gerecht wird. Viel Bewegung im Freien und in Maßen Sport sowie vor allem eine gesunde, möglichst naturbelassene Ernährung tragen viel dazu bei, von obengenannten Beschwerden verschont zu bleiben. Und auch die Vermeidung von unnötigem Streß ist wichtig. Hier kommen wir aber schon zu den Grenzen der Möglichkeiten des einzelnen, die aber dennoch nicht unterschätzt werden dürfen; helfen sie doch mitunter, die Gesundheit auch unter ungünstigen Umständen zu bewahren.

Der einzelne kann sich jedoch kaum vor jenen Folgen der Zivilisation schützen, die z.B. durch die allgegenwärtige Umweltverschmutzung bewirkt werden. So atmen wir weiterhin mit Blei und Stickoxiden verseuchte Luft, lassen uns von Preßlufthammer- und Straßenlärm beschallen, trinken nitratverseuchtes „Trinkwasser", welches diesen Namen eigentlich schon lange nicht mehr verdient etc. Hier ist der einzelne Mensch weitgehend machtlos, es sei denn, er flüchtet in ein nicht-zivilisiertes Gebiet, von denen es allerdings heute kaum noch welche gibt - vor allem nicht in gemäßigten Breiten. Aussteigerschicksale zeigen außerdem, daß es äußerst schwer ist, sich von dem inneren zivilisatorischen Ballast freizumachen, von den Lebensgewohnheiten der modernen Welt, in der wir aufgewachsen sind; alleine diese lassen eine „Zivilisationsflucht" meist schon im Ansatz scheitern.

Natürlich besteht weiterhin die Möglichkeit zur Öffentlichkeitsarbeit, um die Mißstände auf demokratisch-reformistische Weise abzubauen - aber die Zeichen der Zeit stehen anders. Die mächtige Lobby der Industrie und Wirtschaft ist weiterhin allesbeherrschend und läßt sich auch von Öko-Aktivisten nur zu marginalen Zugeständnissen bewegen. Eine wirkliche Trendwende ist jedenfalls nicht in Sicht. Hierzu später mehr.

Zudem wird die Problematik der Zivilisationskrankheiten dadurch erheblich kompliziert, daß die moderne Medizin gerade in diesem Bereich ziemlich machtlos ist. Sie feiert ihre Erfolge in ganz anderen Gebieten, wie z.B. in Chirurgie oder in der Seuchenbekämpfung etc. Die Schäden aber, die durch eine verseuchte Umwelt entstehen oder auf eine unzweckmäßige Lebensweise zurückgehen, können schlechterdings nicht wirklich behandelt werden, zumal der Patient nach der Behandlung wieder in sein Leben und seine Umwelt entlassen wird. Zwar kann der Arzt Appelle zur gesunden Lebensführung an den Patienten richten - aber die Versuchungen der zivilisatorischen „Bequemlichkeiten" sind außerhalb des Sprechzimmers dann doch mächtiger als die Kooperationsbereitschaft des Zivilisationskranken. Insgesamt scheint die Medizin hier recht hilflos - auch wenn es nicht ihr eigener Fehler ist.

Kritiker werden sicherlich auf die steigende Lebenserwartung verweisen und behaupten, daß es gar nicht so schlimm um den modernen Menschen und seine Gesundheit bestellt sein könne. Immerhin würden die Leute heute älter als zu Zeiten, wo die Zivilisation noch nicht diesen „Standard" erreicht hatte. Darauf läßt sich nur erwidern, daß es nicht unbedingt notwendig ist, an einer Zivilisationskrankheit zu sterben; die meisten dieser Leiden sind eher „lästig" oder „entstellend". Oder, wie man im *Gesundheits-Brockhaus* zu diesem Thema nachlesen kann: „Die Menschen werden also nicht gesünder, sondern die kranken Zustände dauern länger. Man braucht länger, um zu sterben." [19]

Offenbar werden Medizin und soziomedizinische Theorie durch diese Krankheitsgruppe in arge Verlegenheit gebracht. Ihr fehlen brauchbare Ansätze zu einer Lösung des Problems, das sich weiterhin verschärft. Hier könnten vielleicht *Analogiemodelle*, wie wir sie am Beispiel des Krebses ausführlich dargestellt haben, weiterhelfen und frischen Wind in die Diskussion der Zivilisationskrankheiten bringen.

Einige Beispiele wollen wir nun anführen. Natürlich ist dabei zu beachten, daß es aus Platzgründen nicht möglich ist, diese Modelle in größerem Rahmen vorzustellen. Die dargestellten Ansätze bedürfen außerdem sicherlich einer genaueren Überprüfung, die jedoch späteren Arbeiten vorbehalten bleiben muß.

Betrachten wir die Stoffwechselkrankheiten Gicht und Diabetes, so stellen wir fest, daß wir es hier wieder mit der „Abfallproblematik" des Körpers zu tun haben. Bestimmte Abbauprodukte des Stoffwechsels können nicht weiter aufgespalten bzw. ausgeschieden werden. So vergiftet sich der Körper nach und nach mit diesen Stoffen; die Folgen davon sind die manifesten Krankheitszeichen der Diabetes oder der Gicht. Während es sich jedoch bei Diabetes eher um ein Problem des „Recyclings" von Stoffen handelt, finden wir bei der Gicht immer einen deutlichen Überschuß an „Abfall"; letztere ist nämlich eine typische Konsum- bzw. Überflußerkrankung.

Parallelen zum zivilisatorischen Prozeß sind nicht schwer zu finden, wie die von uns verwendeten Begriffe schon zeigen: Die Abfallproblematik bedrückt unser übergeordnetes Lebenssystem ebenso wie diese Stoffwechselkrankheiten den Körper. Auffällig ist weiterhin, daß es sich auf beiden Seiten der Analogie um eindeutige Folgen eines übertriebenen „Wohlstandes“ handelt, der mit dem Namen „Dekadenz“ wohl besser umschrieben ist. Hier wäre also der Ansatzpunkt eines Behandlungskonzepts im Großen wie im Kleinen zu suchen.

Nehmen wir zur Verdeutlichung ein weiteres Beispiel: die Allergien. Denn gerade diese Krankheitsgruppe breitet sich mit fortschreitender Zivilisation immer mehr aus und stellt die herkömmliche Medizin vor immer neue Probleme. Aber was ist überhaupt eine Allergie? Es handelt sich dabei im die Überreaktion des Organismus oder genauer: des Abwehrsystems auf Fremdkörper oder -stoffe, die in den Körper eingedrungen sind. Wir haben es also mit einer Fehlfunktion des Immunsystems zu tun.

Wir wollen diese Krankheitsgruppe nun *nicht in Analogie zur Erde* untersuchen, sondern in *Analogie zur Lage der Menschheit* im allgemeinen. Dabei fällt auf, daß die Menschen weltweit in einen „nationalistischen Taumel“ geraten sind, der eine Überreaktion auf „Fremde“ hervorruft, die wir als Ausländerfeindlichkeit kennen. Parallel stellt sich das Problem der Nationalitätenkonflikte in den zerfallenden Vielvölkerstaaten dar, wo es auch zu Überreaktionen bis hin zum Bürgerkrieg kommt. Hierbei läßt sich eine interessante Tatsache in Analogie zum Immunsystem beobachten:

Störungen desselben sind immer auch *Störungen des biologischen „Selbstverständnisses“*, denn nur die Abwehr entscheidet, was „Ich“ und was „Nicht-Ich“ ist. Das aber bedeutet, daß die Überreaktion eigentlich nur aufgrund eines internen *Identitätsproblems* stattfindet, welches so nur allzu offensichtlich wird.

Vergleichbares findet auf menschlicher Ebene statt, wo ebenfalls versucht wird, durch die Aggression nach außen - gegen einen mehr oder weniger „imaginären" Feind - das gestörte Zusammengehörigkeitsgefühl zu kitten. Denn nichts verbindet mehr als der gemeinsame Kampf gegen eine äußere Bedrohung, sei sie nun real oder das Ergebnis einer ausgeklügelten Propaganda weniger Nutznießer dieses Konflikts. Hier finden sich auch einige Parallelen zum Prozeß des *Traditionsverlustes* und der daraus resultierenden *Sinnentleerung* des modernen Lebens, die wir in Kapitel 24 dargestellt haben. Ein Zusammenhang dieser „allergischen" Phänomene mit dem Krebsprinzip als eine Art *inadäquate Gegenreaktion* wäre also durchaus denkbar.

Soweit unsere Beispiele. Sie zeigen, daß es durchaus *analoge Prozesse zu den Vorgängen der Zivilisationskrankheiten* gibt. Vor allem aber machen sie klar, wie wichtig eine ganzheitliche Sicht für ein wirkliches Verständnis der Vorgänge - ob im Großen oder im Kleinen - ist. Die Zivilisationskrankheiten spiegeln demnach kollektive Zustände wider und bilden eine Art „Fingerabdruck" auf dem individuellen Leben. Dies ist an sich nicht verwunderlich, wo doch jedermann weiß, daß gesellschaftliche Veränderungen auch zu entsprechenden Veränderungen im privaten Leben des einzelnen führen. Neu ist nur, daß dies nicht nur für die „Errungenschaften" des Kollektivs gilt, sondern auch für seine *Störungen bzw. „Krankheiten"*.

Aus diesem Grunde wird es wichtig sein, näher auf diese Störungen einzugehen. Es gilt dabei, die *kollektiven Irrtümer der Moderne* zu beleuchten, die auch die *Ursprünge unserer Zivilisationskrankheiten* sein dürften. Und nur wenn wir diese grundsätzlichen „Fehler" kennen, kann es uns gelingen, in eine gesündere Richtung gegenzusteuern.

35. DER SOGENANNTE FORTSCHRITT

Der wohl verbreiteste und verhängnisvollste Irrglaube des zivilisierten Menschen ist der *Glaube an den Fortschritt*. Er ist in den letzten 150 Jahren zu einer Ideologie geworden, die uns unbarmherzig in eine ungewisse Zukunft vorantreibt. Sie treibt uns vor allem immer weiter in eine *technokratische Gesellschaftsform*, denn Fortschritt wird primär als ein Prozeß der fortschreitenden Technologisierung verstanden. Neue Verfahren und Technologien gelten gar als das Maß des Fortschritts überhaupt. Unseligerweise sind in der Bevölkerung mit diesen Begriffen andere auf engste verknüpft, wie etwa *Wachstum* oder *Wohlstand*. Die Menschen fühlen sich und ihr Wohlergehen mithin abhängig von diesem Fortschritt - eine Tatsache, die schon per se zum Nachdenken anregen sollte.

Konrad Lorenz hat überzeugend dargelegt, daß eine technologische Entwicklung - ein sogenannter Fortschritt - durchaus *keinen Wert an sich* darstellt, sondern in den meisten Fällen gar nutzlos ist.[20] Die öffentliche Meinung tendiert aber dahin zu glauben, daß ein Fortschritt, eine Neuerung, gleichzeitig auch ein „Besser" bedeutet. Daß dem nicht so ist, läßt sich leicht ersehen, wenn wir uns die „Segnungen" der Technologie genauer ansehen: In ihrem Gefolge standen *Naturverwüstung*, *Kulturverlust* und nicht zuletzt auch die *Zivilisationskrankheiten*.

Natürlich verschaffte uns der technologische Fortschritt auch gewisse Vorzüge, die aber ebenfalls mit Vorsicht zu genießen sind: Nehmen wir z.B. die Bequemlichkeiten unseres „Wohlstandes". Sie sind alle nur möglich, weil Maschinen uns viel von unserer Arbeit abnehmen, so daß wir kaum noch „einen Finger rühren" müssen. Dies erscheint erst einmal als eine Errungenschaft, als ein wirklicher Fortschritt, der uns mehr Lebensqualität bringt; zumindest soll uns dieses Bild der Technologie von ihren „Machern" verkauft werden. Die Wirklichkeit aber sieht so aus, daß unsere Muskulatur verkommt, weil sie nichts mehr zu tun hat. Zudem nehmen wir an Gewicht zu, weil wir weiterhin so essen, als ob wir körperliche Arbeit verrichten müßten. Bequemlichkeit durch Fortschritt ist also ein gefährlicher Scheinwert, der unserer biologischen Veranlagung zuwider läuft und mithin die Voraussetzung für so manche Zivilisationskrankheit schafft.

Außerdem gerät der Mensch in eine *Abhängigkeit von der selbstgeschaffenen Technologie*; eine Abhängigkeit, die sich sowohl körperlich als auch psychisch manifestiert. Die körperliche Abhängigkeit entwickelt sich als direkte Folge des oben beschriebenen Prozesses, in dem physische Fähigkeiten zugunsten einer Übertechnisierung der Lebenswelt abgebaut werden, bis hin zu dem Punkt, wo wir so verweichlicht sind, daß wir unsere täglichen Arbeiten nicht mehr ohne maschinelle Hilfe bewältigen können.

Und noch schneller ist eine Form der psychischen Abhängigkeit erreicht, die uns einfach das Gefühl vermittelt, ohne die „Segnungen" der Technik hilflos und verloren zu sein. Solche Prozesse spielen sich jedoch meist unbewußt ab, so daß die Betroffenen sich ihrer Abhängigkeit nicht wirklich bewußt werden. Wer denkt z.B. darüber nach, wie abhängig man selbst bereits von der elektrischen Beleuchtung ist, ohne die die Nächte stockfinster wären? Wie sähe es ohne „Neon" in unseren Gemütern aus?

Verweichlichung - und nicht größere „Menschlichkeit" - ist also die Folge des viel gerühmten Fortschritts; gute Absichten haben sich wieder einmal in ihr Gegenteil verkehrt. Ein Vorgang, den wir auch schon in bezug auf den *medizinischen Fortschritt* erwähnt haben, denn, wie das Gesundheitslexikon bereits zu den Zivilisationskrankheiten bemerkte, die Menschen werden heute „nicht gesünder, sondern die kranken Zustände dauern länger. Man braucht länger, um zu sterben." [21] Und wenn dies auch zynisch klingen mag, so ist es doch die Wahrheit, denn nie zuvor haben sich Menschen mit so vielen entstellenden, selbstgemachten Krankheiten herumgeschlagen wie zur Zeit der modernen Zivilisation. „Natürliche" Krankheiten wie z.B. Seuchen hat der medizinische Fortschritt zwar in den Griff bekommen, andere Krankheiten sind aber dafür an ihre Stelle getreten; Krankheiten, die wir nun mit dem richtigen Präfix versehen haben: die *Zivilisations*-Krankheiten.

Wir müssen uns auch in diesem humanitären Bereich der Tatsache bewußt sein, „daß technische Fortschritte immer nur im Bereich des Unbelebten möglich sind, daß das Lebendige aber nicht gesünder werden kann als gesund, also keinen Fortschritt nötig hat.“ [22] *Gesundheit an sich ist eine nicht steigerbare Qualität* und bezeichnet einen gewissen Gleichgewichtszustand, wie wir bereits in Kapitel 19 gezeigt haben. Ist dieses Gleichgewicht einmal zerstört, reden wir von Krankheit. Wird dieses Ungleichgewicht nun aber durch technologische Mittel wieder ins Lot gebracht, so setzt uns dies wiederum der Gefahr einer Abhängigkeit von „Apparaten“ aus, die häufig wahrhaft entwürdigende Folgen zeitigen kann.

Hier ist die Medizin selbst - wie so viele andere Bereiche auch - in großer Gefahr, dem *fortschrittshörigen Machbarkeitswahn* zu verfallen, in dem alles realisiert werden muß, was nur irgendwie realisierbar ist. Dadurch geraten aber alle *ethischen Werte* sowie die *Würde des Menschen* ernstlich in Gefahr! Wir alle müssen begreifen lernen, daß ein Fortschritt methodischer und technologischer Art nicht unbedingt ein „Besser“, ein „Mehr“ an Lebensqualität bedeutet. Denn gerade Qualität - die uns ureigenen Werte - leidet unter der Diktatur des Fortschritts am meisten.

Dies gilt um so mehr, je stärker der sogenannte Fortschritt mit einem *Anwachsen an Quantität* verbunden ist, also der *Wachstumsideologie* angegliedert ist. Dies geschieht häufig dann, wenn sich der Drang nach Besitz in technologischen Neuerungen verwirklicht. Wir alle kennen dieses Phänomen z.B. von der nahezu „allmächtigen“ Automobilindustrie, wo das „fortschrittlichste“ Modell natürlich auch schneller ist als sein Vorgänger. Das „Mehr“ an Geschwindigkeit und Komfort etc. spielt eine entscheidende Rolle in ihrer Marketingstrategie Hier müssen wir *Konrad Lorenz* zustimmen, der einmal treffend sagte: „Auch kenne ich keinen einzigen Fall, in dem das neue Modell eines bestimmten Autotyps langsamer gewesen wäre als die vorangehenden.“ [23] Man mag selbst einmal darüber nachdenken, für wie viele Bereiche unseres täglichen Lebens ähnliches gilt.

Wann wird endlich einmal ein „Weniger" gefordert anstelle des monotonen „Mehr, Mehr, Mehr!", welches unserer Ansicht nach nur ein weiterer *Auswuchs des Krebsprinzips* ist. Diese Art von „Fortschritt" erinnert uns eher an einen bekannten Kalauer: „Gestern standen wir noch vor einem Abgrund - heute sind wir einen gewaltigen Schritt vorangekommen!"

Der technologische Fortschritt erzeugt jedoch neben einer ausgeprägten *Abhängigkeit* und der folgenden *Verweichlichung* noch andere Probleme. Gemeint sind vor allem *Streß* und *Entfremdung*, die uns im buchstäblichen Sinne krank machen und uns unserer eigentlichen Menschlichkeit berauben. Daß wir dies willig - ganz dem zweifelhaften Fortschritt hörig - zulassen, sollte uns ernstlich zu denken geben.

36. STRESS UND ENTFREMDUNG

Die moderne Zivilisation hat in ihrem Fortschrittswahn eine *Welt der Reize und des Lärms* erzeugt, die nur als „unnatürlich" zu bezeichnen ist. In der Natur gibt es nichts Vergleichbares zum Dröhnen von Flugzeugturbinen oder dem Dauerfeuer eines Preßlufthammers. Wir sind ständig einer Fülle von Geräuschen ausgesetzt, die ganz und gar der Maschinerie entstammen, die angeblich unser Leben „erleichtern" soll. Diese Reize versetzen unseren Körper über das Nerven- und Hormonsystem in einen *Alarmzustand* und erzeugen somit einen „*Streß*", einen Zustand der Anspannung und der erhöhten Aufmerksamkeit.

Dieser ursprünglich biologisch sinnvolle Mechanismus dient eigentlich dazu, den Körper aktionsbereit zu machen für Flucht, Angriff oder Kampf. Das Fatale daran ist, daß der Körper nicht „weiß", daß vom Preßlufthammer keine direkte Gefahr ausgeht; er reagiert, wie ein Wildtier im Urwald auf ein fremdes Geräusch reagieren würde. Er spannt sich an, um eine Abwehr oder eine Flucht vorzubereiten.[24] Die Reiz- und Lärmüberflutung der modernen technisierten Welt schafft auf diese Weise einen wahrhaft ungesunden Zustand des „Daueralarms“ [25], dem man sich nicht entziehen kann.

Dauerstreß ist also ein fester Bestandteil des Lebens in der Zivilisation geworden und spielt eine wesentliche Rolle als *Auslöser bzw. Promotor vieler Zivilisationskrankheiten* wie Bluthochdruck, Herzinfarkt, Bronchialasthma oder Magengeschwür.[26] Dieser Zustand wird noch gefördert durch das *„Leben nach der Uhr“*, jenem Gehetze von Termin zu Termin mit dem flüchtigen Blick zur Uhr, die somit zum *Stressor* und zum Tyrannen des Alltags avanciert ist. *Lorenz* sieht in diesem „Wettlauf mit sich selbst“ [27] eine der ärgsten Fehlleistungen des zivilisierten Menschen. Wir sehen darin einen zusätzlichen entarteten Stressor, der zusammen mit anderen Faktoren unser Leben zu einer hektisch verspannten Hölle macht.

Außerdem darf man auch den in der zivilisierten Welt allgegenwärtigen *„Dichtestreß“* [28] nicht außer acht lassen, der dadurch entsteht, daß zu viele Individuen auf zu engem Raum zusammenleben - oder sollte man vielleicht besser sagen: „zusammengepfercht“ sind? Erinnern viele städtische „Wohnquartiere“ nicht fatal an die Legebatterien für Hühner oder an die Massenställe für Schlachtvieh? Wer vertritt die Lobby des modernen Menschen, wenn es um das Thema der „artgerechten Haltung“ geht? *Lorenz* sagt mit Recht, daß die städtischen Wohnsilos nicht die Bezeichnung „Wohnung“ oder „Heim“ verdienen, sondern in Anlehnung an unseren Begriff von den „Nutztieren“ eher den Namen „Nutzmenschenställe“ verdienen.[29]

Wir leben in eng begrenzten Kästchen zwischen vielen anderen, ähnlich eingepferchten Menschen - und sollen dabei vor allem unsere „Produktivität“ bewahren. Dabei sind wir ganz damit beschäftigt, uns über den Nachbarn zu ärgern, der sich gerade über den Lärm eines anderen Nachbarn lautstark beschwert. Wie bereits gesagt, Streß ist zu einem allgegenwärtigen Bestandteil unseres Alltags geworden, der sowohl unseren Lebensrhythmus als auch unser Lebensgefühl bestimmt. Andere Streßfaktoren wurden bislang nicht einmal erwähnt, wie z.B. der sogenannte *„Rangordnungsstreß“*, der infolge der Vermassung und Überbevölkerung unserer Welt ebenfalls entartet ist.[30] Wir treffen diese Form des Stresses vor allem im Arbeitsleben an, welches nun näher untersucht werden soll.

Der arbeitende Mensch ist in der heutigen Zeit immer häufiger und in einem immer stärkeren Maße in eine *Hierarchie der Arbeitswelt* eingespannt, die ihn entweder zum Chef und „Befehlsausteiler“ oder zum Untergebenen und „Befehlsempfänger“ macht. Wirklich selbständige Menschen sind nahezu ausgestorben. Die heutige Rollenverteilung erzeugt dabei einen erheblichen Streß:

Beim Chef deshalb, weil er seine gehobene Position „verteidigen“ muß, beim Untergebenen, weil er ständig in der defensiven Zwangslage des Unterlegenen Dinge tun muß, die für ihn selten lustvoll oder angenehm sind. Kompliziert wird die Lage dadurch, daß die meisten Berufstätigen weder eindeutig „Chef“ noch eindeutig „Untergebener“ sind. Meist ist die Hierarchie komplex, so daß es im Betrieb übergeordnete und untergeordnete Individuen gleichzeitig gibt. Hieraus erwächst dann das „Radfahrerprinzip“ des „nach oben Buckelns und nach unten Tretens“, das einen erheblichen Streß für alle Beteiligten bedeutet. Hier führt vor allem das Bestreben, seinen Rang zu halten oder gar die „Karriereleiter“ weiter zu erklettern, zu untragbaren Spannungen und einem entmenschlichenden Wettbewerbskampf, der nur darauf abzielt, den Konkurrenten „auszustechen“. Der durchschnittliche, berufstätige „Nutzmensch“ hat es also heute nicht gerade leicht.[31]

In dieser Darstellung zeigt sich ein weiterer wesentlicher Faktor der zivilisatorischen Entartung: *die Entfremdung*. In der Arbeitswelt bleiben die zwischenmenschlichen Beziehungen aufgrund des beschriebenen Konkurrenzkampfes notwendigerweise oberflächlich; es ist nämlich bekannt, daß nähere „wirkliche“ Bekanntschaft oder Freundschaft die Aggressivität zwischen den Menschen wirksam hemmt; ein rücksichtsloses Karrierestreben wäre dann nicht möglich. Außerdem grenzen sich „Untergebene“ und „Chefs“ durch eindeutige Zeichen und Signale (in Verhalten und Prestigesymbolen) voneinander ab und tun damit kund, daß sie zu dieser oder zu jener sozialen Schicht gehören. Der Umgang zwischen ihnen wird dadurch aber zunehmend unpersönlich - der Mensch entfremdet sich von seinen eigenen Artgenossen.

Diese *Entfremdung zwischen den Menschen*, die auch vor dem Privatleben nicht halt macht, begünstigt auch die *Kommunikationsstörungen* sowie den *fehlenden Altruismus* des Jetztmenschen, die wir schon als Ausdrucksformen des *Krebsprinzips* kennengelernt haben. Sie ist des weiteren ein nicht zu unterschätzender Stressor - womit der Teufelskreis „Streß - Entfremdung“ geschlossen wäre.

Das Entfremdungsprinzip reicht jedoch noch wesentlich weiter als „nur“ in unsere zwischenmenschlichen Beziehungen hinein. Der zivilisierte Mensch ist - laut *Marx* - ebenso *entfremdet von den Produkten seiner Arbeit*, die aufgrund der Arbeitsteilung in weite Ferne von ihm rücken. Der moderne Arbeiter leistet „Teilarbeit“ und ist damit nur ein Glied in einer ganzen Produktions- und Arbeitskette. Das Endprodukt bekommt er in aller Regel gar nicht mehr zu Gesicht, geschweige denn zur eigenen Nutzung. Ein sinnvoller Bezug zur Arbeit fehlt daher.

Der fehlende Sinn wird dann entweder durch den Gedanken an den Verdienst - den Scheinwert „Geld“ - verdrängt oder er führt zu ernsthaften Degenerationsprozessen, die in der heutigen Zeit nur allzu häufig sind. Eine *Entfremdung vom eigenen Tun und Handeln* führt zu einer *Entfremdung von sich selbst*. Wie weit dieser traurige Prozeß schon gediehen ist, kann man daran ersehen, wie viele Menschen heute auf der „Suche nach dem Sinn des Lebens“ oder auf der „Suche nach sich selbst“ sind. Nie zuvor ist die Frage nach dem „Sinn“ oder dem „Selbst“ so oft gestellt worden wie in der heutigen Zeit. So erleben wir gerade in den Großstädten einen wahren „Selbstfindungsboom“, der mit Seminaren und Workshops abgedeckt wird. Dieser Trend ist aber ein offenes Eingeständnis der „Krankheit“ unserer Zivilisation und gleichzeitig ein Versuch, den erschreckenden Verhältnissen unserer Lebenswelt entgegenzuwirken.

In direktem Zusammenhang mit der Entfremdung vom Produkt, die wir beim arbeitenden Menschen festgestellt haben, kommt es ganz allgemein zu einer *Entfremdung des Menschen von der zunehmend komplizierter werdenden Technologie.* Wer weiß schon, wie eine Kaffeemaschine oder ein Videorecorder wirklich funktioniert? Wir mögen vielleicht noch einen vagen Einblick in die prinzipielle Funktionsweise dieser Geräte haben; der genaue Aufbau des individuellen Geräts wird aber nur noch vom spezialisierten Fachmann durchschaut. Dies stellen wir spätestens immer dann fest, wenn wir versuchen, ein in der Bedienung noch so idiotensicheres Gerät selber zu reparieren. Zudem wird uns dann bewußt, wie hilflos und abhängig wir bereits von unserer selbstgeschaffenen Technik sind.

Es stellt sich uns hier also die Frage, ob wir die Technik eigentlich noch „beherrschen“, die uns ursprünglich doch „dienen“ sollte. Sind wir nicht inzwischen zu abhängigen „Sklaven der Technik“ geworden, die nur noch von uns fordert, anstatt uns zu bedienen? Diese Fragen mag sich jeder selbst beantworten.

Die Technologisierung unserer Umwelt hat jedoch weitere verheerende Folgen, die wir uns selten bewußt machen. So geraten wir durch das Vorherrschen von Maschinen allzu leicht in ein *mechanistisches Denkschema* und glauben, daß unsere Gesellschaft, unsere Umwelt und nicht zuletzt die Zivilisation wie eine Maschine beherrschbar und umbaubar seien. Daß dem nicht so ist, zeigt immer wieder das Scheitern wirtschaftlicher, entwicklungspolitischer oder ökologischer Plansysteme, die auf *mechanistisch-kausalistischem Idealismus* gewachsen sind. Der Zusammenbruch des osteuropäischen Gesellschaftssystems mit seiner sprichwörtlichen Planwirtschaft sollte uns da eines Besseren belehren. Den Westsystemen steht ähnliches bevor, wenn sie sich nicht rechtzeitig auf den wahren „Lauf der Dinge" einstellen, der durch die Natur und ihre kybernetischen Gesetzmäßigkeiten festgelegt ist.

Die Rückkehr unseres Denkens zu natürlichen, komplexen Abläufe*n* ist jedoch dadurch ungemein erschwert, wenn nicht gar verstellt, daß wir durch die Technologisierung unserer Umwelt ebenfalls *von der Natur entfremdet sind.* Wie soll man z.B. einem in der Betonwüste Stadt aufgewachsenem Jugendlichen die Gesetze der Natur nahebringen, wenn die Natur selbst unbekannt oder in weite Ferne gerückt ist? Das Ökosystem Wald begreift man nämlich nicht wirklich, wenn man reißbrettartige Schemata betrachtet; man begreift es nur im Wald selbst. Werden und Vergehen in der Natur sind eben keine Abstrakta, über die nur diskutiert werden müßte, sondern es sind lebendige Realitäten, die man erlebt haben muß, um ihren Sinn mit ganzer Seele zu erfassen. Erst auf dieser Grundlage können dann auch rationale Erwägungen, die dann aber nicht mehr mechanistisch sind, ein echtes Verständnis ermöglichen.

Lorenz erwägt sogar den Gedanken, ob es nur die Natur ist, die uns durch ihre Proportionen und Abläufe den Sinn für Harmonie und Schönheit lehrt. Ja, er glaubt sogar, daß nur die frühe Schulung der Gestaltwahrnehmung in der Natur uns lehrt, zwischen „krank" und „gesund" zu unterscheiden. Lorenz nennt dies den „diagnostischen Blick" für Systeme und Systemzusammenhänge, der nur am direkten Beispiel gelernt werden kann.[32] Wenn dem so ist, müßten unsere Vorfahren bzw. die Naturvölker diese Fähigkeit haben und mithin „anders" denken, alleine schon aus dem Grund, weil sie noch nicht vom Leben selbst entfremdet sind. Dies wollen wir im folgenden untersuchen.

37. DER KREIS UND DIE GERADE - EIN VERGLEICH

Wir machen uns nur selten klar, daß es noch *andere Arten des Denkens* gibt als die unsere. Dies erfahren wir meist nur im Kontakt mit Menschen anderer Kulturkreise, vor allem mit solchen, die noch nicht von der rasch um sich greifenden Zivilisation beeinflußt sind. Ein solches Kontakterlebnis beschrieb z.B. der Psychologe *C. G. Jung* in seiner Autobiographie *Erinnerungen, Träume, Gedanken ...*[33]

Er berichtet dort von einer Begegnung mit einem Häuptling der *Taos Pueblos*, einem nordamerikanischen Ureinwohner, der Jung offen darüber unterrichtet, daß sie - die Taos - alle Weißen für verrückt halten. Jung fragt ihn darauf, warum sie diese Meinung haben und erhält die verblüffende Antwort: „Sie sagen, daß sie mit dem Kopf denken." Als der erstaunte Psychologe ihn fragt, wo er denn denke, weist der Häuptling nur auf sein Herz und sagt: „Wir denken hier!" [34]

Jung stieß hier unvermittelt auf eine Wahrheit, die auch viele Ethnologen bei ihren Feldforschungen an „primitiven" Völkern entdeckten: *Die Welt - und auch der Mensch - werden an unterschiedlichen Orten der Erde verschieden definiert.* Und, was nicht selbstverständlich ist, auch gemäß dieser Definition wahrgenommen. Dies bedeutet konkret, daß der Tao Pueblo empfindet, wie er mit dem Herzen denkt, ja, quasi aus dem „Zentrum des Herzens" seine Welt wahrnimmt. Dies ist dabei mitnichten eine Einbildung und für den Tao ebenso real und evident, wie für uns die Tatsache, aus dem Kopf heraus wahrzunehmen und zu denken.

Diese Aussagen mögen dem rationalistischen Betrachter zunächst als absurd oder gar unglaubwürdig erscheinen, aber man sollte sehr vorsichtig sein, bevor man entscheidet, wer denn nun der „Verrückte" ist. Immerhin betrachteten auch unsere Vorfahren das Herz als ein wahrnehmendes Organ, welches als Sitz der Gefühle angesehen wurde. Und noch heute legen zahlreiche „Herz-

Schmerz-Balladen" beredtes Zeugnis für diese Tatsache ab. Daran ändert auch die Tatsache nichts, daß das Herz in der modernen Naturwissenschaft als eine einfache Muskelpumpe gilt, die „nur" den Kreislauf in Gang hält und nicht einmal Schmerzrezeptoren besitzt.

Trotzdem wird man weiter von „blutenden" oder „gebrochenen Herzen" reden, ein Kind „herzen", jemanden „herzlich" begrüßen oder „herzerweichend" weinen. All diese sprachlichen Zeugnisse reden deutlich von der ehemaligen, vielleicht nur verdrängten Bedeutung des Herzens als empfindendes Organ. Andererseits zeigen sie, wie „verkopft" wir im zivilisatorischen Prozeß geworden sind; kein Wunder also, daß uns die *Tao Pueblo* für verrückt halten. Wo sind unsere inneren Werte, wo sind die Gefühle, die „von Herzen kommen", geblieben? Haben wir etwas Wesentliches endgültig verloren oder haben wir diesen Teil unseres Selbst nur vergessen bzw. verdrängt? Alles Fragen, die noch zu beantworten sind.

Nun gibt es aber offenbar nicht nur verschiedene Organe, mit denen „gedacht", „wahrgenommen" und „empfunden" werden kann, sondern auch *grundverschiedene Arten des Denkens*. Uns bekannt ist das *„lineare Denken"*, welches die Welt und ihre Geschehnisse auf eine kausale Linie von Ursache und Wirkung zurückführt. Dieses Denken ist geradlinig, kausal und analytisch; es läßt nur weniges unerklärt. Ihm zugehörig ist ein eigentümliches *Weltbild der Geschichtlichkeit*, welches die Zeit als Gerade auffaßt, die sich ins Unendliche erstreckt. Wir selber bewegen uns auf dieser Geraden vorwärts, von der Vergangenheit in die Zukunft hinein. Die Zeit scheint in unserer Vorstellung ein kausal-fortschrittlicher Prozeß ohne Wiederkehr zu sein, ganz analog zu unserem Denken und Handeln.[35]

Es gibt aber auch andere Arten des Denken, die wesentlich urtümlicher und natürlicher sind. Im krassen Gegensatz zu unserem linearen Denken steht das *Denken in Kreisläufen*, welches wir laut *Mircea Eliade* bei fast allen archaischen Völkern, aber auch bei vielen Kulturvölkern wiederfinden.[36] Und auch unsere Vorfahren haben - bis zum Beginn des Siegeszuges der modernen Zivilisation - so gedacht. Aber was genau ist nun dieses „zirkuläre Denken"?

Es ist ein *Denken in Kreisläufen*, welches sich ganz an die *Regelkreise* und *Kreisläufe der Natur* angepaßt hat. So reden wir z.B. heute noch vom „Jahreskreis" und meinen damit die Vorstellung der Zeit als ein Kreislauf der Ereignisse, der „ewigen Wiederkehr" von Frühling, Sommer, Herbst und Winter. Und auch die „Woche" stellt einen solchen Kreislauf dar, der sich immer wieder am Sonntag schließt.[37]

Das zirkuläre Denken grenzt sich damit strikt vom modernen linearen Denken ab. Es entwirft ein ganz *anderes Weltbild bzw. Selbstverständnis*: Die Zeit als Kreislauf verliert sich eben nicht irgendwo im Unendlichen, sondern kehrt immer und immer wieder. Sie bringt uns die nur scheinbar verflossenen Qualitäten - wie z.B. die Jahreszeiten - zurück. Auf die Nacht folgt ein neuer Tag, auf den Tag die Nacht, die Sonne zieht eine Kreisbahn, der Mond offenbart zyklisches Werden und Vergehen, und auch Tod und Leben werden in dieser Weltsicht als Kreisprozeß gedacht, in dem alles wiederkehrt. In den östlichen Philosophien finden wir den daraus folgenden Gedanken der Seelenwanderung und der Wiedergeburt.

Aber nicht nur die religiösen Qualitäten, auf die wir im folgenden Kapitel gesondert eingehen werden, zeigen diese zyklische Struktur. Auch die „profanen Dinge" - sofern man im archaischen Weltbild überhaupt von solchen reden kann - werden als Kreislauf gedacht. So ist es z.B. bei bestimmten Indianerstämmen üblich, daß sich der Jäger bei seiner Beute dafür entschuldigt, daß er sie getötet hat. Gleichzeitig versichert der Jäger, daß er eines Tages den Artgenossen des Beutetieres als Nahrung dienen wird.[38]

Eine Haltung, die uns vielleicht als naiv oder unverständlich erscheinen mag, die sich aber bei genauerem Hinsehen als durchaus realistisch und wirklichkeitsnah erweist. In dieser rituellen

Handlung wird nämlich ganz klar das *innere Verständnis der Regelkreise der Natur* ausgedrückt, welches wir im II. Teil auf naturwissenschaftlicher Basis erläuterten. Das zirkuläre Denken erweist sich mithin als ein *systemisches Denken*, in dem die innige Verflechtung des Menschen mit der gesamten Lebenswelt deutlich gesehen wird. Erinnern wir uns nur an den Ausspruch des Sioux-Medizinmannes *Lame Deer*, der sagte: „... wir wissen auch, daß wir - als Teil der Erde - keinen Teil von ihr verletzen können, ohne uns selbst zu verletzen.“ [39] Dies ist der vollkommenste Ausdruck eines systemischen Denkens, welchen wir uns überhaupt vorstellen können.

Wie armselig nimmt sich dagegen unser „fortschrittliches“ lineares Denken mit seinen deleteren Folgen aus! Zwar hat uns die Geschichtlichkeit dieses Denkens aus dem monotonen Kreislauf des ewig Gleichen befreit, aber können wir diese Freiheit sinnvoll nutzen? Es sollte doch möglich sein, ein *freies, geschichtliches Denken* mit einem *kreisförmig-naturnahen Denken* zu verknüpfen, ohne gleich in die nächste Katastrophe zu rutschen! Ansätze hierzu werden wir im V. Teil vorstellen.

Bleiben wir jedoch zunächst noch bei unserem Vergleich zwischen Zivilisation, Kultur und Natur: Wie wirkten sich die *verschiedenen Denkformen* auf das jeweilige *religiöse Weltbild* aus, und welche Rolle spielen die Religionen in unserer Betrachtung? Dies soll Thema des nächsten Kapitels sein.

38. RELIGIONSPSYCHOLOGISCHE ASPEKTE

Wenn wir die Problematik *Zivilisation und Krebs* auf religiöser Ebene betrachten, fallen uns gleich zwei Äußerungen aus der *Bibel* ein, die den Weg in die heutige Misere vorgezeichnet haben. Wir meinen zum einen „Macht euch die Erde untertan!“ und zum anderen „Seid fruchtbar und mehret euch und erfüllet die Erde!“ [40]

Diese „göttlichen“ Gebote finden wir bereits in der Schöpfungsgeschichte (Genesis 1). Sie gehören zum Fundament des jüdisch-christlichen Glaubens, der wiederum die historischen Grundlagen unserer zivilisierten Gesellschaft bildete. Damit soll jedoch nicht gesagt werden, daß in diesen religiösen Geboten bereits eine „Ursache“ für die heutigen Mißstände zu suchen sei, sondern daß hier vielmehr die *Bedingungen*, der Nährboden für solche Entwicklungen geschaffen wurden. [41]

„Gottes Befehl“ zur Fruchtbarkeit und Vermehrung ist eigentlich eine biologische Selbstverständlichkeit, ein Grundtrieb allen Lebens, der der ausdrücklichen Formulierung wohl kaum bedarf. Erst der Zusatz „Macht euch die Erde untertan!“ ist nicht so selbstverständlich und zeigt bereits eine deutliche *Entfremdung* zwischen Mensch und Umwelt an. Dies darf uns nicht verwundern, denn zur Zeit der Niederschrift der Bibel war die Menschheit bereits von der archaischen Lebensweise des Sammelns und Jagens zu Viehzucht und Ackerbau übergegangen. „Gott“ hatte bereits menschliche Gestalt angenommen und spiegelte sich scheinbar nun in dem ebenfalls schöpferischen Geschöpf Mensch, der - wie bereits gesagt - als neolithischer „Revolutionär“ zum Schöpfer einer kultivierten Umwelt avancierte. [42] Nicht mehr und nicht weniger drückt die fragliche Bibelstelle mit diesen göttlichen Imperativen aus.

Einfache Wahrheiten prägen sich - besonders, wenn sie in religiösen Ausdrücken festgehalten werden - jedoch oft sehr tief in die Seelen der Menschen ein; egal, ob sie verstanden oder mißverstanden wurden. So fühlt sich der heutige Mensch als „Herrscher“ über die Erde; und dies mehr aus einer inneren, *psychischen Überzeugung* heraus als aus irgendeiner rationalen Begründbarkeit. Der Mensch „beherrscht“ ja nicht einmal seine eigenen Schöpfungen, geschweige denn die Natur. Erdbeben und Vulkane, die durchaus irdischen Ursprungs sind, lassen den hochtechnisierten Menschen ebenso hilflos und klein erscheinen, wie dies eh und je bei seinen Vorfahren der Fall war.

Die „Herrschaft" des Menschen ist also ein religionspsychologisches Phänomen und keinesfalls eine Tatsache; es ist ein „Glaube" im eigentlichen Sinne des Wortes. Dieser Glaube war jedoch ungefährlich, solange der Mensch Schafe hütete und sich als Herr und Meister seiner Herde sah. Gefährlich wurde er im Zusammenhang mit der technologischen Entwicklung der Zivilisation, in der es zwar immer noch nicht möglich ist, die Erde zu *beherrschen*, wohl aber, sie bis in den letzten Winkel *auszubeuten bzw. zu versklaven*. Und mit einer ans Neurotische grenzenden Gründlichkeit wird weiterhin versucht, die Erde „untertan" zu machen. Die Mittel, die dabei angewandt werden, erinnern jedoch mehr an „Joch" und „Tyrannis" als an eine verständnisvolle „Herrschaft", die wohl im biblischen Gebot gefordert war.

Manchmal ist es aber auch so, daß sich mit veränderten Zeiten und Bedingungen auch die Notwendigkeiten des Handelns und Glaubens ändern. So ist, wie gesagt, die Aufforderung zur Fruchtbarkeit ein ebenso natürliches wie auch biblisches Gebot. In der heutigen Lage bleibt uns jedoch nur die Möglichkeit, dieses Gebot bewußt einzuschränken bzw. zu mißachten, um der verhängnisvollen Überbevölkerung auch nur annähernd gerecht zu werden. Bücher wie die *Bibel* ändern sich jedoch nicht; sie verkaufen uns weiterhin das gleiche Dogma wie vor 3000 Jahren, ungeachtet dessen, daß das, was gestern gut und richtig war, heute zum Verhängnis der Erde und des Menschen werden kann. Eingedenk dessen ist es dann allerdings verwerflich, wenn religiöse Autoritäten, die für die Auslegung der „heiligen Schriften" zuständig sind, ihr Bewußtsein nicht an die Erfordernisse der Zeit anpassen und weiterhin die uneingeschränkte Vermehrung predigen.

Obwohl manche Denker bezweifeln, daß in der jüdisch-christlichen Tradition wichtige Faktoren für die Entwicklung unserer Zivilisation zu suchen sind[43], gibt es weitere Anhaltspunkte dafür. Der Religionswissenschaftler *Mircea Eliade* hat überzeugend dargelegt, daß das geschichtliche Denken ganz tief in der jüdisch-christlichen Religion verwurzelt ist, die einen *Anfang der Welt* kennt und ein *endgültiges Ende* derselben prophezeit. Die Zeit ist hier also *linear* und reicht von einer anfänglichen Schöpfung bis zu einem zukünftigen Ende. Damit bildet diese klassische Abendlandsreligion jedoch eine Ausnahme im großen Reigen der Religionen und Glaubensvorstellungen, die normalerweise *nicht geschichtlich*, d.h. in einer Linie denken, sondern eine *kreisförmige Vorstellung von der Zeit* haben, in der sich sowohl die Zeit selbst als auch der ganze Kosmos zyklisch regenerieren. Eliade bezeichnet diese typische religiöse Haltung als „Mythos der ewigen Wiederkehr".[44]

Diesen Unterschied zwischen linearer Denkform und Zeitbetrachtung und der opponierenden zyklischen Weltvorstellung haben wir bereits im letzten Kapitel dargestellt. Aber erst in der *religiösen Dimension* erkennen wir die wesenhafte Verschiedenheit der Ideen: In den *Religionen mit zyklischer Struktur* folgt auf jedes „Weltende" ein neuer Anfang; sie besitzen einen *inneren Optimismus*, der allem Leben die Freiheit der Entfaltung über zyklische Wiederholungen aller Möglichkeiten garantiert. Wenn man z.B. an die verbreitete These von der Wiedergeburt denkt, bekommt jedes Individuum mehrere Chancen, die Aufgaben seines Lebens zu verwirklichen; schafft es sein „Ziel" nicht in diesem Leben, gibt das nächste die Möglichkeit alles nachzuholen bzw. zu korrigieren.

Ganz anders ist da die jüdisch-christliche Vorstellung, nach der man z.B. nur einmal lebt und am Ende auf „ewig" in die Hölle oder den Himmel kommt, je nachdem, ob man seine Chancen nutzte oder nicht. Hier finden wir einen *inneren Pessimismus*, der das eigene Ende sowie das Ende der Zeit und der Welt als etwas Endgültiges, Ewiges darstellt. Möglichkeiten zur späteren Korrektur bleiben hier nicht.

Aus dieser Haltung heraus bildete sich häufig ein *Weltuntergangsfatalismus*, der auch heute noch anzutreffen ist. „Wir können ja doch nichts ändern, und wenn es Gottes Wille ist, so soll es so geschehen" hieß es im Mittelalter, wenn die Pest zuschlug, und ähnliches hört man heute, wenn es um die Gefahren der modernen Zivilisation geht. Ist Religion in dieser Form also ein Anachronismus, eine Gefahr, von der nichts Gutes ausgehen kann?

Sicherlich nicht. Denn auch die jüdisch-christliche Tradition kennt innere Gegengewichte zu den beschriebenen Gefahren, wenn diese Kontrapunkte auch nicht so auffällig sein mögen. So finden wir im rezenten Christentum immer noch einen starken *Marienkult*, der nach Ansicht vieler Forscher[45] ein *„getarnter“ Kult für „Mutter Erde“* ist.

Tatsächlich zeigen sich manche Parallelen in der christlichen Marienverehrung zu Kulten der Erdmutter in aller Welt; so wurde z.B. die präkolumbianische Erdgöttin *Coatlique* genau wie *Maria* häufig mit dem gesäugtem Kind auf dem Arm dargestellt. Verbreitet sind in manchen Kulturen auch die *„Schutzmantel-Madonnen“*, die ihren mit Sternen übersäten, dunkelblauen Mantel über symbolische Menschen und Tiere ausspannen. Diese Symbolik findet sich sowohl bei der antiken sumerischen *Astarte* wie bei der christlichen *Maria*; in beiden Fällen ist das schützende Himmelszelt und die nährende Erde dargestellt, die in diesen Figuren verehrt werden. Und immer sind es weibliche, mütterliche Gestalten, welche die nährende Natur bzw. „Mutter Erde“ repräsentieren.

Im Marienkult hat sich also offenbar ein Erdkult - wenn auch in getarnter Form - bis in die heutige Zeit erhalten und gibt den Anhängern die Möglichkeit einer *echten Religion im Sinne der Rückbindung zur Natur.* Auffälligerweise befinden sich die meisten Marienkultplätze in Höhlen, Grotten oder auf dem freien Felde, was genau dies zu bestätigen scheint. Und die kultischen Handlungen sowie die Erwartungen der Gläubigen richten sich zumeist auf Heilung, Fruchtbarkeit und Regeneration im weitesten Sinne; alles Attribute der lebendigen Erde als Quelle jeglicher Regeneration und Erneuerung.

Dieses Beispiel darf uns jedoch nicht zu euphorisch stimmen, denn mehr und mehr Menschen tendieren zu einem scheinbar völlig *areligiösem Verhalten*; zumindest schließen sie sich nicht mehr eindeutig an einen traditionellen Kult an. Es scheint aber so zu sein, daß der Mensch einen natürlichen „Trieb" zur Religion hat, der nicht einfach durch ein Bekenntnis zum Atheismus zu beseitigen ist.[46] Zudem ist es eine alte Erkenntnis der Verhaltensforschung, daß, wenn ein Trieb nicht adäquat abreagiert werden kann, sich die Triebenergie an einem Ersatzobjekt ablädt. Und diese Ersatzobjekte bzw. Ersatzreligionen sind heute wahrhaft vielfältig.

Da gibt es zum einen die *Verehrung der Wissenschaft*, die teilweise klassische religiöse Züge angenommen hat: Ihr werden wahre *Tempel* (Universitäten etc.) errichtet, in denen die *Priester der Wissenschaft* die Dogmen aufstellenen und predigen. Und selbst wenn sich die Wissenschaft selber ganz und gar nicht in dieser Rolle sieht, so hat sie den Rang einer religiösen Autorität dennoch bei der Masse der Bevölkerung, die sich eben nicht aus Denkern und Forschern rekrutiert, sondern aus „Anbetern der Vernunft"[47], die an die Regeln der Wissenschaft zu glauben gelernt haben.

Parallel hierzu existiert ein *Glaube an die Technologie* sowie an den *Fortschritt*. Mit geradezu religiöser Inbrunst werden diese von ihren Verfechtern verteidigt, auch wenn es nur zu offensichtlich ist, daß wir es hier mit unvernünftigen Scheinwerten zu tun haben. Gleiches gilt für den *„mächtigen Mammon"*, der ebenfalls pseudoreligiöse Verehrung findet und dem *Tempel* gewidmet sind - man denke nur an die Bankpromenaden von Städten wie Frankfurt oder Düsseldorf - mit ihren mächtigen *Priestern des Geldes*. Wie groß die Macht dieses Scheinwertes ist, mag man daran ersehen, daß nichts mehr ohne ihn läuft; der „Monetismus" ist zur offiziellen Staatsreligion erhoben worden.

Eine andere Ersatzreligion finden wir in den verschiedenen Richtungen der *Psychologie*, die immer neue Anhänger finden. Das Gespräch mit dem Therapeuten ist für viele Menschen heute das, was früher einmal das Gespräch mit dem Priester, Schamanen oder einem sonstigen „Seelsorger" war. Es werden also auch hier offenbar unter dem Deckmantel der medizinischen Fürsorge oder der Wissenschaft Triebe befriedigt, die tief in uns Menschen verwurzelt sind und die eigentlich keiner rationalen Rechtfertigung bedürfen.

Dies darf jedoch nicht zum umgekehrten Schluß verleiten, daß wir ungeprüft alles glauben sollten, was irgendwo und irgendwann einmal verehrt wurde oder wird; diesen Fehler finden wir nur allzu häufig in den *esoterischen oder okkulten Pseudoreligionen* wieder. Hier wird meist das sprichwörtliche „Kind mit dem Bade ausgeschüttet", indem man sich ganz und gar religiösen Vorstellungen und Praktiken hingibt, während der Verstand außen vor bleiben muß. Wir Menschen sind zwar religiös veranlagt, aber wir sind es nicht nur. Zum Menschsein gehört entschieden mehr dazu!

All diese Ersatzreligionen bergen große Gefahren in sich, weil die verehrten „Werte" von den Gläubigen für das Wichtigste auf der Welt gehalten werden und eine nüchterne, kritische Prüfung derselben unmöglich wird. Einfaches „Glauben" verträgt sich eben nicht mit reflexivem Denken. Trotzdem liegt gerade hier die Herausforderung einer zukünftigen Menschheit; vielleicht indem man die scheinbaren Widersprüche zwischen religiöser und verstandesmäßiger Weltsicht auflöst und so zu einer ganzheitlicheren Sicht von Mensch und Welt gelangt. Gute Ansätze hierzu liefert z.B. das Buch des englischen Biologen *Rupert Sheldrake*, der in *Die Wiedergeburt der Natur*[48] auf wissenschaftliche Weise an ein neues Verständnis der „Lebendigkeit und Heiligkeit der Natur"[49] heranführen will.

39. ROUSSEAU UND DIE UNUMKEHRBARKEIT DER ZEIT

Bei all den geschilderten „Schrecken" und Gefahren der modernen Zivilisation stellt sich die Frage nach unseren Möglichkeiten angesichts dieser Situation; ist eine Lösung der geschilderten Probleme überhaupt denkbar? Diese Frage wird uns in diesem Kapitel beschäftigen und überleiten zu einem fünften und letzten Teil, wo wir die Quintessenz des bisher Gesagten ziehen wollen.

Viele Menschen sehen die „Lösung all unserer Probleme“ in einem oberflächlichen Verständnis der These des französischen Moralphilosophen *Jean-Jacques Rousseau* von einem „Zurück zur Natur“. Vor allem in ökologisch orientierten politischen Kreisen findet sich häufig die Meinung, daß doch „früher“ - wann, wird dabei nicht gesagt - alles besser gewesen sei: Der Mensch sei in seinem Naturzustand mit der Umwelt zurechtgekommen, und die Umwelt habe den Menschen auch ertragen können.

Letzteres ist auch sicherlich richtig, was aber nicht bedeutet, daß ersteres auch stimmt; der Mensch hat es sicherlich nie „leicht“ gehabt, und die Vorstellung von einer nur sanften und schützenden Natur entspringt einem blinden Idealismus. Offensichtlich klaffen hier tiefe Abgründe zwischen idealisierender Naturvorstellung und dem tatsächlichen Zustand der Natur, in dem Tod, Hunger, Gewalt und Vergänglichkeit unleugbare Realitäten sind, die sich nicht leicht mit dem sozial-humanitären Verständnis dieser Idealisten vereinbaren läßt.

Ganz abgesehen davon, läßt sich die Zeit nicht wie ein Uhrwerk zurückschrauben und verändern. Überhaupt stellt sich der Glaube an eine wie auch immer geartete „Umbaubarkeit“ der Gesellschaft oder des Weltgefüges als eine unrealistische Vorstellung heraus, die wiederum aus dem mechanistischen Denken des zivilisierten Menschen entspringt.

Unser lineares Denken ist durch Modelle und Vorstellungen geprägt, die allesamt aus unserer selbstgeschaffenen Technologie stammen. Dementsprechend haben wir ein Weltbild, welches nicht nur *reduktionistisch vereinfacht* ist, sondern welches die Welt und den Menschen als eine Maschine, einen *Mechanismus* erscheinen läßt, der beliebig umbaubar oder korrigierbar sei. Daß dem nicht so ist, mag man leicht aus den komplexen, systemischen Zusammenhängen ersehen, die wir - ebenfalls vereinfachend - im II. Teil dargestellt haben.

Der Mensch hat sich bis zu dem Punkt, an dem wir heute stehen, entwickelt - und diese Entwicklung ist in sich nicht umkehrbar. Hier hilft weder ein „Zurück zur Natur", noch ein „Zurück zur Kultur", die als eine Art globaler „Morgenthau-Plan" in manchen Köpfen zu spuken scheinen. Wenn wir aber nicht in die Fiktion abdriften wollen, so müssen wir den heutigen Status quo erst einmal akzeptieren - ohne ihn dadurch gleich zu billigen. Wir dürfen uns also auch nicht der Realitätsflucht hingeben, mit der manche Menschen der Situation „Herr" werden wollen. Das Verdrängen der Realität schafft keineswegs die Probleme aus der Welt, sondern nur aus unserem Bewußtsein. Es gilt vielmehr, daß nur die *bewußte Erkenntnis der Lage* uns in die Position versetzt, aus der wir in eine neue Zukunft steuern können.

Nur dieses nüchterne Bewußtsein gibt uns die Möglichkeit, die zukünftige Entwicklung, die im Hier und Jetzt ihren Ursprung hat, entscheidend zu beeinflussen oder mitzugestalten. Hierbei können wir, wie *C. F. von Weizsäcker* sagt, „durch den Vergleich mit der Vergangenheit allerdings vieles lernen, was der Gegenwart fehlt."[50] Weiterhin bemerkt er richtig: „Der Mensch ist ein Experiment, das nicht auf halbem Wege abgebrochen werden kann. Da es begonnen ist, muß es zu Ende geführt werden."[51] Dabei läßt er jedoch offen, ob dieses „Ende" als Untergang in einer selbstgemachten Katastrophe eintreten wird oder nicht.

Wie dem auch sei, *unser aller Verantwortung* liegt darin, durch *bewußte Gestaltung und Umgestaltung* unseres Lebens zu einer besseren Zukunft beizutragen. Veränderungen der Gesellschaft oder des Systemganzen beginnen eben nicht an einer imaginären „Spitze", die von vielen Menschen in Regierungen und Institutionen gesehen wird. Sie nehmen ihren *Ursprung im Bewußtsein und Handeln des einzelnen* - eine kreative, evolutionäre Kraft, die keinesfalls unterschätzt werden darf! Und nur dann stehen die betreffenden Veränderungen auf solidem Grund; „von Oben" aufgezwungene Neuerungen sind im Gegensatz dazu meist unrealistisch, wenn sie auch oft gut und klug klingen mögen.

In diesem Sinne sind auch die Beiträge des nächsten Teiles als *Anregungen* zu verstehen, wie reale Veränderungen möglich werden können, wenn wir auf eine andere Art und Weise zu denken lernen. Das lineare Denkschema ist antiquiert, wird aber leider immer noch an unseren Schulen und Universitäten gelehrt. Es liegt also an uns selbst, „autodidaktisch" zu einem der Wirklichkeit näheren, systemischen Denken vorzustoßen, das uns in die Lage versetzt, zumindest besser mit uns und unserer Welt zurecht zu kommen.

Vergessen wir jedoch nicht, daß wir uns in einer Zwangslage befinden: Wahrscheinlich müssen wir sogar unser Bewußtsein ändern, um eine Chance zu haben, unsere eigene Haut zu retten. Daher wollen wir zu Beginn unserer *Quintessenz* einen Blick darauf werfen, was voraussichtlich passieren wird, wenn wir uns und unsere Lebensweise nicht entsprechend ändern.

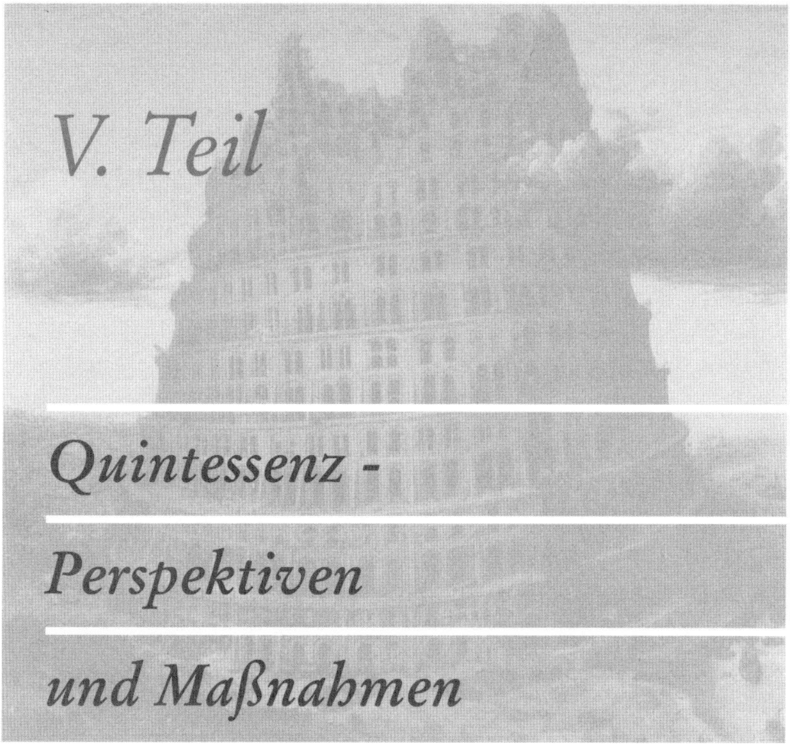

V. Teil

Quintessenz - Perspektiven und Maßnahmen

40. DIE REGLERKATASTROPHE: NACH UNS DIE SINTFLUT?

Wenn wir die *zukünftigen Perspektiven der Menschheit* betrachten, dürfen wir uns auch nicht vor der düstersten Aussicht fürchten; der Aussicht, daß in der jetzigen Zivilisation ihr eigener Untergang bereits beschlossen ist. Beschäftigen wir uns also mit der Frage, was uns und unserem Planeten bevorsteht, wenn wir unseren jetzigen Kurs nicht ändern. Wir steuern nämlich weiterhin ein *Wachstum um jeden Preis* an: eine wachsende Bevölkerungszahl, eine wachsende Industrie, wachsenden Konsum und ebenfalls wachsende Müllberge.

Unsere Wachstumsideologie übersieht dabei jedoch eine einfache Binsenweisheit, die - wie *Konrad Lorenz* sagt - „jedes Schulkind begreifen kann“ [1], nämlich, daß ein unbegrenztes Wachstum in einem begrenzten System über kurz oder lang zur Katastrophe führen muß. Dies ist auch eine der zentralen Lehren, die uns der Krebs erteilt: Zellen, die in den verhängnisvollen Kreislauf der positiven Rückkopplung einbiegen, zerstören früher oder später ihren Stammorganismus und damit letztlich auch sich selbst.

Die gleiche Wahrheit lehrt uns auch der Laborversuch mit Bakterienkulturen in einem mit Nährlösung gefüllten Reagenzglas: Zu Anfang vermehren sich die Bakterien langsam - ganz gemäß ihrer noch geringen Anzahl. Da die Nahrungsbedingungen jedoch günstig sind und keine Feinde die Kultur und ihr Wachstum behindern, wächst die Zahl der Bakterien immer steiler an; man spricht hier von einem „exponentiellen Wachstum“. Irgendwann sind allerdings die Ressourcen, d.h. die Nährlösung, erschöpft und die Bakterien sterben allesamt den Hungertod. Dem steilen Aufstieg folgt ein jäher Absturz, der jedoch nicht nur eine Reduktion der überschüssigen Massen ist, sondern ein Aussterben im wahrsten Sinne des Wortes.

Man mag einwenden, daß dieses Beispiel unnatürlich und unrealistisch sei: Immerhin habe die Natur *Regulationsmechanismen*, die eine solche Katastrophe nicht zulassen; im Reagenzglas komme es nur deshalb zur Katastrophe, weil diese Regulation nicht greife. Aber genau das ist der Punkt, müssen wir erwidern: Wir Menschen haben diese Regulationsmechanismen außer Kraft gesetzt, sowohl im Reagenzglas als auch in unserer eigenen Umwelt. Wir entziehen uns der negativen Rückkopplung und vermehren uns daher tatsächlich genau so wie die Bakterien in obigem Versuch. Dies wird belegt durch den Vergleich der entsprechenden Wachstumskurven: Beide stellen ein exponentielles Wachstum dar; der einzige Unterschied besteht darin, daß wir Menschen den Katastrophenpunkt, wo der plötzliche und endgültige Absturz erfolgt, noch nicht erreicht haben.[2]

Nun ist aber die Erde tatsächlich kein Reagenzglas. Sie ist ein hochkompliziertes *lebendiges System*, in dem alles mit allem in direkter oder indirekter *Wechselwirkung* steht. Sie kann daher eine Menge unserer „Schandtaten" verkraften, wird aber dennoch dadurch zum Teil erheblich gestört. Diese Störungen wirken wiederum auf uns selbst zurück, z.B. in Form von globalen Klimaänderungen, die wir in letzter Zeit zunehmend zu spüren bekommen. Der Treibhauseffekt, d.h. die globale Zunahme der Temperatur, ist bereits deutlich meßbar geworden und kann daher nicht mehr als pessimistische Zukunftsmusik verdrängt werden.

Die Folgen dieses Effekts werden verheerend sein. So wird durch das zwangsläufige Abschmelzen der Polkappen der Meeresspiegel weltweit steigen; Länder wie die Niederlande werden genau wie alle Südseeinseln vom Meer verschluckt werden; Städte wie Köln oder Aachen werden zu von gewaltigen Sturmfluten bedrohten Küstenstädten werden. Und all das in nicht allzu ferner Zukunft; wenn wir noch jung sind, haben wir „gute Chancen", dies zu erleben.

Vielleicht bereiten solche Katastrophen der Menschheit ein Ende, bevor der ominöse Katastrophenpunkt erreicht ist. Oder vielleicht beseitigt sich der Mensch doch noch selbst durch einen nuklearen Weltkrieg - trotz Abrüstung und oberflächlichem Friedensstreben. All dies ist ungewiß und bloße Spekulation. Was aber gewiß ist, ist, daß unsere Erde in einem gewissen Punkt eben doch etwas mit dem Reagenzglas unseres Beispiels gemeinsam hat: Sie ist ein *begrenztes System*, welches nicht mit uns und unseren ebenfalls steigenden Ansprüchen mitwächst.[3] Und allein diese Tatsache reicht aus, um unseren eigenen Untergang vorzuprogrammieren.

Es ist nicht einmal die konkrete Zahl der Menschen auf dieser Erde, die sich so verheerend auswirkt; unser Planet könnte unter anderen Umständen sogar noch weit mehr Menschen verkraften und ernähren. Das eigentliche Problem liegt in den *wachsenden Ansprüchen* dieser wachsenden Population: Wir begnügen uns nicht mehr mit dem Nötigen, sondern fordern eine zusätzliche, wachsende Maschinerie, die uns das Leben „verschönern" und „erleichtern" soll. Und so hat sich in den letzten hundert Jahren nicht nur die Zahl der Menschen versechsfacht, sondern diese haben auch „ihren Rohstoffverbrauch verzehnfacht, ihren Abfall verzwölffacht und ihren Energieverbrauch verzwanzigfacht".[4]

Hierin liegt die *potenzierte Zerstörungskraft* unserer modernen Zivilisation. Wir beuten unseren Planeten längst nicht mehr nur für uns selber aus, sondern um unsere Maschinerie zu versorgen; man denke nur an die Unzahl von Kraftfahrzeugen, die wesentlich mehr Energie verbrauchen, als wirklich nötig wäre. Und mit „nötig" meinen wir: „nötig zum Überleben"!

Dieses Überleben wird nun aber gerade von der *Maschinerie* in Frage gestellt, die unser Leben vereinfachen und erleichtern sollte. Vereinfacht hat sie es sicher nicht, wenn man bedenkt, welche Schulbildung es erfordert, sich überhaupt in unserer technisierten Welt von heute zurechtzufinden. Und die vielgerühmte „Erleichterung" hat hauptsächlich dazu geführt, daß wir von unseren Maschinen mehr und mehr *abhängig* wurden, so daß aus den Sklaven von einst nun heimliche Herrscher unseres Alltags wurden, auf die die meisten von uns nur schwerlich verzichten können. So sind wir - wie ein heroinabhängiger Junkie - in einen *Teufelskreis der Abhängigkeit* eingeschlossen, der uns früher oder später zum tödlichen Verhängnis werden wird. Hilft uns demnach vielleicht eine radikale Entziehungskur?

Wohl kaum, denn dies würde einem „Zurück zur Natur" gleichkommen, welches aus schon besprochenen Gründen unmöglich erscheint. Vergessen wir nämlich nicht, daß eine wirklich ursprüngliche Lebensgemeinschaft wohl nirgendwo auf der Erde erhalten geblieben ist, zu der man „zurückkehren" könnte. Die Menschheit hat einen „Way without return" beschritten; sie hat den Punkt, wo eine Umkehr noch möglich war, längst hinter sich gelassen.

Dies mag pessimistisch stimmen und erwarten lassen, daß wir dem Krebs gleich mit unserem Wirtsorganismus Erde zugrunde gehen werden. Aber dies wäre ein voreiliger Schluß, denn noch ist dieses Ende nicht eingetreten und das „Spiel Mensch" nicht zu Ende gespielt. Wir haben im Laufe unserer Entwicklung trotz all unserer Irrtümer und „Untaten" auch vieles gelernt, was uns vielleicht im letzten Moment noch retten kann. So haben wir mit unserem *Bewußtsein* bestimmte Gesetze der Natur erkannt, auch wenn wir bisher immer versucht haben, diese zu überwinden und für uns ungültig zu machen. Vielleicht sollte man einmal den Versuch machen, *anstatt gegen diese Gesetze und Regeln anzukämpfen, mit ihnen zu leben und ihre Kraft sinnvoll zu nutzen.*

Möglicherweise rettet uns ein solches „Zurück zu den Gesetzen der Natur", wenn ein wörtliches „Zurück zur Natur" schon nicht mehr gangbar ist. Dies wäre dann auch *kein* „Zurück" im Sinne einer blinden Regression, sondern vielmehr ein „Vorwärts" in eine neue Zukunft.

41. METAMORPHOSE: VORWÄRTS IN EINE NEUE SYMBIOSE

Verlassen wir nun die pessimistische Perspektive vom krebsgleichen Ende der Menschheit bzw. der Zivilisation und wenden wir uns einer neuen Aussicht zu. Denn wie wir im III. Teil gesehen haben, gibt es nicht nur Parallelen zwischen Krebs und Zivilisation, sondern auch Unterschiede. Zum einen ist da das *Bewußtsein des Menschen*, welches ihn deutlich von einer „nur" durch Gene determinierten Krebszelle unterscheidet. Aus diesem Bewußtsein ist eine Einsicht in die Situation möglich, die wiederum dazu führen kann, daß der Mensch die Richtung seiner eigenen Zukunft ändert und so der Zerstörung entgeht. Doch dies ist nur möglich mit der Natur und gemäß ihren Gesetzen; alles andere wäre nur ein weiterer „Fortschritt" in Richtung eines schnellen und endgültigen Untergangs.

Zum anderen besteht ein fundamentaler Unterschied in der *Natur der Erde* selbst, die sich nicht nur als lebendes Wesen, sondern auch als ein sich *entwickelndes Wesen* darstellt. Wir selber - als Teile des gesamten Lebens - haben teil an dieser Entwicklung und durchlaufen dementsprechend einen Prozeß der Veränderung. Und von nichts anderem zeugt auch die Geschichte und Vorgeschichte des Menschen:

Unsere affenartigen Vorfahren veränderten sich im Laufe der Erdgeschichte und entwickelten einen aufrechten Gang, Hände zum Greifen und „Begreifen", ein leistungsfähiges Gehirn, eine Sprache sowie ein reflexives Selbstbewußtsein, welches uns von allen anderen Lebewesen unterscheidet. Mit diesen Fähigkeiten ausgestattet, begann der Mensch, seine Umwelt zu verändern und zu gestalten, wie wir bereits in Kapitel 32 ausführten. All diese Schritte besitzen eine gewisse *entwicklungsgeschichtliche Folgerichtigkeit*, so daß man fragen könnte, ob nicht vielleicht auch der heutige Zustand nur einen *Übergang zu etwas Neuem* darstellt und damit alles andere als ein „Ende" ist.

Um diesen Gedanken näher zu erläutern, wollen wir nun ein andersartiges *Analogiemodell* vorstellen, welches sich deutlich vom Krebsprinzip abhebt: *das Prinzip der Metamorphose.* Wörtlich übersetzt bedeutet Metamorphose „Gestaltveränderung" und bezeichnet in der Biologie den Umwandlungsprozeß einer Larve oder eines Jungtiers in ein erwachsenes Wesen ganz anderer Gestalt und Funktion. Bekannte Fälle sind die Umwandlung der pflanzenfressenden, durch Kiemen atmenden Kaulquappe in den insektenfressenden, durch Lungen atmenden Frosch oder die Verwandlung der kriechenden Raupe in den fliegenden Schmetterling.

In beiden Fällen haben wir es mit einem folgerichtigen Entwicklungsprozeß zu tun, bei dem allerdings der Larve nicht anzusehen ist, was einmal aus ihr werden wird. Doch was hat das alles mit uns zu tun, mag man fragen; welche Analogien gibt es hier zur Zivilisation bzw. zur Entwicklung der Menschheit? Um das zu beantworten, wollen wir nun einen solchen Metamorphoseprozeß etwas detaillierter darstellen und vergleichen:

Betrachten wir einmal eine Pflanze, auf der gerade Hunderte von kleinen Raupen aus ihrer Eihülle gekrochen sind: Zuerst fressen die Räupchen ihre Eihülle auf und beginnen dann, gemeinsam das Blatt zu benagen, auf dem sie gerade sitzen. Sie fressen und fressen und wachsen ständig. Raupen sind wahre „Freßmaschinen", die hauptsächlich aus Mundwerkzeugen zum Fressen sowie aus einem gewaltigen Verdauungstrakt bestehen. Sie kennen gemäß ihrer Entwicklungsphase nur Konsum und Wachstum.

Dieses Wachstum wird jedoch immer nach bestimmten Intervallen gestoppt, wenn die Raupe so fett geworden ist, daß ihr buchstäblich „die Haut zu eng" geworden ist. Sie hört auf zu fressen und beginnt, sich zu häuten. Eine neue, größere und dehnbare Haut erscheint unter der alten Hülle, die nun einfach abgestreift und verlassen wird. Daraufhin beginnt nach kurzer Ruhepause wieder das monotone Fressen und Wachsen der Raupe - bis es von einer neuen Häutung unterbrochen wird.

Dieses Spiel des Fressens, Wachsens und Häutens setzt sich einige Male fort, bis eines Tages etwas Merkwürdiges geschieht: Das Wachstum stoppt und es scheint, daß sich die Raupe wieder einmal zur Häutung anschickt, wie schon viele Male zuvor. Aber unter der Raupenhaut erscheint ein merkwürdiges Gefäß, welches nach dem

Abplatzen der alten Raupenhaut wie tot an einem Blattstiel der Pflanze hängt. Dies ist die sogenannte Puppe, in der nun erstaunliche und bemerkenswerte Vorgänge stattfinden:

Alle Organe der Raupe werden eingeschmolzen, und in der Puppe findet sich nur noch ein amorpher Zellbrei; es scheint, als ob die Raupe gestorben und in einen Zustand der Verwesung eingetreten sei. In Wirklichkeit aber beginnen sich nun - zunächst nur im mikroskopischen Bereich, dann aber auch im größeren Umfang - neue Organe auszubilden, die von denen der ehemaligen Raupe gänzlich verschieden sind. Ein Schmetterling entsteht, der, wenn er vollständig ist, die Puppenhülle aufbrechen wird, um in ein neues und ganz anderes Leben als das der Raupe zu entschweben. Er wird von nun an nicht mehr wachsen und kaum noch konsumieren. Dieser Teil seines Lebens dient für den Schmetterling ganz der Sexualität und seiner Fortpflanzung, der Erzeugung neuer Eier und Raupen, womit der Kreis geschlossen wäre.

Es ist nicht schwer zu erkennen, wo hier Analogien zur menschlichen Entwicklungsgeschichte liegen: Wir haben uns auch so verhalten wie die Raupen, die über verschiedene Entwicklungs- und Wachstumsstufen konsumierten und wuchsen. Unser Wachstum gleicht dem einer Larve, vom Konsum gelenkt und nur unterbrochen von Häutungsphasen, die in Analogie zum Wechsel von Natur zu Kultur sowie von Kultur zu Zivilisation gesehen werden können. Wir sind heute, wie die Raupe mit ihrer maximalen Ausdehnung, an den Punkt des größtmöglichen Wachstums angelangt und haben nur die *Möglichkeit zur Metamorphose*, wenn wir nicht zugrunde gehen wollen. Dies bedeutet jedoch ein Einstellen des Wachstums sowie eine äußere Ruhephase, in der sich neue Strukturen organisch heranbilden können.

Ein solcher Vorgang wäre durchaus nicht als „regressiv“ einzustufen, auch wenn es den meisten Fortschrittsoptimisten nicht behagen wird, daß der auf den Wachstumsstopp folgende Zustand chaotisch und ungeordnet erscheint. Aber vielleicht ist ein solches

„Einschmelzen“ des Althergebrachten die einzige Möglichkeit, in eine bessere Zukunft zu gelangen, ja, vielleicht sogar die einzige Möglichkeit einer menschlichen Zukunft überhaupt. Denn auch die Raupe hat keine Chance, das Spiel des Fressens und Häutens bis ins Unendliche auszudehnen; sie würde ihre Nahrungsgrundlagen schnell zerstört haben und damit letztendlich auch sich selbst dem endgültigen Untergang preisgeben.[5]

Dies entspricht der zweiten biokybernetischen Regel von der absoluten *Notwendigkeit eines begrenzten Wachstums.*[6] Diese Regel sagt ein eindeutiges „Ja“ zum Wachstum, aber nur, solange es sich in gewissen vertretbaren Grenzen hält. Wollen wir dieses Gesetz beachten, so müssen wir Abschied nehmen von der immer noch „allmächtigen“ Wachstumsideologie und in eine veränderte *stabile Phase* einschwenken.

Bei der Raupe ist dieses Einschwenken in die stabile Phase jedoch genetisch determiniert und demnach selbstverständlich. Wir glauben nicht, daß dies beim Menschen und seiner Zivilisation genauso ist; vielmehr scheint es so zu sein, daß unser *Bewußtsein*, unser *Wissen von der Natur und ihren Regeln* uns diese Möglichkeit erst eröffnet - ohne vorherigen Plan oder Programmierung. Unsere Metamorphose ist ein *evolutionärer Prozeß*, im Gegensatz zur Verwandlung der Raupe, die bereits genetisch vorherbestimmt ist.

Wir sehen also, daß auch dieses Analogiemodell - so schön es im Vergleich zum Krebsprinzip klingen mag - seine natürlichen Grenzen hat. Es bleibt also offen, ob wir eher „Krebs“ oder aber „Larve eines neuen Wesens“ sind. Wir scheinen sogar vor die bewußte Wahl gestellt zu sein, was wir sein wollen: Zum einen haben wir die Möglichkeit, weiter zu wirtschaften und zu wachsen wie bisher und das unrühmliche Ende des Krebses zu nehmen. Oder wir nutzen unser gewonnenes Wissen über die Natur dazu, unsere eigene Entwicklung in eine neue Richtung zu lenken. Dann und nur dann können wir der Ausgangspunkt einer neuen Entwicklung sein, die in ihren Ergebnissen allerdings nicht voraussagbar ist. Aber ist nicht irgendeine Zukunft in jedem Falle dem Ende unserer Geschichte vorzuziehen? Ist es nicht die ewige Furcht vor dem Neuen und Unbekannten, die uns so verhängnisvoll an überholte Strukturen und Denkformen bindet?

Eine stabile und wünschenswerte Zukunft des Menschen ist durchaus denkbar; eine Zukunft *mit*, und nicht *gegen* die Gesetze und Regeln der Natur. Wir können nach einem Stopp des Wachstums in eine *neue Symbiose* mit den anderen Lebensformen dieser Erde eintreten, in ein Mit- und nicht Gegeneinander, von dem alles Leben profitieren könnte. Wir wollen hier jedoch nicht ausmalen, wie ein fiktives Morgen aussehen könnte oder sollte, denn - wie bereits gesagt - unsere Entwicklung ist ein evolutionärer Prozeß, der im einzelnen nicht vorhersehbar ist. Dies ist auch gut und richtig, läßt es uns doch den freien Willen, selbst über unsere eigene Zukunft zu entscheiden.

Dies bedeutet aber auf der anderen Seite, daß wir verantwortlich für unser eigenes wie auch für das unserer Nachkommen sind. Unsere Handlungen im Heute bestimmen die Determinanten eines Morgen, welches wir damit zumindest mitgestalten können. Bei dieser Mitbestimmung spielt unser Bewußtsein eine zentrale Rolle: Solange wir glauben, daß unser Wohlergehen nur von einem Wachstum der Wirtschaft sowie einer Ausdehnung unserer „Macht" über die Natur abhängt, machen wir weiterhin die gleichen praktischen Fehler, die uns ins Verderben zu führen drohen. Ändern wir jedoch unser Bewußtsein, unsere Sicht von der Welt, so werden sich auch unsere Handlungen und folglich auch die Zustände ändern.

Diese Erkenntnis ist nicht neu, und so mehren sich weltweit die Stimmen, die für ein „Neues Bewußtsein" oder ein „New Age" plädieren. Hier vermischen sich jedoch oft Okkultismus und Spekulation, Mystik und Scientismus, so daß kaum eine klare Linie dieses neuen Bewußtseins zu erkennen ist. Vielleicht ist dies nur ein Analogon zum Einschmelzen der Raupe zu einem amorphen Brei, aus dem sich dann Neues herauskristallisieren kann. Dies wäre ein Zeichen dafür, daß eine Metamorphose bereits eingeleitet ist; die Folgen müßten langsam sichtbar werden...

Es wäre jedoch fatal, einfach nur auf Veränderungen von außen zu warten; ein Verharren in festgefahrenen Strukturen ist heute verhängnisvoller denn je. Es bleibt uns nicht mehr viel Zeit, unsere Richtung zu korrigieren - auch wenn wir nicht wissen, wohin. Wir wissen aber, daß diese neue Richtung den Regeln und Gesetzen der Natur Rechnung tragen muß. Unser Bewußtsein, unser Denken muß daher ein Gleiches tun und sich dem *Strom der Schöpfung* anschließen.

42. EIN NEUES, GANZHEITLICHES DENKEN

Bereits in der Schule werden wir angehalten, auf eine ganz bestimmte Art und Weise zu denken. Dieses Denken wird verinnerlicht und für die einzige Möglichkeit gehalten, sich sinnvoll mit der Realität zu beschäftigen. Bereits in Kapitel 37 haben wir diese Denkform skizziert und kritisiert; unser herkömmliches Denken ist nämlich *linear*, *kausal*, *analytisch* und *reduktiv*. Was dies im einzelnen bedeutet, wollen wir hier noch einmal kurz beleuchten:

Linearität bezeichnet die Geradlinigkeit unseres Denkens, die z.B. für unseren blinden Fortschrittsglauben verantwortlich ist. Fortschritt ist eben nur in linearen Systemen denkbar und möglich, wo es immer nur „vorwärts“ geht. Wir wissen aber, daß die umgebende Natur sowie unsere Körper keine linearen Systeme sind und sich somit unserer Denkweise zwangsläufig entziehen. So führt ein solches Denken und Planen meist zu Fehlleistungen wie unserer Wegwerfmentalität, welche die Kreisbewegungen in der Natur mißachtet. Die wachsenden Müllberge und eine steigende Umweltverschmutzung legen hierfür deutlich Zeugnis ab, wenn auch schon erkannt worden ist, daß nur das Denken in Kreisläufen uns letztlich vor dem Ersticken im eigenen Müll bewahren kann. So ist „Recycling“ zum Schlagwort geworden, welches die natürliche Kreisbewegung aller Stoffe wieder in unsere Zivilisation einbringen soll. In der Praxis stellen sich jedoch einem solchen Vorgehen noch viele Schwierigkeiten in den Weg, die an anderen „Fehlern“ unseres Denkens liegen.

Weiterhin ist die *Kausalität*, das *Prinzip von Ursache und Wirkung*, noch immer das Credo aller denkenden Menschen, obwohl uns die komplexe Wirklichkeit lehrt, daß es kein Ding und keinen Vorgang im Universum gibt oder geben kann, der nur auf *eine* Ursache zurückgeführt werden könnte. Alles ist mit allem systemisch vernetzt und kann daher nicht isoliert betrachtet werden, wenn wir ein wirkliches Verständnis der Vorgänge erreichen wollen. Diese Tatsache zeigte uns z.B. der Krebs, der sich ja auch einem monokausalem Denken entzog. Aber im monokausalistischen Wahn suchen heute immer noch Forscher nach *der* Ursache und folglich auch nach *dem* Heilmittel.

Genau hierin liegt der große Fehler einer vereinfachenden Kausalität: Es werden Lösungen angestrebt, die ebenfalls vereinfachend sind und somit nicht wirklich greifen können. So gibt es auch nicht *die* Lösung für unsere Umweltprobleme oder den Müllberg; wir müssen verschiedene Wege und Lösungsansätze miteinander vernetzen, um die Probleme wirklich in den Griff zu bekommen. Für ein solches *systemisches Denken* plädiert z.B. *Vester* in seinem Buch *Neuland des Denkens.*[7]

Ein weiterer Fehler unseres Denkens ist der rein *analytische Ansatz*. „Analyse“ bedeutet wörtlich übersetzt soviel wie „Zerteilung“ oder „Zerlegung“, was - bezogen auf unser Denken - eine *isolierte Betrachtung von Teilproblemen* bezeichnet. Analytisches Denken ist der klassische Ausdruck für unser *mechanistisches Weltbild*, welches uns eine Sicht der Dinge nahelegt, in der alles bis ins Kleinste zerlegt und wieder zusammengesetzt werden kann; ganz nach dem Vorbild der Maschine.

Dies ist an sich nichts Schlimmes, solange es sich nicht auf lebende Systeme bezieht, denn wir können einen Organismus nicht aufs Kleinste zerstückeln, ohne ihn dabei zu vernichten. Das Ganze ist eben *mehr* als nur die Summe seiner Teile! Wenn wir eine lebende Maus sezieren und in ihre Teile zerlegen und sie dann wieder zusammenfügen, wird sie nach unserem „analytischen" Eingriff nicht mehr leben. Das Leben selbst ist offenbar keineswegs eine Summeneigenschaft, sondern ein „Mehr", das sich dem analytischen Ansatz entzieht. Wollen wir ein wirkliches Verständnis erzielen, müssen wir das Leben in seiner systemischen Ganzheit betrachten und aus unserer Beobachtung die richtigen Schlüsse ziehen. Ein analytisches Wissen kann uns hier zwar helfen, aber es ersetzt nicht den Blick für das Ganze, die *synthetische* Sicht der Welt. „Synthese" bedeutet wörtlich übersetzt „Zusammenschau" und stellt somit ein unerläßliches Gegengewicht zur analytischen Weltsicht dar.

Warum aber denken wir überhaupt auf so wirklichkeitsfremde Art? Die Antwort ist entsprechend der Einfachheit dieses Denkens auch einfach: Unsere Ansätze sind wirklichkeitsfremd, weil sie *reduktionistische Vereinfachungen* sind. Wir reduzieren z.B. ein Problem auf einen ganz bestimmten Aspekt, um leichter darüber nachdenken zu können. Die Fülle der tatsächlichen Aspekte würde ansonsten unserem Denken allzu schnell ein Ende bereiten, weil wir gar keine Schlüsse mehr ziehen könnten. Die Wirklichkeit ist viel zu komplex, um als getreues Abbild in unsere kleinen Schädel hineinzupassen. Daher begnügen wir uns mit *Vereinfachungen und Modellen*, welche die Wirklichkeit annähernd simulieren sollen.

Auch dies ist an sich nichts Schlimmes, aber wenn es übertrieben wird oder unglücklich mit anderen Denkfehlern verknüpft wird, entstehen daraus leicht gefährliche Dogmata, wie z.B. *Freuds* These von der sexuellen Motivation aller psychischen Vorgänge. Sie findet immer noch Anhänger, obwohl es sich geradezu um eine verdummende Vereinfachung handelt:

Wie können wir z.B. Trauer oder Hunger, die ja sicherlich auch psychische Regungen bzw. Antriebe darstellen, in einen kausalen Zusammenhang zur Sexualität bringen? Aber einfache Thesen sind eben leicht „verständlich“ und zugänglich und können so einer breiten Masse als *die* Wirklichkeit verkauft werden. Hierauf fußen auch die durchweg primitiven, aber wirksamen Methoden der Werbung und der Propaganda, die sich allesamt der reduktionistischen Vereinfachung der Sachlagen bedienen.

Die herkömmlichen Denkformen bergen also große Gefahren in sich und sind mitverantwortlich für die Misere, in der unsere moderne Zivilisation steckt. Unsere Kritik an ihnen soll jedoch nicht bedeuten, daß wir gänzlich auf sie verzichten könnten oder sollten. Was ihnen fehlt, ist ein *Element der Kontrolle*, ein Element der negativen Rückkopplung sozusagen. Dem *linearen Denken* muß das *zirkuläre Denken* gegenübergestellt werden, der *Kausalität* die *Vernetzung*, der *Analyse* die *Synthese*; außerdem müssen wir versuchen, die *reduktionistischen Ansätze* auf ihr notwendiges Minimum zu beschränken, indem wir z.B. *integrative Modelle* den reduktiven Vorstellungshilfen vorziehen.

Unser neues Denken benötigt also vor allem einen *zirkulär-systemischen Ansatz* sowie eine *synthetisch-integrative Weltsicht*, die unser vereinfachendes linear-kausales Denkschema mit seiner analytisch-reduktiven Methodik neu befruchten und beleben können. Ein solches Denken wäre wesentlich näher an die tatsächliche Wirklichkeit angelehnt, wenn uns auch völlig bewußt ist, daß diese „Wirklichkeit“ nie von unserer Erkenntnis erreicht und erfaßt werden kann.

Wir müssen uns also der *Grenzen unseres Denkens* bewußt werden, die enger gesteckt sind, als uns die Schulweisheit glauben machen will. So hört man z.B. immer wieder den Ausspruch, „eine Sache sei doch logisch“, wobei hier eine merkwürdige Art von „Logik“ im Spiel ist. „Sachen“ sind niemals logisch, da nur menschliche Aussagen den Gesetzen der Logik unterworfen sind.

Hier kann man zwischen „wahr" und „falsch" unterscheiden, während die nackte Wirklichkeit kein „wahr" oder „falsch" kennt. Dinge *existieren*, aber sie sind niemals „wahr" oder „falsch"; damit sind sie auch keineswegs „logisch"! Etwas Nachdenken macht dies vollkommen klar; dennoch wird in unseren Schulen nach wie vor der mechanistisch-analytische Denkansatz gelehrt. Wir lernen, die Probleme zu zerstückeln und zu analysieren, so daß wir nachher ein unglaubliches Detailwissen besitzen. Was wir jedoch nicht lernen, ist ein einheitliches, übergreifendes Verständnis all dieser Fakten und Teilwahrheiten. Solange dies nicht geschieht, werden weitere Generationen wirklichkeitsblinder „Liniendenker" unser Geschick bestimmen und sich und uns früher oder später in die Katastrophe manövrieren.

Ein solches neues Denken muß nicht unbedingt kompliziert sein, wie man nach unseren etwas akademisch anmutenden Erläuterungen glauben könnte. Auch einfache Wahrheiten ergeben sich aus dieser neuen Art, die Welt zu betrachten, wie folgendes Kapitel zeigen soll.

43. UMWELTSCHUTZ ALS SELBSTSCHUTZ

Ein einfaches *Beispiel für ein zirkulär-systemisches Denken* ist die Aussage, daß wir durch die Schädigung unserer Umwelt letztendlich auch uns selber schaden. Alles ist mit allem in Kreisläufen vernetzt, und so kommen die Giftstoffe, die wir in den Abfluß kippen, irgendwann - z.B. mit dem Fisch - wieder auf unseren Mittagstisch. Daraus kann man aber mit Leichtigkeit schließen, daß wir von den Giftstoffen verschont bleiben, wenn wir sie nicht unbedacht wegschütten. Damit wird aber im ganzheitlichen Denkansatz der *Umweltschutz zum Selbstschutz*, zu einem persönlichen Interesse, welches nicht mehr leichtfertig negiert werden kann. Und dieser Umweltschutz beginnt nicht erst vor der sprichwörtlichen eigenen

Haustür, sondern weit früher: Da wir vollkommen mit unserer Umwelt vernetzt und verbunden sind, beginnt er bereits bei unserer Körperpflege oder unserer Ernährung.

So ist es z.B. unverantwortlich und zudem unnötig, täglich ein- oder gar zweimal zu duschen, auch wenn dies durchaus „modisch" ist. Zum ersten verschwenden wir damit eine Menge halbwegs sauberen Trinkwassers, welches früher oder später knapp zu werden droht. Zweitens verunreinigen wir dieses Wasser mit Tensiden, also mit waschaktiven Substanzen, die heute zwar zum großen Teil als „biologisch abbaubar" gelten, die aber unsere Gewässer dennoch extrem belasten. Als „biologisch abbaubar" gilt eine Substanz nämlich bereits dann, wenn sie irgendwann wieder in den Naturkreislauf integriert werden kann; dieses „Irgendwann" kann jedoch auch erst in hundert Jahren erreicht sein, wenn es möglicherweise schon zu spät dafür ist.

So weit, so gut, mag man sagen, aber man könne doch nicht schmutzig zur Arbeit gehen - oder zum Diner oder zum Chef. Hierzu muß man sagen, daß wir uns im allgemeinen zuviel waschen; unsere Manie der Reinlichkeit muß andere Gründe haben als die der Hygiene, der schon mit einem weit geringeren Aufwand genüge getan wird. Tägliches Duschen ist sogar hautschädlich, da es die schützende Bakterienflora der Oberflächenschichten empfindlich stört. Und viele Hautkrankheiten sind heute häufig eher durch eine übertriebene Reinlichkeit induziert als durch eine mangelnde Hygiene; hiervon könnte so mancher Dermatologe (Hautarzt) ein Lied singen.

Hier wäre also eindeutig ein „Weniger" mehr gewesen, wenngleich wir noch nicht auf die tatsächlichen Gründe unserer übertriebenen Reinlichkeit eingegangen sind, die aber wahrscheinlich in einem maskierten Prestigedenken zu suchen sind. Man gilt eben als „sauber" und will dies schon mit einer herben oder blumigen Duftnote kundtun, noch bevor überhaupt ein Wort gesprochen wird. Des weiteren handelt es sich hierbei häufig auch um eine unreflektierte Gewohnheit, die man einfach noch nie kritisch überdacht hat. Und so ist es mit vielen Dingen unserer unmittelbaren Umgebung sowie mit vielen alltäglichen Handlungen.

Wir sollten uns daher bei allem, was wir tun, einmal kritisch folgenden drei Fragen aussetzen: 1.) *Warum tue ich das?* 2.) *Nützt oder schadet mir meine Handlung mehr?* 3.) *Habe ich dabei auch bedacht, ob meine Handlung der Umwelt und damit indirekt mir selber schadet?*

Ausgerüstet mit diesen Fragen käme der prestigebewußte Saubermann oft ganz schön ins „Schleudern", da er erkennen müßte, daß zahllose Handlungen tatsächlich überflüssige Gewohnheiten sind, die oft als direkte Folge der schon beschriebenen Entfremdung von der Umwelt und sich selbst auftreten. So könnten ungeheure Mengen sauberen Wassers, Strom, Energie und Rohstoffe gespart werden, was wiederum dem allgemeinem Wachstum entgegen wirken würde. Wenn z.B. alle Haushalte der Bundesrepublik nur eine konventionelle 60-Watt-Glühbirne gegen eine Energiesparlampe mit kleinerem Verbrauch, aber gleicher Lichtleistung austauschen würden, könnte aufgrund der allgemeinen Verbrauchsminderung ein ganzes Atomkraftwerk oder zwei veraltete Braunkohlekraftwerke eingespart werden.

Hier stellt sich dann auch die Frage, was denn eigentlich unser Staat oder die Großindustrie tut, die den Umweltschutz inzwischen öffentlichkeitswirksam auf ihre Fahnen geschrieben haben. Immerhin käme es ihnen wesentlich billiger, wenn sie an jeden Haushalt jeweils eine freie Energiesparlampe verteilen würden, als wieder ein neues Kraftwerk aus dem Boden zu stampfen. Aber dies würde ja der Wachstumsideologie im Wege stehen, die scheinbar alle Mittel heiligt. Es ist daher mehr als fraglich, ob diese Ideologie jemals mit einem echten effektiven Umwelt- bzw. Selbstschutz zu kombinieren ist.

Der offizielle „Umweltschutz" beschränkt sich daher meist auf Scheinprojekte, wie etwa auf den vielgerühmten Artenschutz. Bestimmte Tier- und Pflanzenarten werden auf „Roten Listen der bedrohten Arten“ geführt und somit „geschützt“. Aber wie und von wem? Die zugehörigen Gesetze legen z.B. fest, daß bestimmte Arten nicht mehr gefangen, gejagt oder getötet werden dürfen, was bedeutet, daß sich ein Angler unter Umständen dadurch strafbar macht, daß er einen geschützten Fisch aus dem Wasser zieht bzw. jener an den Köder anbeißt. Dem Angler würde - sofern er überhaupt auf frischer Tat ertappt wird - ein saftiges Bußgeld drohen.

So weit, so gut, mag man denken; damit dürfte den Tieren ja geholfen sein. Aber weit gefehlt, denn der Schutz der Arten bedeutet noch lange nicht den Schutz des für diese Pflanzen und Tiere notwendigen Lebensraums. So kann z.B. der Teich, aus dem unser Angler eben noch den verbotenen Fisch gezogen hatte, im nächsten Moment für eine Industrieanlage trockengelegt werden, ohne daß unser Artenschutzgesetz irgendwie greifen könnte. Und eben dies ist im übertragenen Sinne die allgemeine Praxis unseres „Umweltschutzes“; sie ist eine Farce, welche die Angler als Bösewichte stempelt und ein großes „Angeln verboten!“ an den „Teich“ Umwelt stellt, wobei allerdings gleichzeitig das Wasser aus dem Teich gelassen wird. Der Bevölkerung wird damit vorgegaukelt, es werde tatsächlich etwas getan, während in Wirklichkeit nur nach Wachstumsideologie und Kosten-Nutzen-Rechnung weiterhin Raubbau an der Natur betrieben wird. Der exemplarische Angler wird als klassischer Sündenbock kriminalisiert, während den wirklich verbrecherischen Machenschaften der Großindustrie weiterhin Vorschub geleistet wird.

Die Umweltschutzmaßnahmen der Industrie selber nehmen sich nicht anders aus; sie sind meist ebenfalls eine Farce. So hören wir z.B. oft von angeblich umweltfreundlichen Maßnahmen, wie etwa Filterung der Abgase von Fabriken oder Klären der Abwässer von Industrieanlagen. Hierbei wird dann der Eindruck erweckt, als ob die Gefahr nun wirklich gebannt wäre; das Wasser wird tatsächlich sauberer und die Luft wird teilweise geschont. Aber bei genauerem

Hinsehen entpuppt sich der ganze Fortschritt auch hier wieder als Schall und Rauch: Die Giftstoffe werden durch diese Maßnahmen ja nicht vernichtet, sondern nur aufgefangen und gesammelt. Was aber nun mit diesem konzentrierten, hochgiftigen Sondermüll geschehen soll, weiß niemand - vor allem aber nicht die Öffentlichkeit, die sich ja „unnötig beunruhigen" könnte.

Das Problem wird also nicht gelöst, sondern nur verschoben bzw. „abgeschoben". „Mülltourismus" ist inzwischen bereits zum Schlagwort geworden, welches das Problem deutlich umreißt. Doch häufig macht der Müll gar keine weiten Reisen mehr; aus eigenen Beobachtungen können wir schließen, daß oft genug das Problem vor der eigenen Haustür belassen wird. So haben wir mehrmals beobachten können, wie Klärschlamm aus Kläranlagen, der giftiger Sondermüll ist, auf Waldlichtungen oder Feldern nahe den Industriestandorten einfach abgekippt wurde. Was dies bedeutet, muß wohl nicht näher erläutert werden - die Tatsachen sprechen deutlich genug für sich und gegen eine aufgesetzte „Umweltpolitik".

Die einzige probate Lösung des Umwelt- und Müllproblems liegt in einem mehr oder weniger generalisierten Wachstumsstopp sowie in einer konsequenten Abfallvermeidung. Jede scheinbar noch so saubere Abfallbeseitigung, wie etwa die Müllverbrennung, ist eine Verschiebung des Problems und damit nur eine weitere Selbsttäuschung. Dioxinskandale ohne Ende sprechen ein deutliches Wort gegen solche Praktiken. Diese hochgiftigen Stoffe entstehen ja bekanntlich bei der „ach so sauberen" Müllverbrennung und belasten damit Natur und Mensch.

An diesem Beispiel sieht man sehr deutlich, daß wir *Umweltschutz* und *Selbstschutz* nicht wirklich voneinander trennen können; unser Körper ist ein Teil der natürlichen Welt und wird betroffen wie alles andere auch. Es wird demnach Zeit, sich gegen diese schleichende, getarnte Körperverletzung zu wehren, egal, von wem oder was sie verursacht wird. Wir müssen uns der Dimension einer

„inneren Umweltverschmutzung" voll bewußt werden, bevor wir auch die äußere Umweltverschmutzung mit persönlichem Interesse angehen können.

Hier haben Umweltschutzorganisationen und grüne Parteien zwar schon einiges an Aufklärungsarbeit geleistet und so manches in Bewegung gebracht, aber dies reicht nicht aus, um der Problematik wirklich gerecht zu werden. Die Menschen müssen sich *praktisch* gegen alle Machenschaften wehren, welche die Umwelt und damit auch letztlich uns selbst vernichten. Jeder einzelne muß Zivilcourage entwickeln und den Verantwortlichen aus Regierungen und Industrie offen und ehrlich entgegentreten, um das Menschenrecht auf Gesundheit des eigenen Körpers sowie der Umwelt anzumelden und einzuklagen.

Gleichzeitig muß aber der einzelne in seinem eigenen *Verantwortungs- und Lebensbereich* alles Erdenkliche dafür tun, seine Umwelt und damit letztlich sich selbst und seine Mitmenschen zu schonen und zu schützen. Jeder kann z.B. zur Abfallvermeidung beitragen, indem er Pfandflaschen statt Einwegflaschen wählt, Dinge mit unnötiger Verpackung erst gar nicht kauft, organische Abfälle vom restlichen Müll trennt und auf einen Komposthaufen gelangen läßt etc. Dazu benötigen wir kein „Duales System" und keine Mogelpackungen mit aufgesetztem „Grünen Punkt". Viel wäre auch getan, wenn immer mehr Menschen auf die „Schrottschleudern der Nation" - die immer noch vergötterten Autos - verzichten würden und andere Fortbewegungsmittel bevorzugten.

Es ist hier jedoch kein Platz, um all die Maßnahmen für eine gesunde Umwelt aufzulisten oder um alle Verbrechen gegen sie anzuprangern. Es bleibt jedoch zu sagen, daß wir nicht allzu stolz darauf sein dürfen, wenn es in unserem Lande tatsächlich zu mehr Umweltbewußtsein und zu einem größeren, erweiterten Schutz unserer natürlichen Grundlagen gekommen ist. Die Industrie verschiebt auch hier wieder bereitwillig das Problem in eine unsichtbare Ferne, wie z.B. in den tropischen Regenwald, an dem ungesehen weiter fleißig Raubbau betrieben wird. Dies geschieht nicht etwa nur in Planung der betroffenen Länder, sondern unter Aufsicht und tatkräftiger Mitarbeit der Industrienationen, die an der Ausbeutung der Natur mehr als nur „tangentiell Beteiligte" sind. Der unrühmliche Verdienst an dieser Umweltschändung fließt hauptsächlich in die Taschen japanischer, westeuropäischer und nordamerikanischer Großunternehmer, die sich ein Gleiches niemals in ihrem eigenen Lande erlauben dürften.

Aber auch diese Verbrechen an der Natur in weiter Ferne treffen uns selber. So entstehen z.B. bei der Brandrodung der tropischen Wälder gewaltige Mengen der hochgiftigen Benzapyrene, die durch die Atmosphäre auch bis in unsere Häuser gelangen. Zusammen mit den allgegenwärtigen Abgasen der Kraftfahrzeuge, Heizungs- und Industrieanlagen bildet sich so ein hochbrisantes Gasgemisch, welches man fast schon nicht mehr als „Atemluft" zu bezeichnen wagt.

Krankheiten, wie z.B. der Lungenkrebs oder das Bronchialasthma, werden hierdurch gefördert und stehen also in einem eindeutigen, wenn auch komplexen Zusammenhang mit Wachstumsideologie und anderen zivilisatorischen Mißständen. Und bereits bei diesen Mißständen müßte eine wirklich *ganzheitliche Medizin* ansetzen, auf die wir nun zu sprechen kommen werden. Da wir uns nämlich nicht von unserer Umwelt abgrenzen können, steht und fällt unsere Gesundheit mit der Situation unserer Umwelt. Hierbei ist allerdings nicht nur der zivilisatorische Müll von Bedeutung, sondern auch viele andere Aspekte unserer komplexen Welt, wie wir im folgenden sehen werden

44. PLÄDOYER FÜR EINE NEUE, GANZHEITLICHE MEDIZIN

Nach den Erläuterungen des letzten Kapitels ist es leicht einsichtig, daß eine neue, ganzheitliche Medizin ihren Schwerpunkt auf die

Vermeidung all der Mißstände zu richten hat, die uns letztendlich krank machen. Zumindest aber müßte den Patienten gesagt werden, wie mit den Gefahren der Zivilisation umgegangen werden sollte, wenn sie sich schon nicht gänzlich ausschalten lassen. *Vorbeugung* muß also einen höheren Stellenwert erhalten als Heilung. Dies ist jedoch heute leider nicht so, wie wir im folgenden erläutern wollen.

Im alten China wurden die Heiler und Ärzte nur dann von ihren Klienten bezahlt, wenn sie durch die Maßnahmen des Arztes gesund blieben. Wurden sie tatsächlich einmal krank, war der Mangel dem Arzt anzurechnen, der die nötige Behandlung nun aus eigener Tasche bezahlen mußte. Mit diesem merkwürdig anmutenden Vorgehen wurde vermieden, daß der Arzt an der Krankheit seiner Patienten verdiente und stattdessen sein *Interesse an der Gesundheit* tatsächlich belohnt wurde. Vorbeugende Maßnahmen standen demnach im Mittelpunkt seiner Bemühungen um seine Patienten.

Ganz anders stellt sich unser modernes Medizinalsystem dar, welches die Vorbeugung mehr oder weniger ganz den Patienten überläßt und sich nur um die „Heilung“ bereits bestehender Krankheiten bemüht. Der Arzt von heute verdient also an der Krankheit seiner Patienten und nicht etwa an deren Gesundheit. Demnach muß er ein gewisses Interesse daran haben, daß immer wieder Kranke in seine Praxis oder Klinik kommen; ein gewisses Interesse daran, daß die Krankheiten nicht wirklich besiegt werden können. Auffälligerweise reden wir ja auch nicht von „Gesundheitshäusern“, sondern von Krankenhäusern.

Sollte man die Schwerpunkte nicht vielleicht verschieben und ein wenig mehr für unsere Gesundheit bzw. für ihre Erhaltung tun, als für unsere Krankheiten getan wird? Es würde sich sicherlich auch volkswirtschaftlich - z.B. für die „Kranken“-Kassen - auszahlen, wenn wir uns am altchinesischen Modell orientierten. Vor allem aber könnte so viel unnötiges Leid vermieden werden, noch bevor kostspielige Behandlungsschritte unabwendbar sind, die wiederum neues Leid hervorrufen.

Zaghafte Schritte in diese Richtung unternehmen immer mehr Krankenkassen, die sich nun z.B. „Gesundheitskasse“ nennen und ihren Kunden ein umfangreiches Kursprogramm für gesunde Ernährung, zur Streß- und Alltagsbewältigung etc. anbieten. Hier ist glücklicherweise einmal erkannt worden, daß eine vorbeugende Gesundheitsfürsorge nicht nur Vorteile für den Patienten mit sich bringt, sondern genaso für die Leistungsträger. Und auch der Staat müßte sich in einen solchen Neuorientierungsprozeß eingliedern; immerhin geht die kollektive „Krankheit“ auch auf seine Kosten, sei es durch geminderte Arbeitsleistung, erhöhte Aufwendungen im sozialen Bereich etc. Doch leider wird von unseren Regierungen immer wieder an den falschen Stellen gespart, quasi am Ende der Kette, während eine Investition im Bereich der Vorbeugung und Umstrukturierung in obigem Sinne wohl wesentlich größere Einsparungen bewirken könnten.

Besondere Bedeutung hat aber die wichtigste Institution in Sachen Gesundheit, die Ärzteschaft, die unsere moderne Medizin repräsentativ vertritt: Gerade sie müßten sich einem solchen neuen Modell öffnen, um es in der medizinischen Praxis zu verwirklichen. Aber was geschieht? Nichts - oder doch zumindest sehr wenig! Viele unserer Ärzte fürchten sich offenbar davor, ihre Kunden zu verlieren, wenn sie mitteilen, daß in manchen Fällen keine Medizin hilft, sondern daß die Lebensweise des Patienten falsch und krankmachend ist; daß diese geändert werden muß, um tatsächliche Heilung zu erlangen. Statt dessen werden also weiterhin haufenweise Pillen verschrieben, welche die Symptome lindern, aber die eigentliche Problematik nicht einmal tangieren. So verdient der Arzt weiterhin am treuen Patienten, der nicht geheilt wird, aber regelmäßig die Sprechstunde für ein neues Rezept aufsucht. Der Patient ist „glücklich“, daß ihm „geholfen“ wird und - vor allem - daß er für seine scheinbare Genesung nichts tun muß, als seine Pillen zu schlucken.

Der fatale Denkfehler, der in diesem häufig praktizierten Vorgehen liegt, muß offen angeprangert und bewußt gemacht werden, auch wenn sich Arzt und Patient in diesem Schema scheinbar „wohl“ fühlen. Es geht einfach nicht an, daß, wenn eine tatsächliche Heilung durch Verhaltens- oder Milieuveränderungen möglich ist, weiterhin nur an Symptomen „herumgedoktort“ wird. Dazu ist es jedoch unbedingt nötig, daß der Arzt solche Aspekte überhaupt mit in sein diagnostisches Schema aufnimmt; er müßte z.B. schon bei seiner Anamnese auf die Gesamtsituation seines Patienten eingehen: Wie ernährt sich der Patient, wie verhält er sich, wie sieht seine soziale Umgebung bzw. Situation aus, welche psychischen Faktoren stehen in Zusammenhang mit seinem Leiden? Solche Fragen trifft man jedoch allzu selten an; die Untersuchungen und Erhebungen konzentrieren sich im allgemeinen auf die Symptome der Krankheit, die ganz im Mittelpunkt der Betrachtung stehen. Wen wundert es da noch, wenn die Behandlung ebenfalls symptomatisch ausfällt?

Wir dürfen allerdings auch nicht dem Irrglauben verfallen, daß dies die alleinige Schuld der Mediziner sei, die an einer symptomatischen „Behandlung“ mehr verdienen. Es gibt nämlich nicht nur schlechte Ärzte, sondern auch schlechte Patienten. Diese denken überhaupt nicht daran, daß in ihrer Lebensweise oder in ihrem sozialen Umfeld die wahren Gründe für ihre Erkrankungen zu suchen sind, und verlassen sich ganz und gar auf den Arzt und die Pillen. Man begegnet sogar immer häufiger einer geradezu fatalen Anspruchshaltung gegenüber der Medizin und den Ärzten, die folgendermaßen zu umschreiben ist: „Was ich mit meinem Körper und meinem Leben anfange, ist alleine mein Bier, aber wenn daraus Schäden resultieren, gehe ich halt zum Arzt - und der flickt mich wieder zusammen!“

Dieser Anspruch dehnt sich oft dahingehend aus, daß die Beseitigung der Beschwerden sofort und so schnell wie möglich gefordert wird - am besten noch mit möglichst wenig Aufwand. Hier steht der Arzt dann natürlich vor einem unlösbaren Problem, denn, wenn eine Krankheit tatsächlich aus jahrelangem Fehlverhalten erwachsen ist, so läßt sie sich selten auf kurze Zeit kurieren. Hier ist mehr nötig als nur ein kurzes Gespräch mit nachfolgender „Pillen-Medikation".

Hieraus läßt sich leicht ersehen, daß beide Seiten - Mediziner und Patienten - umdenken müssen. Dies ist in einem *ganzheitlichen Ansatz* auch nahezu selbstverständlich, da man hier die enge Verknüpfung von Medizin und Krankheit in Betracht ziehen muß. Die größere Verantwortung liegt aber eindeutig auf Seiten der Mediziner, die durch ihr größeres Wissen im gewissen Sinne dem Patienten zur Aufklärung verpflichtet sind. Der Patient aber muß dieser Aufklärung Rechnung tragen; er ist es, der sein Leben zugunsten der Gesundheit verändern muß.

Dies geschieht jedoch häufig deshalb nicht, weil der Patient sich von seinem Arzt gar nicht verstanden fühlt. Ärzte übersehen nämlich mit schöner Regelmäßigkeit die tatsächlichen Leiden, die subjektiven Probleme, aus denen sich ein „objektives" Krankheitsbild ergibt. Solche „objektiven" Probleme sind all das, was sich auf naturwissenschaftliche Weise nachweisen läßt, sei es durch Röntgenaufnahmen, Ultraschalluntersuchungen, Blutproben, Abstriche, etc., etc. Hierauf konzentriert sich die moderne Medizin und liegt dabei ganz im Trend der modernen Zivilisation: *Technologisierung und Entfremdung* haben sich zwischen Arzt und Patient geschoben; der Kontakt zwischen beiden ist auf ein Minimum der Mitmenschlichkeit reduziert worden.

Folglich bleibt keine Zeit mehr für die subjektiven Probleme des Patienten, unter denen dieser aber sehr wohl *mehr* leiden kann als an der objektiv festgestellten Erkrankung. Letztendlich wird daher meist nicht mehr der ganze Patient behandelt, sondern nur sein physischer Körper. Psychische Probleme, die für den physischen Zustand mitverantwortlich sein können, werden einfach verdrängt oder aber in ihrer initialen Bedeutung unterschätzt.

Dabei zeigen zahlreiche Untersuchungen, wie wichtig eine *psychische Mitbehandlung* gerade bei den Zivilisationskrankheiten ist, so z.B. die Forschungen *Grossarth-Maticeks* zur Krebsentstehung und -behandlung, die wir bereits in Kapitel 4 vorgestellt haben.[8] Oft scheint es sogar möglich zu sein, alleine über psychische Methoden physische Prozesse und Krankheiten so zu beeinflussen, daß es zu einer Heilung kommt; eine Tatsache, die von der apparativen Medizin gerne bestritten wird. Dabei beruhen gerade viele uralte Heilungsmethoden auf psychischen Einflüssen, die z.B. von Schamanen in aller Welt seit jeher angewandt wurden. Diese Tatsache betont auch *Vester*, der offen sagt, daß unsere moderne Medizin „von den Schamanen lernen" sollte, wie solche Heilungen zu bewerkstelligen seien.[9]

Die scheinbar „primitiven" Methoden der Schamanen sind durchaus nicht abschätzig zu beurteilen, gerade wo modernste *Therapieformen der Psychosomatik* ganz ähnliche Wege beschreiten, ohne jedoch etwas von ihren archaischen Vorläufern zu wissen. So ist z.B. bekannt, daß Bronchialasthma häufig besser auf Psychotherapie anspricht als auf alle bekannten physiologischen Verfahren. Bei Kindern hat es sich sogar bewährt, die Eltern in diese Therapie einzubeziehen, und dies nicht nur, um den kleinen Patienten subjektive Geborgenheit zu vermitteln. Man hat vielmehr erkannt, daß viele Erkrankungen dieser Art gerade im Familienmilieu wurzeln, so daß oft sogar die psychotherapeutische Behandlung der Eltern bessere Erfolge für den kleinen Patienten zeigt, als wenn er selber therapiert würde.[10]

Ein fortschrittliches und modernes Verfahren, mag man denken; aber dem ist nicht so. Für den südamerikanischen Schamanen ist es z.B. selbstverständlich, die ganze Familie mit in die Behandlung des Kranken einzubeziehen. Man ist der Überzeugung, daß, wenn einer krank ist, im ganzen Familiensystem etwas in Unordnung geraten ist.[11] Daher wird hier, wie in modernsten psychosomatischen Verfahren, die ganze Familie therapiert und nicht nur der „objektiv" Erkrankte.

Oft hört man den Vorwurf, solche Methoden seien nicht wissenschaftlich abgesichert. Aber was heißt das schon; als wissenschaftlich abgesichert gilt letztlich doch jedes Verfahren, welches sich *empirisch* vielfach bewährt hat. Anders steht es aber auch nicht um die schamanischen Praktiken, die meist viele tausend Jahre Prüfzeit hinter sich haben - eine Zeit, von der die apparative Medizin nur träumen kann. Außerdem gilt weiterhin der alte Satz des *Hippokrates*: „Wer heilt, hat recht!" Dies sollte man vor allem dann bedenken, wenn die herkömmlichen Methoden der Medizin keinen oder nur geringen Erfolg verbucht haben.

Wir wollen es bei diesen Ansätzen und Andeutungen einer neuen, ganzheitlichen Medizin belassen, deren genaue Beschreibung und Ausarbeitung nicht die Aufgabe dieses Buches sein kann. Schauen wir uns lieber einmal an, wie eine solche Heilkunde mit unserem ursprünglichen Problem, dem Krebs, umgehen könnte. Was haben wir durch unsere ausführliche Betrachtung des *Krebsprinzips* gelernt und was ist die Quintessenz des bisher Gesagten? Diese Fragen wollen wir in den verbleibenden Kapiteln ausführlich erörtern und, soweit möglich, auch beantworten.

Hier bleibt uns nur noch, zurückzublicken auf die traditionelle Krebsbehandlung der westlichen Medizin, die sich in unserem Analogiemodell in ihrer ganzen Problematik und Unzulänglichkeit offenbart:

Wenn wir versuchen, den Krebs des Individuums mit Methoden wie Operation, Bestrahlung und Chemotherapie in den Griff zu bekommen bzw. zu heilen, dann nimmt sich dieser Versuch ähnlich aus, als wenn wir versuchten, der Überbevölkerung durch einen Krieg Herr zu werden. Tatsächlich durchläuft der Krebspatient einen begrenzten konventionellen Krieg (Operation), der von einem klassischen ABC-Krieg gefolgt wird. Die Bestrahlung dient als thermonukleare Waffe, die Chemotherapie als chemische Waffe. Und es ist wohl mehr als eine Ironie des Schicksals, daß einige Chemotherapeutika der Krebsmedizin direkte Abkömmlinge von solchen Massenvernichtungswaffen sind, so z.B. das gebräuchliche Cyclophosphamid, welches aus dem in beiden Weltkriegen gebräuchlichen, berüchtigten „Gelbkreuz" abgeleitet wurde.

Diese Tatsache sollte unser Denken anspornen, nach neuen Wegen der Krebsbehandlung zu suchen, obschon wir heute noch nicht auf die obengenannten Verfahren verzichten können, da sie bislang die einzigen Methoden sind, die tatsächliche Heilung versprechen. Vielleicht kann uns unser Analogiemodell weiterhelfen und unser Denken in eine neue Richtung lenken. Einen solchen Versuch macht das nächste Kapitel.

45. KOMMUNIKATION UND ALTRUISTISCHER EINSATZ

Wie unsere Überschrift schon zeigt, wollen wir uns hier exemplarisch mit zwei Punkten auseinandersetzen, die wir im III. Teil als *typische Merkmale des Krebsprinzips* herausstellten. Wir hatten nämlich gesehen, daß sowohl die Krebszelle als auch der moderne Mensch eine deutliche *Störung der Kommunikation sowie des Du-Bezuges* (Altruismus) aufwiesen. Was hat nun das eine mit dem anderen - über die Analogie hinaus - zu tun? Und wo ist in diesem Zusammenhang die *Position des Krebskranken als Individuum*, welches ja weder „Gesellschaft" noch „Krebszelle" ist?

Beantworten wir zuerst die letztere Frage: Das krebskranke Individuum stellt eindeutig ein *Verbindungsstück* zwischen dem Krebs als kollektivem Prinzip und dem Krebs als individueller Erkrankung dar. Es verwirklicht den Zustand der entarteten Gesellschaft auf *körperlicher Ebene* und verleiht ihm - wenn auch unbewußt - einen weiteren Ausdruck. Nicht umsonst stellen daher Schriftsteller wie z.B. *Thorwald Dethlefsen*[12] oder *Adolf Muschg*[13] den Krebs des Individuums als *Spiegel* der krebskranken Gesellschaft dar. Dies ist sicherlich richtig und entspricht im Prinzip unseren analogischen Gedanken des III. Teils. Man darf jedoch nicht den Fehler machen zu glauben, daß dies ein bewußter und beabsichtigter Akt und der Krebskranke demnach eine Art „verhinderter Revolutionär" sei, welcher der Gesellschaft eben diesen Spiegel vorhalte. Eine Wasseroberfläche spiegelt auch; aber hier käme niemand auf den Gedanken, daß dieser Effekt in irgendeiner Form vom Wasser „beabsichtigt" sei.

Es scheint vielmehr so zu sein, daß der Krebskranke die Zustände der Gesellschaft verinnerlicht und widerspiegelt, weil er diesen nichts entgegenzusetzen hat; er leidet an dem, was die Psychosomatik eine *„Ich-Schwäche"* [14] nennt. Er ist zuwenig Individuum, um sich gegen die kollektiven Zustände zur Wehr zu setzen. Dies belegen auch die Untersuchungen *Grossarth-Maticeks*, der den typischen Krebskranken als *überangepaßt* und in jeder Hinsicht *„normkonform"* beschreibt. [15] Er schreibt:

„So betrachtet, scheint der Krebskandidat extremen Einflüssen von sozio-kulturellen Normen und Forderungen ausgesetzt zu sein. Im Elternhaus werden Perfektionismus und Leistung verlangt, ohne daß sie mit emotionaler Zuwendung entsprechend belohnt werden. (...) Die Gesellschaftsordnungen der modernen Zivilisation fordern vom Individuum strikt normenkonformes und leistungsbewußtes Verhalten, verhindern aber jegliche soziale Kreativität, wenn die ökonomischen und politischen Interessen der Organisationsstrukturen, in denen das Individuum integriert ist, betroffen werden. Aus dem weltweiten desolaten Zustand, in dem sich Gesellschaftsordnungen und Religionen befinden, kann das Individuum sich nur dann retten, wenn es verschiedene oppositionelle und antiautoritäre Verhaltensweisen und Bedürfnisäußerungen entwickelt." [16] Letzteres gelingt dem Ich-schwachen Krebskandidaten jedoch nicht, weshalb er sich letztlich der Gesellschaft und auch ihrem Schicksal fügt.

Wir können hier leicht erkennen, daß wir das *übergeordnete Krebsprinzip*, die Krankheit unserer Gesellschaft, nicht von der *individuellen Krebserkrankung* trennen können. Der Krebskranke stellt sich als das *typische Produkt* des kollektiv entarteten Zustands dar. Dies bedeutet aber auch, daß wir die Maßnahmen gegen beide Prozesse *koordinieren* müssen, um auf eine echte Heilung oder Vorbeugung zuzusteuern. Es bedeutet jedoch nicht, „daß therapeutisch nichts ausgerichtet werden kann, bevor die gesellschaftlichen Verhältnisse nicht verändert worden sind“ [17], wie Grossarth-Maticek richtig bemerkt:

„Ein neues subjektives Bewußtsein kann maßgeblich die zwischenmenschlichen Beziehungen und eigene Bedürfnisäußerungen und -befriedigungen beeinflussen. (...) Erst die subjektive Bewußtmachung kann dann aber auch eine Bedingung für eine gesamte gesellschaftliche Veränderung sein.“ [18]

Grossarth-Maticek hebt in dieser Schlußfolgerung zwei Punkte hervor, die in der Regel bei den klassischen Krebskandidaten gestört sind: die *zwischenmenschlichen Beziehungen* und die *Bedürfnisäußerung*. In der Sprache unseres Buches würde man wohl eher von einem *gestörten Altruismus* und einer *gestörten Kommunikation* reden, was jedoch im Prinzip die gleichen Vorgänge bezeichnet. Hier müssen die *Heilungs- bzw. Vorbeugungsmaßnahmen* ansetzen, die sich im ganzheitlichen Sinne sowohl *gegen die Krebserkrankung des Individuums* richten als auch *gegen den entarteten Prozeß der modernen Zivilisation*. Wie kann dies geschehen?

Nur über das individuelle *Bewußtsein des einzelnen*, wie oben bereits angedeutet wurde. Wir müssen uns den offenkundigen Mängeln unserer Gesellschaft *bewußt* stellen, ohne vor ihnen zu kapitulieren. Dies kann z.B. in der Form geschehen, daß wir uns im aktiven Gespräch mit anderen mit der Problematik auseinandersetzen. Damit können „zwei Fliegen mit einer Klappe geschlagen werden“: Einmal kommt es zu einer echten *Kommunikation*, in der auch unsere eigenen Bedürfnisse zur Geltung kommen sollten, und zum anderen wird so der *Nährboden für eine gesellschaftliche Umgestaltung* bereitet, die diesen Bedürfnissen Rechnung trägt.

Uns ist allerdings bewußt, daß der Akt einer echten, bedürfnisäußernden Kommunikation vielen Menschen große Schwierigkeiten bereitet; es bedeutet oft genug einen „Sprung über den eigenen Schatten“, von sich und seinen Problemen, Sorgen und Wünschen zu reden. Hier müssen die weniger Gehemmten unter uns gewisse Hilfestellungen leisten, die jedoch nicht in Zwang zur Kommunikation ausarten dürfen. Wir müssen vielmehr die Atmosphäre wiederherstellen, in der das nötige Vertrauen herrscht, um offen zu sein und offen zu kommunizieren. Dies ist gewiß nicht leicht in einer Gesellschaft, in der Leistung und Konkurrenz im Vordergrund stehen, die - wie bereits gesagt - den Menschen von sich selbst und seinen Mitmenschen entfremden. Die gestörte Kommunikation ist also aufs engste verknüpft mit dem gestörten Du-Bezug bzw. der fehlenden Mitmenschlichkeit.

Dieser Mangel wird nur allzu offenkundig, wenn wir uns die desolate Lage in der Krankenpflege ansehen. Hier sollte die geleistete Hilfe eigentlich auf Basis der Mitmenschlichkeit geschehen - aber was ist der Fall? Das ganze Problem wird als eine finanzielle Angelegenheit betrachtet, als ein Problem der Besoldung, der Leistungsträger etc.! Sicherlich spielen diese Fakten in der modernen Gesellschaft eine große Rolle, aber sie stellen uns in dieser Form auch ein echtes Armutszeugnis aus: ein Zeugnis der Gefühlsarmut! Ein gestörter Altruismus könnte nicht offenkundiger zu Tage treten, als wenn jemand nur deshalb Medizin studiert und Arzt wird, weil er genug verdienen will, um zweimal im Jahr Urlaub zu machen. Soweit die Beispiele, die wohl deutlich genug für sich selber sprechen.

Wir müssen, um diesen Zustand zu ändern, die inneren Mauern zwischen uns und den Mitmenschen *durchlässiger* gestalten. Jeder kann hierzu einen entscheidenden Beitrag leisten, indem er das Gespräch und den Kontakt mit seinen Mitmenschen anstrebt, anstatt vor den angeblich so „kommunikativen“ Medien Fernsehen und Computer in sich selbst zu versacken. Eine solche echte Kommunikation muß nicht immer gleich tiefschürfend und persönlich sein; sie kann sich zunächst auf „Allerweltsthemen“ beschränken. Hierdurch wird jedoch eine *persönliche Bekanntschaft* zwischen den Gesprächspartnern gefördert, die schon einen wirklichen *Du-Bezug* darstellt. Mit diesem stellt sich erfahrungsgemäß aber auch die *Atmosphäre des Vertrauens* ein, in der auch die eigenen Bedürfnisse zum Ausdruck gebracht werden können.

Menschliches Miteinander ist also etwas, das wir lernen und trainieren können; und nur die Praxis wird unsere Situation wirklich verändern. Von besonderer Bedeutung ist daher die Erziehung der Kinder, die den Grundstein der Gesellschaft von morgen bilden. Sie sollten das Recht haben, zu gesunden Menschen heranzuwachsen, die den Gefahren der Zivilisation gewachsen sind. Dazu ist es sehr wichtig, daß sie Vertrauen entwickeln, welches eine unabdingbare Voraussetzung für jede echte Kommunikation und jeden echten Altruismus ist.

Dieses Vertrauen bildet sich nur an festen Bezugspersonen heran, auf die sich das Kind verlassen kann. Dies ist jedoch schwer möglich, wenn die Eltern arbeiten und nicht genügend Zeit für ihre Sprößlinge aufbringen. Ein Kindergarten oder eine Schule können eben nicht den direkten Du-Bezug des Kindes zu den Eltern ersetzen. Es gilt nämlich weiterhin *Pestalozzis* Satz, daß man „am Du zum Ich wird“. Ein Kollektiv, wie etwa ein Kindergarten oder eine Schule, sind jedoch kein „Du“, sondern eine amorphe Gruppe, die nicht geeignet ist, den so wichtigen vertrauensvollen Du-Bezug herzustellen.

Wesentlich dabei ist, daß eine *frühkindliche Du-Bindung genetisch vorprogrammiert* ist und nur in bestimmten Phasen der Entwicklung aktiviert werden kann.[19] Geschieht dies nicht zur rechten Zeit oder im rechten Maß, sind *Störungen der Bindungsfähigkeit* und der daraus folgenden Mitmenschlichkeit unausweichbar. Hierauf hat *Konrad Lorenz* bereits vor Jahren deutlich hingewiesen.[20] Dennoch hat sich in der modernen Pädagogik nichts Entsprechendes getan; immer noch herrscht der Irrglaube, wir kämen als eine Art „weißes Blatt" zur Welt - ohne jegliche genetische Programmierung - und würden nur darauf warten, von der Gesellschaft und unseren Erziehern beliebig geformt oder verformt zu werden. Ein Kind erwirbt den lebensnotwendigen Du-Bezug aber trotz dieser Theorien weiterhin an einem individuellen Du - oder eben gar nicht.

Diese „Nächstenliebe" ist also zu Beginn immer fixiert auf feste Bezugspersonen; erst später beginnt das Kind, seine Liebe und sein Vertrauen auszudehnen auf andere Personen und Dinge. Die „Liebe" bzw. der Bezug zu Gruppen, den wir schon Kleinkindern zumuten, ist jedoch ein Vorgang, der eine *geistige Abstraktion* voraussetzt, die frühestens beim pubertierenden Jugendlichen zu erwarten ist. Diese Entwicklung der *Nächstenliebe* zur *Menschenliebe* kann allerdings auch nur dann stattfinden, wenn vorher die Grundsteine in der nochmals zu betonenden frühkindlichen Bindung gelegt wurden.

„Man wird am Du zum Ich" - dieser Satz zeigt auch, woher die fatale Ich-Schwäche stammt, die manchen von uns zum Krebs-Risikokandidaten oder zum Kandidaten für andere psychosomatische Störungen stempelt. Zuwenig *Du* erzeugt in diesem Sinne auch zuwenig *Ich*; eine einfache, doch folgenschwere Rechnung. Was hiermit gemeint ist, wollen wir noch einmal an der biblischen Forderung zur Nächstenliebe verdeutlichen. Da heißt es: „Du sollst deinen Nächsten lieben, wie dich selbst!" Was ist aber nun, wenn ich nicht gelernt habe, mich selbst zu lieben? Wie soll ich einem anderen geben, was ich nicht habe? Nicht bekommen habe?

Ein solches Ich ist notwendigerweise schwach, denn es leidet einen *essentiellen Mangel*. Und diesen Mangel bekommen dann die Mitmenschen zu spüren - oder die Natur, die auch eine Art „Du" im abstrakten Sinne darstellen kann. Der *mangelnde Altruismus*, oder die *mangelnde Liebe*, wenn man so sagen will, wirken sich nämlich verheerend aus, wie wir schon gesehen haben. Es bleibt also nur, an alle Eltern zu appellieren, ihren Kindern zur rechten Zeit genug Zuwendung und Liebe zukommen zu lassen, wenn man ihnen spätere, große Probleme ersparen will. Man erspart damit ebenfalls der Natur große Probleme, die unter der blinden Rücksichtslosigkeit und dem Egoismus der Ich-schwachen Zivilisationsmenschen arg zu leiden hat. Könnten wir uns aber selbst als einen *essentiellen Bestandteil der Natur* betrachten und lieben lernen, so würde die *Liebe zur Natur* mit ziemlicher Sicherheit ebenfalls nachfolgen.

Eine solche *Naturliebe*, als Altruismus in Bezug auf das Systemganze, ist jedoch wie jede Form der Liebe eine gefühlsmäßige Qualität und weniger ein Gedanke. Es ist sicherlich wichtig, mit dem Verstand zu begreifen, daß wir vollkommen abhängig von unseren natürlichen Lebensgrundlagen, abhängig von der belebten Erde sind. Und die meisten Menschen begreifen das auch. Aber dennoch wird weiterhin Raubbau betrieben, vergiftet und zerstört. Die gefühlsmäßige Bindung ist eben nicht in ausreichendem Maße vorhanden, die den Indianer z.B. dazu treibt, die Erde als „Mutter" zu bezeichnen.

Besäßen wir eine solche innige Bindung zu unserem Heimatplaneten, wäre es wohl schlichtweg unmöglich, weiter so zu verfahren, wie wir es gegenwärtig tun. Denn wer würde schon seine eigene Mutter ausbeuten, ihr Wunden zufügen, ihre Haare abbrennen etc.; wir aber beuten die Erde aus, graben Stollen und Bergwerke in ihr Fleisch, ziehen ihr mit Pflügen ihre Haut ab, verbrennen ihre schützenden Wälder etc. Aus diesem Grunde sind wir „Zivilisierte" den „Wilden" in aller Welt immer suspekt gewesen. Und das sicherlich nicht zu Unrecht. Vielleicht können und müssen wir daraus lernen.

Sicherlich besteht auch für uns die Möglichkeit, zu einem neuen Du-Bezug zur Natur zu finden, der ein wirkungsvolles Mittel gegen den Krebs im Kleinen wie im Großen darstellen dürfte. Dazu ist es jedoch nötig, sich aktiv mit der Natur und ihren eigentümlichen Rhythmen zu beschäftigen, wobei diese Beschäftigung letztendlich mehr mit unseren *Gefühlen* als mit unserem Verstand zu tun hat. Es gilt, sich selber einzuschwingen in den lebendigen Rhythmus der Natur, um so jeglicher Entfremdung und Entartung entgegenzuwirken.

46. DIE WIEDERENTDECKUNG DER NATÜRLICHEN RHYTHMEN

Die *Entfremdung von der Natur* ist wohl eines der schlimmsten Dinge, die dem Menschen im Prozeß der Zivilisation zugestoßen sind, denn sie ist die *Entfremdung vom Leben selbst.* Wir müssen nur bedenken, daß auch wir, unsere Körper, Teile dieser Natur sind, um zu begreifen, welche Tragweite in diesem Problem steckt. Daher gehen wir meist mit unserem Körper nicht viel besser um als mit der Natur im weiteren Sinn; wir vergiften ihn, beuten ihn aus und betrachten uns „selbst“, oder besser gesagt unser Bewußtsein, als etwas, das von all dem losgelöst und unabhängig ist.

Dieser fatale Fehlschluß entsteht vor allem dadurch, daß wir uns mit den zivilisatorischen Errungenschaften von den Rhythmen der Natur abgekoppelt haben. So scheint z.B. der Tag-Nacht Rhythmus, der Wechsel von Hell und Dunkel für uns unbedeutend geworden zu sein; elektrisches Licht macht ja Aktivität zu allen Zeiten und Orten möglich. Und auch die Jahreszeiten scheinen uns nur noch schwach zu tangieren, da vollklimatisierte Räume sowohl im Winter als auch im Sommer eine optimale Arbeitstemperatur von 21 °C sowie eine gleichbleibende Luftfeuchtigkeit aufweisen.

Fortschrittsjünger bezeichnen solche „Wunder der Technik und Wissenschaft“ als echten „Sieg des Menschen über die Natur“, wobei allerdings leicht ersichtlich ist, daß es sich hier nur um einen klassischen Pyrrhussieg handeln kann. Denn unser Körper, die Basis all unseren Seins und Bewußtseins, ist immer noch ein untrennbarer Bestandteil der besiegten Natur. Somit stehen wir im Zeichen dieses zweifelhaften Fortschritts auf Seiten der Sieger und der Besiegten gleichzeitig, wobei noch fraglich ist, welcher Teil dabei überwiegt. Dazu nun einige erläuternde Beispiele:

Die Blüten bestimmter Pflanzenarten öffnen sich bei Anbruch des Tages und schließen sich wieder in der Abenddämmerung; andere Pflanzen öffnen sie nur zu bestimmten Nacht- oder Mondphasen. Tiere kann man in „tagaktiv", „nachtaktiv" oder „dämmerungsaktiv" unterscheiden, je nach Art und Verhalten. Alle Lebewesen folgen den Rhythmen der Erde, die z.B. den Tag-und-Nacht-Wechsel erzeugen, auf spezifische Weise. Nicht nur das Verhalten zeigt eine entsprechende Orientierung an natürlichen Zyklen, sondern auch subtilere Vorgänge, wie etwa der Stoffwechsel. Hierbei sind wir Menschen als Lebewesen nicht ausgeschlossen, und auch unser Körper folgt solchen Rhythmen, die sich oft als hartnäckiger erweisen als all unser zivilisatorischer Wandel.

So besitzen wir z.B. einen 24-Stunden-Rhythmus in bezug auf die Körpertemperatur oder auf die Kalium-Ausscheidungen unseres Organismus. Diese Rhythmen sind weitgehend unbeeinflußbar durch künstliche Änderungen unserer Tag- bzw. Nachtaktivität, wie spezielle Forschungen unter Extrembedingungen zeigten.[21] Unsere Körpertemperatur steigt z.B. auch unter zivilisatorischen Bedingungen weiterhin mit der Sonne und sinkt gegen 4 Uhr nachts auf ihr Minimum; gleiches gilt für unseren Stoffwechsel, der ebenfalls am Tage sein „Hoch" hat und gegen 4 Uhr nachts in sein tiefstes „Loch" fällt. Ähnliches gilt weiterhin für viele körperliche Rhythmen, die auch unser Bewußtsein beeinflussen.

Jeder, der einmal eine Reise in eine andere Zeitzone unseres Globus unternommen hat, wird bestätigen können, daß diese Rhythmen hartnäckig und konstant sein können, was die verschiedenen Schwierigkeiten bei der „Akklimatisierung" immer wieder zeigen. Diese entstehen dadurch, daß sich unser Körper weiterhin am Sonnenstand in heimatlichen Gefilden orientiert und nicht an dem im Urlaubsland. So hat unser Stoffwechsel weiterhin sein Maximum um 4 Uhr nachmittags heimischer Zeit, auch wenn im Urlaubsland gerade tiefe Nacht herrscht. Hieraus ergeben sich Schlafstörungen und ähnliche Unannehmlichkeiten, die jedoch nach einer gewissen Zeit der Anpassung wieder verschwinden.

Viele Rhythmen unseres Organismus sind also auch anpassungsfähig und wandelbar, wie diese Erfahrung zeigt. Dies ist jedoch bei den geradezu wirren Lebensbedingungen der modernen Zivilisation in gewissen Fällen verhängnisvoll. So leiden z.B. Schichtarbeiter verhältnismäßig häufig unter extremen Schlafstörungen und an anderen gefühlsmäßigen Irritationen, die aus dieser unkonstanten, arhythmischen Lebensweise folgen. Nicht selten sind nach Jahren schwere Depressionen die Folge dieser Mißachtung der natürlichen Zyklen. Und welche Rolle Depressionen z.B. auch im Krebsgeschehen sowie bei anderen psychosomatischen Krankheiten spielen, haben wir bereits in Kapitel 4 eingehend dargestellt. Damit zeigt sich aber, daß sowohl unser Wohlbefinden als auch unsere Gesundheit letztlich von unserem Einklang mit den natürlichen Zyklen unseres Planeten abhängig sind, die wir nicht ungestraft mißachten können.

Ein weiteres Beispiel für einen solchen Harmoniebruch ist der gestörte Menstruationszyklus vieler Frauen, der auch eine typische zivilisatorische Erscheinung ist. Normalerweise fällt dieser Rhythmus mit dem Mondzyklus zusammen; beide Zyklen betragen ungefähr 28 Tage. Eine gesunde Frau im gebärfähigen Alter menstruiert also immer in der gleichen Mondphase, z.B. bei Neumond. Ein solcher Einklang ist jedoch heutzutage seltener geworden, und viele Frauen haben kürzere, längere oder gänzlich unregelmäßige Menstruationsperioden. Nun haben aber amerikanische Forschungen ergeben, daß sich teilweise extremste Störungen dieses Zyklus auf eine einfache und verblüffende Weise beheben lassen:

Frauen mit gestörtem Menstruationszyklus wurde der Rat gegeben, bei Vollmond die Schlafzimmerbeleuchtung nachts brennen zu lassen sowie die drei Tage des Neumonds in völliger Dunkelheit zu schlafen. Erstaunlicherweise zeigte dieses Experiment eine einschlägige Wirkung: Die meisten der so „behandelten" Frauen fielen prompt in den natürlichen 28-Tage-Rhythmus zurück, der anscheinend wirklich stark mit dem Rhythmus des Mondes gekoppelt zu sein schein. [22]

Dieses Beispiel zeigt auf eindrucksvolle Weise, wie wichtig die Zyklen der Natur für unser Leben sind. Es zeigt sich aber auch, daß die durch die Lebensbedingungen der Zivilisation geschaffenen Schäden durchaus behebbar sind, wenn wir zu den natürlichen Rhythmen zurückkehren oder ihnen zumindest in angemessener Weise Rechnung tragen. Dies bezieht sich nicht nur auf den schon besprochenen Tag-Nacht-Rhythmus, dem wir durch elektrisches Licht entgehen wollen, sondern auch für viel subtilere Zyklen, wie etwa den Nahrungskreis.

Denn was die Nahrung betrifft, sind wir hoffnungslos entfremdet; wir beziehen die für uns lebensnotwendigen Stoffe fast nur noch in denaturierter Form: Pasteurisierte Milch aus Tüten, tiefgefrorenes Fleisch, Fertiggerichte etc. lassen uns kaum noch den Ursprung dieser Dinge aus der lebendigen Natur erahnen. Alles ist bereits „sauber" und verzehrfertig verpackt und verarbeitet und erinnert kaum noch an Säen und Ernten bzw. an den blutigen Tod des Schlachtviehs. Wir haben den Bezug zu diesen Vorgängen und Kreisläufen bereits gänzlich verloren, es sei denn, daß wir in der Landwirtschaft tätig sind, die aber auch mehr und mehr automatisiert und damit entfremdet wird.

Wir alle aber haben die Chance, ein Stück „Natur" zurückzugewinnen, indem wir z.B. einen Garten bearbeiten, wo uns die Kreisläufe der Natur wieder zu Bewußtsein kommen können. Und wenn wir keinen Garten haben, so tut es auch ein Blumenbeet auf dem Balkon, ein kleiner Kübel mit Pflanzen, ein Aquarium mit Fischen und anderen Lebewesen etc. Diese Dinge lehren uns, wie *Konrad Lorenz* sagt, über die Gestaltwahrnehmung, die Harmonien und

Gesetze der Natur gefühlsmäßig zu erkennen. Unser Blick wird geschult für das intuitive Beurteilen von Systemen und Systemzusammenhängen, so daß wir z.B. ohne großes Nachdenken sehen können, ob ein System gesund und im Gleichgewicht oder eben krank und im Ungleichgewicht ist.[23]

Eine solche Schulung ist natürlich besonders wichtig für die Kinder, die in der zivilisierten Welt immer mehr den lebenswichtigen Bezug zum Zusammenhang alles Lebendigen zu verlieren scheinen. Wenn diese nicht frühzeitig die Natur in ihrem lebendigen Atmen kennenlernen, werden sie uns wahrscheinlich in unserem bereits verhängnisvoll zerstörerischen Potential noch bei weitem übertreffen. Aber auch ihr unglückliches Leben mit Krankheiten wie Krebs oder extremen psychischen Störungen wird unsere Probleme dann sicherlich in den Schatten stellen.

Wir wissen innerlich um unsere Misere und geben sie offen zu, wenn wir in naturnahen Erholungsgebieten ausspannen wollen oder in ein von der Zivilisation noch nicht zerstörtes Land in Urlaub fahren, um unsere Kräfte zu regenerieren. All dies zeigt deutlich, daß wir die Rückbindung zur Natur fast so dringend benötigen wie die Luft zum Atmen. Unser Wohlbefinden nimmt deutlich ab, wenn wir uns zu lange in künstlich beleuchteten, voll klimatisierten und temperierten Räumen befinden, egal, wie stolz unser Verstand darauf auch immer sein mag. Wir unterschätzen den Aspekt unserer Gefühle und des an die Natur angebundenen Körpers, wenn wir glauben, alles mit dem Verstand bestimmen und regulieren zu können.

Die Beschäftigung mit der Natur und ihren essentiellen Rhythmen rückt unseren Blick zurecht, indem sie uns klar vor Augen führen, wie alles mit allem vernetzt ist und daß diese Vernetzung in ihrer Funktion und Komplexität unsere verstandesmäßigen Möglichkeiten bei weitem übersteigt. Damit rückt das Gesagte jedoch in eine nicht nur gefühlsmäßige, sondern in eine geradezu *religiöse Perspektive*. Denn wie wir bereits in Kapitel 38 erläuterten, bedeutet Religion soviel wie „Rückbindung“ und - in unserem Sinne - soviel wie „Rückbindung zur Natur und zum Leben“.

Eine solche natürliche Religiosität heilt den Menschen von der bedrückenden Entfremdung und verbindet ihn wieder mit Tag und Nacht, mit Sonne und Mond, mit Wetter und Jahreskreis, Tieren und Pflanzen und natürlich auch mit der Erde selbst. Zwar waren unsere Körper nie wirklich getrennt von all dem, aber unser Bewußtsein muß sich ebenfalls dieser kosmischen Eingebundenheit seiner selbst bewußt sein, da ansonsten Katastrophen vorprogrammiert sind. Wir müssen uns aber auch klar machen, daß das natürliche Wechselspiel von Werden und Vergehen ebenso mit zu den essentiellen Rhythmen des Lebens gehört wie Frühling und Herbst, Einatmen und Ausatmen, Geburt und Tod.

Dies bedeutet, daß wir bei unseren Betrachtungen - seien sie nun verstandesorientiert oder einfach gefühlsmäßig oder intuitiv - nicht um die Tatsache unserer Sterblichkeit herumkommen. Der Tod gehört in diesem Sinne zum Leben, wie das folgende Kapitel zeigen soll.

47. LEBEN MIT DEM TOD

Der Gedanke an den Tod, an unser natürliches Ende, verängstigt viele Menschen, so daß sie sich lieber nicht mit diesem Thema auseinandersetzen. Dies schützt sie allerdings nicht vor der *Realität des Todes*, der sich eben nicht auf „alle Ewigkeit“ verdrängen lassen wird. Es verhindert allerdings, daß wir aus dem *Bewußtsein unserer natürlichen Sterblichkeit* Nutzen ziehen. Was dies bedeutet und wie es zu bewerkstelligen ist, aus etwas scheinbar so Unnützem wie dem Tod auch noch Nutzen zu ziehen, wollen wir hier näher erläutern.

Unser Tod ist ebenso wie Zeugung oder Geburt einer der wesentlichen Fixpunkte unserer Existenz, eine *Notwendigkeit alles*

Lebendigen, der wir nicht entgehen können. Daß der Versuch, den Tod zu beseitigen, notwendigerweise zum Scheitern verurteilt ist, haben wir schon in Kapitel 27, wo wir uns mit dem „Mythos von der ewigen Jugend“ befaßten, dargelegt. Wir sind also genötigt, uns auf die eine oder andere Weise mit dem Tod zu arrangieren. Tun wir das nicht, sind wir ständig auf der Flucht vor etwas „Unaussprechlichem“, an das wir nicht einmal zu denken wagen. In der Folge leiden wir an einer *unbewußten Angst*, die uns innerlich verzehrt und uns daran hindert, das Leben im wahrsten Sinne des Wortes auszuleben.

Daß dem so ist, sieht man an den nicht seltenen Fällen von Menschen, die, nachdem sie erfahren haben, daß sie nur noch kurze Zeit zu leben haben, noch einmal voll ihr Leben auskosten und Dinge erledigen, die sie bislang immer nur vor sich hergeschoben hatten. Sie lassen ihre Masken fallen, mit denen sie bisher durch die Gesellschaft stolzierten, und geben sich nun häufig ganz so, wie sie wirklich sind. Angesichts des Todes macht es nämlich keinen Sinn mehr, eine gesellschaftliche Rolle zu spielen, die ganz auf Werte aufgebaut ist, die sich nun als Scheinwerte entpuppen. „Das Totenhemd hat keine Taschen“, sagt ein altes Sprichwort und drückt damit ganz klar die Tatsache aus, daß wir kein Geld oder sonstige „Besitztümer“ mit in ein eventuelles Jenseits nehmen können. Angesichts des Todes sind wir auf unsere nackte Existenz zurückgeworfen und haben nichts als unser pures Dasein und Bewußtsein.[24]

Dies hört sich vielleicht schlimmer an, als es wirklich ist, denn immerhin nimmt uns diese Perspektive die rosa Brille von der Nase, so daß wir unser Leben und unsere Werte neu beurteilen und bestimmen können. Dabei kommen die herkömmlichen gesellschaftlichen Werte natürlich schlecht weg, sei es Besitz, Schönheit, Ruhm, Prestige oder ähnliches; dies ist vielleicht auch der tiefere Grund dafür, warum so viele Menschen den Gedanken an ihren Tod verdrängen. Es liegt nämlich nahe zu vermuten, daß, wer vor dem Tode wegläuft, auch vor seinem Leben flüchtet. Diese Art von

„Realitätsflucht in die Erfüllung der gesellschaftlichen Norm“ ist ja auch kennzeichnend für den Krebs-Risikokandidaten, den wir in Kapitel 4 schilderten. Dabei ist es wesentlich lebenswerter, *mit* dem Tod zu leben, ihn voll zu akzeptieren, als blindlings vor ihm davonzulaufen - ohne die kleinste Chance, ihm wirklich zu entkommen.

Das Bewußtsein unserer Sterblichkeit gibt uns nämlich auch unsere essentiellen Werte wieder, wie z.B. das Glücklichsein oder die Freude am Leben, an der puren Existenz. Im Geiste der Sterblichkeit gibt es keinen angemessenen Grund mehr, seine Bedürfnisse aus falscher Rücksichtnahme zurückzustellen, nur um gesellschaftlichen Scheinwerten nachzuhängen und deshalb an Krebs oder anderen Zivilisationskrankheiten zu erkranken. Es gibt keinen Grund mehr, sein wirkliches Ich für unsinnige Normen und Werte zu verbiegen oder zu maskieren und so zu tun, als wäre man jemand ganz anders. „Mit dem Tod zu leben“ bedeutet also auch, sein eigenes Leben zu leben, nach dem eigenen Glück zu streben, ohne sich hierbei ständig an falsche Rücksichtnahmen zu klammern.

Man mag nun denken, ein solches Leben sei ebenso egoistisch wie die Lebensweise des „normalen“ Zivilisationsmenschen. Denn nur nach dem eigenen Glück zu streben, erscheint ja wie purster Egoismus. Es scheint allerdimgs nur so, denn dieser Egoismus ist *nicht* der des Besitzstrebens oder des Wachstums, der nur nach Quantitäten schreit. Der reife *Egoismus des Glücks* ruft vielmehr nach *Qualitäten*, die im Hier und Jetzt herrschen, und wird somit zum *Parameter für einen Systemzustand*. Der Mensch, der nach Qualität und Glück strebt, wird unausweichlich auch seine Umgebung zum Besseren beeinflussen; vergessen wir nie, daß wir in der realen Welt nichts wirklich voneinander trennen können - alles ist weiterhin mit allem verbunden.

So ist auch nur aus dieser Position ein *wirklicher Altruismus* möglich, der sich nicht auf oberflächliche „Helferneurosen“ beschränkt, die ja heutzutage weit verbreitet sind. Der „Hilfsneurotiker" engagiert sich für den anderen, weil er diese Hilfe im Prinzip selber benötigt, womit alles wieder aus der gleichen fatalen Ich-Schwäche heraus geschieht, welche die Ursache für so viele Krankheiten und Leiden unserer Zeit ist. Man denke z.B. an die vielen Menschen, die nur deshalb Psychologie studieren, weil sie die geheime Hoffnung hegen, so ihre eigenen Neurosen und Komplexe loszuwerden. Der Mensch jedoch, der im Bewußtsein seines Todes lebt, kann sich altruistisch engagieren; er hat keine Hemmungen, wirklich zu geben, da er sich der *Vergänglichkeit des Besitzes und des Habens* sehr wohl bewußt ist.

Weiterhin führt die Akzeptanz des Todes zu einer anderen Haltung gegenüber individueller Reifung und dem Alter, die - wie bereits in Kapitel 27 gesagt wurde - heute leider zu „Unwerten" erklärt werden. Niemand will alt werden, weil das Alter so sehr an das Näherrücken des unvermeidlichen Endes erinnert; dabei hat aber auch der junge Mensch keinerlei Garantie dafür, daß er die nächste Stunde noch erleben wird. Dies müssen wir uns bewußt machen, um unserem Leben voll gerecht zu werden. Der Tod sollte kein Tabuthema sein, mit dem die Alten und Kranken unserer Gesellschaft irgendwo in einem Hospiz oder einer Sterbeklinik alleine gelassen werden. Er geht uns alle an und erwartet uns alle, weshalb es eine fatale Kurzsichtigkeit ist, ihn auf „ungewiß" zu verdrängen.

Gerade die Erfahrung des Todes von Nahestehenden gibt uns die Möglichkeit, uns auf indirekte Weise auf den eigenen Tod vorzubereiten; er ist in gewisser Hinsicht sogar ein Teil unseres eigenen Sterbens. Denn mit dem Tode eines geliebten Menschen verschwindet ein Teil unseres Lebens unwiederbringlich ins Ungewisse. Dieser sicherlich grausamen Tatsache müssen wir uns stellen, wenn wir nicht vor unserem Leben und seinen essentiellen Bestandteilen flüchten wollen. Und nur diese wahrhaft existentialistische Haltung bringt die natürliche Reifung des Menschen mit sich, die unsere „Krebsgesellschaft" mit allen Mitteln unterbinden will.

Es ist daher auch nicht angebracht, sich einen „Tod im Schlaf" zu wünschen, eine Art „unbewußten Tod", um dem ewigen Widersacher auf diese Weise ein Schnippchen zu schlagen. Ein bewußtes Sterben gehört essentiell zu einem bewußten Leben, weshalb Sterbeforscher wie z.B. *Stan Grof* von einer „Kunst des Sterbens" sprechen.[25]

Grof hatte in den USA vor Jahren ein Experiment mit unheilbaren Krebspatienten durchgeführt, bei dem es um eine aktive Vorbereitung auf Sterben und Tod ging. In diesem „Spring-Grove-Programm" wurden die (freiwilligen) Teilnehmer mit ihren Ängsten und Befürchtungen konfrontiert, unterstützt durch die Anwendung von psychedelischen Drogen wie z.B. LSD. In den ersten Sitzungen erlebten die Teilnehmer ihre inneren Ängste und gerieten dadurch in Zustände, die mit einer echten Agonie zu vergleichen waren. Diese Zustände wichen jedoch nach einigen Sitzungen und machten Platz für hoffnungsvolle Visionen der Lebensfreude und des Glücks.

Die so behandelten Krebspatienten wurden hierdurch zwar nicht von ihrer Krankheit befreit, aber die Lebensqualität steigerte sich in der verbleibenden Zeit merklich: Schmerz- und Angstzustände nahmen deutlich ab, neue Lebensfreude kam trotz der bedrohlichen Situation wieder auf. Der Tod wurde als unvermeidlich, wenn auch als unerfreulich akzeptiert. Bei dessen Eintreffen aber zeigten sich die Teilnehmer des „Spring-Grove-Programms" gelassen und mit Leben *und* Tod versöhnt. Keiner erlitt die ansonsten nicht seltene Agonie, womit klar sein dürfte, was mit „Kunst des Sterbens" gemeint ist.[26]

Wir alle benötigen eine solche neue Haltung zu Sterben und Tod - ob wir nun bereits an Krebs erkrankt sind oder noch „gesund", aber als Teil des kollektiven Krebsprinzips dennoch betroffen sind. Wir müssen uns - der Menschlichkeit und des Lebens wegen - von dem unseligen „Mythos der ewigen Jugend und der Unsterblichkeit" verabschieden. Diese Ideen sind, wie in Kapitel 27 dargelegt, widernatürlich und führen letztendlich zu einem fürchterlichen Tod in Agonie; zu einem Zustand, der das genaue Gegenteil eines versöhnten Sterbens ist.

Hierbei ist es jedoch ebenso nötig, endlich unsere Einstellung zu alten und kranken Menschen zu ändern, die wir in immer stärkerem Maße mißachten und im buchstäblichen Sinne „abschieben". Es scheint, als ob die Würde des Menschen in unserer heutigen Gesellschaft in dem Maße abnimmt, wie dieser dem Tode näherkommt. Isolierte Sterbezimmer in Kliniken und abgelegene Sterbeheime sprechen hier eine eindeutige Sprache! Wir müssen dem Tod und den Sterbenden wieder den gebührenden Respekt zollen und ihnen ihre Würde erhalten bzw. zurückgeben. Ein jeder Mensch sollte das Recht haben, an einem Ort seiner eigenen Wahl zu sterben; an einem Ort, wo er sich wohl und geborgen fühlt. Umgeben mit den Menschen die er kennt und mag, selbst wenn das diesen nicht so recht behagen mag.

Und trotz dieses verständlichen Unbehagens können auch diese Begleiter des Sterbenden einiges aus dieser Erfahrung lernen. Die Konfrontation mit dem Sterben und dem Tod bereitet sie auf das unvermeidliche eigene Ende vor und trägt somit wesentlich zur inneren Reifung dieser Menschen bei. Dem Sterbenden aber wird sein letzter Gang erleichtert, indem er die Möglichkeit hat, sich bewußt von den Menschen zu verabschieden, die er liebt.

Dazu ist jedoch nötig, daß „Wahrhaftigkeit am Krankenbett" praktiziert wird, was konkret bedeutet, daß dem Sterbenden nicht verheimlicht werden darf, daß sein Leben zu Ende geht. Leider findet sich vielerorts noch immer die Praxis des vermeintlich „gnädigen" Verschweigens, welches wohl eher die Angehörigen oder die Ärzte vor der unangenehmen Situation der Offenbarung schützen soll. Es zeigt sich hier, daß die „Verheimlicher", die sich häufig im Lichte ihrer vermeintlichen „Gnade" und „Menschlichkeit" sonnen, einen weiteren Weg gefunden haben, den Gedanken an den Tod zu verdrängen. Eine solche Praxis ist allerdings nur ein Zeichen der Unreife und einer bedauerlichen Lebensuntüchtigkeit. In welcher Gesellschaft leben wir eigentlich, wenn „Nicht-Wissen" zum Wert erhoben wird?

Unsere Überzeugung ist hingegen, daß ein jeder sein absolutes Recht darauf hat zu wissen, wann es Zeit wird, Abschied zu nehmen. Denn angesichts des Todes bleibt nur diese eine Möglichkeit zum Abschied, die nicht mehr wiederkehren wird. Und die sollten wir nutzen.

48. KREBS - SCHICKSAL ODER CHANCE?

Die Frage der „Wahrhaftigkeit" und des Bewußtseins spielt auch eine entscheidende Rolle bei der abschließenden Diskussion des Krebsgeschehens, ganz gleich, ob damit nun der kollektive Prozeß oder die individuelle Erkrankung gemeint ist. Denn in beiden Fällen ist es nur das Wissen um den tatsächlichen Zustand, das uns befähigt, Gegenmaßnahmen zu ergreifen. Ohne die bewußte Erkenntnis des entarteten Zustands bleibt ein „blinder" Kampf gegen das „Unaussprechliche" notwendigerweise erfolglos. Wir müssen den Gegner stellen, wenn wir eine reelle Chance haben wollen.

Dies bedeutet aber auch, daß wir unsere Augen nicht verschließen dürfen, wenn uns der Krebs bereits am Wickel hat. Ein Verdrängen der Tatsachen hilft nicht nur nichts, sondern es liefert uns der Situation auf Gedeih und Verderb aus. Diese Tatsache sollten auch die professionellen und laienhaften „Verschweiger" bedenken, die wir im letzten Kapitel bereits erwähnten. Es nützt nichts, einem Verwandten oder Patienten die schlimme Wahrheit vorzuenthalten - und das nicht nur aus obengenannten Gründen: Der Betroffene wird früher oder später des Zustandes gewahr werden; und dann zerbricht nicht nur die scheinbar „gnädige" Illusion einer heilen Welt, sondern auch das Vertrauen zwischen Betroffenem und dem „Verschweiger". Wir produzieren also auf diese Weise nur zusätzliche Belastungen, die gerade für den Erkrankten fatale Folgen zeitigen können.

Zudem impliziert dieses charakteristische Schweigen, welches wir ansonsten hauptsächlich angesichts des bevorstehenden Todes beobachten können, eine verhängnisvolle Gleichsetzung von Tod und Krebs. Daß diese Gleichung nicht aufgeht, zeigen viele geheilte Menschen, die trotz des Krebses weiterleben - und das häufig „besser" als vor ihrer Erkrankung. Die bewußte Auseinandersetzung mit der Krankheit führt beinahe zwangsläufig zu einer Beschäftigung mit den Grundfragen des Lebens, den eigenen Bedürfnissen und damit letztlich zu einer bewußteren, glücklicheren Lebensführung, in der sowohl Tod als auch Krebs nicht mehr verdrängt werden müssen.

Insofern bietet uns der Krebs die *Chance zu einer Verwandlung oder Metamorphose unseres Bewußtseins und unseres Lebens*, ja, er zwingt uns geradezu, unser Leben neu zu überdenken. Dies kann z.B. auf die Weise geschehen, daß wir die Analogien zwischen Krebs und menschlichem Zivilisationsverhalten klären, wie wir es im III. Teil versucht haben; es gibt aber sicherlich noch andere nutzbringende Formen einer solchen Beschäftigung, die nicht unbedingt geistig orientiert sein müssen. Wenn aber schon geistige Wege eingeschlagen werden, sollte man unzulässige Vereinfachungen der komplexen Thematik vermeiden, was jedoch nicht immer gelingt. Als Beispiel für eine solche vereinfachende „Deutung" des Krebses diene uns hier die Meinung des Esoterik-Autors *Thorwald Dethlefsen* (*Schicksal als Chance; Krankheit als Weg*)[27]. Er schreibt:

„Der Krebs braucht nicht besiegt zu werden - er muß nur verstanden werden, damit auch wir uns verstehen lernen. Daß die Menschen doch immer ihre Spiegel zertrümmern wollen, wenn ihnen ihr Gesicht nicht gefällt! Die Menschen haben Krebs, weil sie Krebs sind."[28] Hier erkennt er zwar richtig die prinzipielle Analogie zwischen dem Verhalten des zivilisierten Menschen und der

Krebszelle, aber fällt in den bereits kritisierten Fehler, daß dieser „Spiegel“ absichtlich und nur aus diesem Grunde existieren soll. Zudem setzt er in unzulässiger Weise die manifest Krebskranken mit Krebszellen gleich, wofür auch seine folgende, gefährliche Äußerung steht: „Woher nehmen Menschen, die sich so verhalten, den Mut und die Unverfrorenheit, sich über den Krebs zu beschweren? Er ist doch lediglich unser Spiegel - er zeigt uns unser Verhalten, unsere Argumente und auch das Ende dieses Weges.“ [29]

Letzteres mag für unsere Zivilisation auch stimmen, aber den Krebskranken wird er mit diesem unhaltbaren, ja beschämenden Vorwurf in keiner Weise gerecht. Dies wird vor allem deutlich, wenn er zu seinen esoterischen „Geheimlösungen“ des Krebsproblems kommt: Er glaubt, die Lösung liege in einer Aufhebung der Individualität, die er als „Tod des Ego“ bezeichnet.[30] Denn Krebszelle und moderner Mensch zeichneten sich ja - so argumentiert er - durch ihren systemmißachtenden Egoismus aus. Also: Weg mit dem Ego und alles laufe glatt; Liebe und Altruismus sowie die „Heilung“ vom Krebs kämen dann von selbst.[31] Soweit Dethlefsens Theorie.

Der Fehler dieser plumpen Argumentation wird leicht deutlich, wenn wir uns vor Augen halten, daß - wie wir in Kapitel 26 ausführten - das Problem des Krebses oder des modernen Menschen gar nicht in einem „übertriebenen“ Egoismus liegt, sondern in der fehlenden Gegenkraft, im fehlenden Altruismus. Egoismus ist nämlich eine allem Leben gemeinsame Kraft, welche die Existenz desselben erst ermöglicht. Normalerweise ist aber eine regulative Gegenkraft vorhanden, die im Sinne der negativen Rückkopplung das System im Gleichgewicht hält. Damit läßt aber erst der fehlende Altruismus, der fehlende Du-Bezug, den Egoismus der Krebszelle bzw. des modernen Menschen entarten und zu etwas Schädlichem werden.

Das Problem des typischen Krebskranken liegt damit aber sicherlich nicht in einem übertriebenen Egoismus, wie Dethlefsen mutmaßt. Vielmehr scheint es zu sein, daß das Ego des Krebskranken bereits schwach ist, wie unsere psychologischen Ausführungen zeigten. Der Krebs-Risikotyp ordnet sich ja nur allzu bereitwillig den gesellschaftlichen Normen und Forderungen unter; er ist gerade der Typ, der sein „Ego“ leichtfertig aufgibt! Die Forderung, er solle sein Ich ganz zugunsten der Gemeinschaft fallen lassen, nimmt sich da wie blanker Zynismus aus, wenn auch Dethlefsen mit seiner Aussage aus denselben Gründen offene Türen einrennen wird. Es ist eine verhängnisvolle Verkennung der Tatsachen, und eine gefährliche noch dazu.

Der Krebskranke benötigt vielmehr eine Stärkung seines Ichs, so daß er seine persönlichen Bedürfnisse und Wünsche äußern und leben lernt. Er muß lernen, daß die Zurückstellung seiner selbst hinter die unsinnigen Normen und Forderungen unserer Gesellschaft nur eine Maske seiner eigenen Schwäche ist, die er so geschickt zu kaschieren versucht. Er muß lernen, sich seinem Schicksal aktiv zu stellen und nicht - wie er bereits gelernt hat - passiv „sein Schicksal zu tragen“.

Der Krebs sollte in diesem Sinne eine Herausforderung für den Betroffenen darstellen, die ihm die Chance gibt, sein Leben neu zu orientieren und zu gestalten. Selbst wenn dieses Leben dann durch den Krebs schnell beendet werden sollte, kann diese Haltung zumindest ein besseres Leben mit dem Krebs bewirken - ganz so, wie wir es im Kapitel „Leben mit dem Tod“ erläutert haben. Wir alle sind früher oder später zum Sterben „verurteilt“, ob wir nun Krebs haben oder nicht. Aber sollte uns das nicht lehren, ein glücklicheres Leben im Hier und Jetzt anzustreben?

So haben wir die Wahl, die Bedrohung durch den Krebs in eine *positive, transformierende Kraft* umzuwandeln, die uns den Ernst der Situation offenbart, die uns aber auch den Mut verleiht, über unseren eigenen Schatten in ein neues Leben zu springen. Gleiches gilt natürlich auch für unsere ganze zivilisierte Gesellschaft, die durch ihre überzogenen Normen und Forderungen sowie durch ein verfehltes Erziehungssystem die psychische Konstitution erst erzeugt, aus der dann im Einzelfall der Krebs als manifeste Krankheit hervorgeht. Hier müssen ebenfalls massive Veränderungen stattfinden, wenn der jetzige Zustand wirklich gewandelt werden soll, in dem Krebs mehr und mehr zu einer „normalen“ Todesursache wird.

Solche Veränderungen haben wir bereits in unserem Kapitel „Kommunikation und altruistischer Einsatz“ gefordert. Wir müssen uns auf unsere menschlichen Fähigkeiten und Tugenden besinnen, die von uns ein Miteinander fordern und nicht das bekannte, heute praktizierte Konkurrenzdenken der Leistungsgesellschaft. Viele Krebserkrankungen würden vermieden werden, wenn nur unser Umgang miteinander ein anderer wäre.

Gleiches gilt für fast alle Krankheiten, die wie der Krebs durch die allgegenwärtige Verschmutzung und Vergiftung der natürlichen Umwelt induziert oder gefördert werden. Wir müssen begreifen lernen, daß wir uns selbst vernichten, wenn wir unsere Umwelt vernichten. „Umweltschutz als Selbstschutz“ heißt hier unsere Perspektive, ohne die wir wohl keine wie auch immer geartete Zukunft mehr erleben werden. Das schließt aber auch ein, daß wir die verhängnisvolle krebsgleiche Ideologie des unbegrenzten Wachstums überwinden müssen, um in einem begrenzten System auf Dauer existenzfähig zu bleiben. Ein neuartiger, qualitativer Fortschritt muß an die Stelle des immer noch praktizierten quantitativen Wachstums-Fortschritt treten, der uns in die endgültige Zerstörung zu manövrieren droht.

Wenn wir diese Katastrophe verhindern wollen, müssen wir umdenken, ja, auf eine ganz neue Art und Weise denken lernen, wie wir in Kapitel 42 zeigten. Dieses neue Denken ist ein vernetztes Denken, welches die permanenten Wechselwirkungen im System alles Lebendigen berücksichtigt. Ein Denken, welches die Position des Menschen im Kosmos neu bestimmt und der Tatsache Rechnung trägt, daß wir nie die „Herren der Schöpfung“ gewesen sind, sondern immer Teile eines übergeordneten Ganzen.

Dieser Gedanke muß mit all seinen Konsequenzen zu öffentlichem Bewußtsein gebracht werden, wobei gerade die moderne Naturwissenschaft aufgrund ihrer Vorbild- und Vordenkerfunktion eine zentrale Rolle einnehmen muß. Das bruchstückhafte Wissen des Jetztmenschen muß systemisch vernetzt und zu einem Ganzen werden, wenn es der Ganzheit der Welt, zu der auch wir gehören, in angemessener Weise Rechnung tragen will. Dazu sollten sich Wissenschaftler aller Fachrichtungen zusammentun, um gemeinsam Auswege aus der globalen Krise oder „Krankheit“ zu finden, anstatt sich weiterhin im blinden Konkurrenzkampf gegenseitig auszustechen. Altruismus und Kommunikation müssen gerade auch in diesem Bereich zur Maxime werden, weil hier unsere gemeinsame Zukunft maßgeblich gestaltet oder eben verpfuscht wird.

Eine besondere Rolle nimmt die Erziehung der Kinder ein, die ein wesentlicher Parameter für die Welt von morgen darstellt. Schon in der Schule sollte vernetztes Denken gelehrt und Kybernetik zu einem Pflichtfach (aber nicht zum „Zwangsfach“) werden. Wenn unsere Kinder bereits frühzeitig verstehen lernen, daß der Mensch untrennbar mit allem anderen verbunden ist, werden Rücksichtslosigkeiten und Fehlverhalten, die heute leider noch an der Tagesordnung sind, vielleicht in Zukunft ihre Bedeutung verlieren.

Es wäre jedoch kurzsichtig zu glauben, daß allein eine Veränderung des Denkens unser zweifelhaftes Geschick noch einmal wenden könnte. Viel mehr muß geschehen, um uns die Chance einer Zukunft zu lassen. Nicht nur, daß das neue Denken konsequent angewendet werden muß - auch unsere Gefühle müssen sich wandeln, um eine wirkliche Veränderung zu gewährleisten, die nicht nur ein weiteres potemkinsches Dorf sein soll. Wir müssen uns aufs neue in die Rhythmen der Natur einschwingen, um unsere Verbindung mit allem anderen zu spüren und nicht nur rational zu begreifen.

Dieses Fühlen muß geradezu religiöse Ausmaße annehmen, wenn es wirklich zu jener Metamorphose führen soll, die für unser kollektives Überleben so wichtig ist. Vielleicht kann so aus der häßlichen Raupe Zivilisation doch noch ein Schmetterling werden, der in eine neue Zukunft fliegt. Dies kann jedoch nur geschehen, wenn wir alle aktiv an uns und unserer Gesellschaft arbeiten, um den „Krebs“ in etwas Neues umzuwandeln. Unser Schicksal liegt in unseren eigenen Händen.

Schlußbetrachtung

Mancher Leser wird konkretere Lösungsvorschläge vermissen, die wir aber nicht geben können. Unsere Ansätze dienen nur dazu, daß Lösungen gefunden werden können; sie können diese aber keinesfalls „liefern". Veränderungen finden in der Praxis statt - und nicht in Büchern. Jeder einzelne ist aufgerufen, an der Zukunft mitzuarbeiten, sie zu gestalten und zu entwickeln.

Konkrete Aussichten einer determinierten Zukunft sind deshalb ganz weggelassen worden. Sie hätten nur die kreativen Kräfte, die nach wie vor in der Menschheit schlummern, blockiert und vorzeitig in Bahnen gelenkt, von denen wir nicht wissen können, ob sie sich nicht auch als Sackgassen der Evolution erweisen würden. Wir haben aber andererseits ganz klar dargestellt, daß wir uns derzeit in einer solchen Sackgasse befinden und auf unser Ende zusteuern, wenn wir die Richtung unserer Entwicklung nicht abändern. Vorschläge dazu, wie ein solcher Richtungswechsel möglich ist, haben wir ebenfalls gegeben. Eine Umsetzung derselben ist jedoch etwas, das - wie oben angedeutet - unser Buch nicht erfüllen kann.

Einige Punkte und Aspekte sind sicherlich zu kurz gekommen und hätten ausführlicher und detaillierter dargestellt werden können. Der Rahmen dieser Arbeit ließ dies jedoch nicht zu - sind wir doch mit der Absicht angetreten, Ansätze zu einem ganzheitlichen

Verständnis zu erarbeiten. Ein solches Vorhaben machte es nötig, viele verschiedene Aspekte ein und desselben Themenkomplexes vorzustellen, was uns hoffentlich gelungen ist.

Die einzelnen Aspekte werden jedoch in einer solch weiten Sichtweise unscharf; sie verlieren ihre klaren Konturen und Abgrenzungen, die wir aus unserem gewohnten analytischen Blickwinkel kennen. Vergessen wir jedoch nicht, daß es eben dieser analytisch begrenzte Blickwinkel war, der uns in unsere jetzige Situation manövriert hat. Die Betrachtung von Einzelfakten hat uns den Zusammenhang allen Seins vergessen lassen und uns wahrlich in eine selbstgeschaffene Außenseiterposition befördert, die sehr wohl unser eigenes Ende bedeuten könnte.

Insofern sollten wir diese „Eintrübung" unseres Blickes hinnehmen, vor allem dann, wenn sie tatsächlich auch eine „Entschärfung" unseres zerstörerischen Potentials bedeutet. Weiterhin besteht für jeden Leser die Möglichkeit - und wir fordern gerade dazu auf! - unsere Ansätze kritisch zu durchdenken und weiterzuentwickeln, vor allem in praktischer Hinsicht. Nur so wird der Weg in eine bessere, wenn auch nicht perfekte Zukunft gangbar werden.

Anmerkungen und Quellennachweis:

EINFÜHRUNG:

1 Bachmann, Christian: Die Krebsmafia. Intrigen und Millionengeschäfte mit einer Krankheit. Frankfurt am Main 1983.

2 Reitz, Manfred u. Gutjahr, Peter: Krebs - Was ist das? Entstehung und Behandlung. Frankfurt - Berlin - Wien 1983. Zitiert nach Seite 11.

3 Achterberg, Bernhard: im Vorwort zu: Beyer, Delia-Alexandra: Psychosomatik des Krebses. Berlin 1979. Zitiert nach Seite 12f..

4 Ebenda, S.13.

5 Muschg, Adolf: im Vorwort zu: Zorn, Fritz: Mars. Frankfurt am Main 1979. Zitiert nach Seite 17.

6 Ebenda, S.16.

7 Lorenz, Konrad: Die Rückseite des Spiegels. Versuch einer Naturgeschichte menschlichen Erkennens. München 1977. Zitiert nach Seite 32.

8 Vgl. Lorenz, Konrad: Die acht Todsünden der zivilisierten Menschheit. München 1973. S. 28ff..

9 Lorenz, Konrad: Die Rückseite des Spiegels, s.o., S. 32.

I. TEIL: DAS KREBSPROBLEM - EINE KURZE, KRITISCHE BESTANDSAUFNAHME

1 Vgl. Reitz, M. u. Gutjahr, P.: Krebs - Was ist das?, s.o., S. 14. Vgl. auch Glaus, Jungi, Senn (Hrsg.): Onkologie für Krankenpflegeberufe. Stuttgart - New York 1988. S. 4.

2 Vgl. ebenda, S. 2.

3 Folgende Einteilung stützt sich auf: Glaus, Jungi, Senn: s.o., vgl. S. 12.

4 Vgl. Der Gesundheits Brockhaus. Wiesbaden 1977. Zum Stichwort „Krebs“, S. 448ff.. Vgl. auch Selbstdiagnose. Handbuch der Gesundheit. Der Weg zum mündigen Patienten. München 1986: Artikel: Krebs - Rätsel ohne Lösung? S. 258ff..

5 Vgl. ebenda, S. 258ff.. Vgl. auch Reitz u. Gutjahr: Krebs - Was ist das?, s.o., S.192ff..

6 Vgl. Vester, Frederic u. Henschel, Gerhard: Krebs - fehlgesteuertes Leben. Aktualisierte Neuausgabe. München 1977. S. 96.

7 Vgl. Selbstdiagnose, s.o., S.258f.. Vgl. auch Reitz u. Gutjahr: Krebs - Was ist das?, s.o., S.194f..

8 Vgl. Der Gesundheits Brockhaus, s.o., S. 448ff..

9 Zur verständlichen Einführung in die genetische Problematik der Krebsentstehung sei hier empfohlen: Reitz u. Gutjahr: Krebs - Was ist das?, s.o., speziell S. 97ff. u. S. 168ff..

10 Vgl. ebenda, S. 156ff..

11 Vgl. ebenda, S. 137ff..

12 Vgl. ebenda, S. 140ff..

13 Diese Frage zeigt wiederum die Bedenklichkeit monokausaler Ansätze, die den Krebs zur Folge *einer* Ursache machen wollen. Die Bedeutsamkeit anderer Faktoren, wie etwa des Immunsystems und seines Versagens, müssen hier deutlich hervorgehoben werden. Auch die psychogenetischen Ansätze begründen sich mit ähnlicher Fragestellung: Grossarth-Maticek, Ronald: Krankheit als Biographie. Ein medizinsoziologisches Modell der Krebsentstehung und -therapie. Köln 1979.

14 Vgl. Selbstdiagnose, s.o., S. 260f..

15 Vgl. ebenda, S. 260f.. Vgl. auch Glaus, Jungi, Senn: Onkologie, s.o., S.23; sowie Reitz u. Gutjahr: Krebs - Was ist das?, s.o., S. 114ff..

16 Vgl. ebenda, S. 126ff..

17 Vgl. ebenda, S. 114ff.. Vgl. auch Glaus, Jungi, Senn: Onkologie, s.o., S. 23.

18 Vgl. ebenda, S. 23.

19 Vgl. Reitz u. Gutjahr: Krebs - Was ist das?, s.o., S. 129ff..

20 Zorn, Fritz: Mars. Frankfurt am Main 1979. S. 132.

21 Vgl. Beyer, Delia-Alexandra: Psychosomatik des Krebses, s.o., S. 30f..

22 Vgl. Bachmann, Ch.: Die Krebsmafia, s.o., S.222f..

23 Vgl. Beyer, D.-A.: Psychosomatik des Krebses, s.o., S. 39ff..

24 Vgl. ebenda, S. 45ff..

25 Vgl. ebenda, S. 52f..

26 Vgl. ebenda, S. 59ff..

27 Vgl. Grossarth-Maticek, Ronald: Krankheit als Biographie, s.o., S. 56ff..

28 Vgl. ebenda, S. 57.

29 Vgl. ebenda, S. 21 u. S. 81ff..

30 Vgl. ebenda, S. 61ff..

31 Vgl. ebenda, S. 70ff..

32 Vgl. ebenda, S. 78ff..

33 Vgl. ebenda, S. 81ff..

34 Ebenda, S. 83.

35 Vgl. Beyer, D.-A.: Psychosomatik des Krebses, s.o., S. 63ff.. Vgl. auch Grossarth-Maticek, R.: Krankheit als Biographie, s.o., S. 84f..

36 Vgl. ebenda, S. 100ff..

37 Vgl. ebenda, S. 86ff..

38 Vgl. ebenda, S. 86ff..

39 Vgl. ebenda, S. 87f..

40 Vgl. Glaus, Jungi, Senn: Onkologie, s.o., S. 3. Vgl. auch Reitz u. Gutjahr: Krebs - Was ist das?, s.o., S. 14ff..

41 Vgl. z.B. Beyersdorff, Dietrich: Biologische Wege zur Krebsabwehr. Heidelberg 1985. Auf Seite 17f. finden wir hier den Satz des „Krebspapstes“ und Nobelpreisträgers Bauer abgedruckt: „Krebs ist der Preis dafür, daß wir heute älter werden als die Menschen im Mittelalter.“

Vgl. auch Kothari, Manu L. u. Lopa, A. Metha: Ist Krebs eine Krankheit? Vom leidbringenden Mißverständnis der Krebsbehandlung. Reinbek bei Hamburg 1979. S. 41f..

42 Vgl. Selbstdiagnose, s.o., S. 258.

43 Diese Statistik ist entnommen aus: Vester u. Henschel: Krebs - fehlgesteuertes Leben, s.o.. Vgl. S. 117.

44 Vgl. Reitz u. Gutjahr: Krebs - Was ist das?, s.o., S. 20f..

45 Vgl. Anmerkung 49.

46 Vgl. Glaus, Jungi, Senn: Onkologie, s.o., S. 53ff..

47 Vgl. ebenda, S. 51ff..

48 Vgl. ebenda, S. 32ff. und S.60ff..

49 Vgl. ebenda, S. 62 und S. 64ff..

50 Vgl. ebenda, S. 64.

51 Vgl. ebenda, S. 64ff..

52 Vgl. ebenda, S. 68.

53 Vgl. ebenda, S. 71f..

54 Vgl. Reitz u. Gutjahr: Krebs - Was ist das?, s.o., S. 336.

55 Vgl. Glaus, Jungi, Senn: Onkologie, s.o., S. 101.

56 Vgl. ebenda.

57 Zur Fragwürdigkeit einer *palliativen* Chemotherapie: Vgl. ebenda, S. 99.

58 Vgl. ebenda, S. 93f..

59 Vgl. ebenda.

60 Vgl. ebenda, S. 99ff..

61 Vgl. ebenda, S. 99.

62 Vgl. ebenda, S. 90f..

63 Vgl. ebenda, S. 91.

64 Vgl. ebenda, S. 104f..

65 Vgl. dazu Bachmann, Ch.: Die Krebsmafia, s.o., S. 65ff..

66 Auf diese „*Entmenschlichung*“ weist Lorenz immer wieder hin und sieht diese als Symptom einer tiefer liegenden Erkrankung des menschlichen Geistes, so z.B. in: Die acht Todsünden der zivilisierten Menschheit; Der Abbau des Menschlichen; Die Rückseite des Spiegels. A.o.

67 z.B.: Beyersdorff, Dietrich: Biologische Wege zur Krebsabwehr. Mittel u. Möglichkeiten zur Vorbeugung u. zur Verbesserung der Heilungschancen. Heidelberg 1985. Oder: Anders, Angelika: Biologische Krebsbehandlung. Erfahrung u. Forschung, Möglichkeiten u. Grenzen. Stuttgart 1989. Siehe aber auch: Bachmann, Ch.: Die Krebsmafia, s.o..

68 Vgl. z.B. Beyersdorff, D.: Biologische Wege zur Krebsabwehr, s.o., S. 15f..

69 Vgl. ebenda.

70 Vgl. Anders, A.: Biologische Krebsbehandlung, s.o., S.19.

71 Vgl. ebenda u. vgl. „*Der Spiegel*“ (14/91) vom 1.4.1991; hier ist ein Bericht über die neuesten Ergebnisse zur alternativen Krebsmedizin unter dem Titel „Cocktails aus der Tiefkühltruhe“ erschienen; Autor: Günther Stockinger.

72 Vgl. Anders, A.: Biologische Krebsbehandlung, s.o., S. 21f..

73 Vgl. ebenda, S. 23.

74 Vgl. ebenda, S. 44ff. u. vgl. „*Der Spiegel*“ (14/91), s.o., S. 153.

75 Vgl. Anders, A.: Biologische Krebsbehandlung, s.o., S. 31ff..

76 Vgl. ebenda, S. 33.

77 Vgl. ebenda, S. 29ff. u. vgl. „*Der Spiegel*“ (14/91), s.o., S. 158f..

78 Vgl. ebenda u. Anders, A.: Biologische Krebsbehandlung, s.o., S. 29ff..

79 Vgl. ebenda, S. 30f..

80 Heute sind Frauen bereits *ab dem 20. Lebensjahr* berechtigt, regelmäßig eine kostenlose Vorsorgeuntersuchung vom Arzt ihres Vertrauens durchführen zu lassen.

81 Wir beziehen uns hier und im unmittelbar Folgenden auf einen Artikel der Fernsehzeitschrift „*Funk Uhr*“ (28/91), der jedoch nur als

exemplarisches Beispiel dienen soll. Wertungen sind damit ausdrücklich nicht verbunden!

82 Die betreffenden Äußerungen von Prof. Dr. Hackethal sind in eben dieser Ausgabe der *„Funk Uhr"* (28/91) veröffentlicht worden.

83 Genau auf diesen Sachverhalt weisen ja die psychosoziologischen Studien Grossarth-Maticeks hin. Siehe: Grossarth-Maticek, R.: Krankheit als Biographie, s.o..

84 Glaus, Jungi, Senn: Onkologie, s.o., S. 106ff.

85 Vgl. ebenda, S. 120.

86 Vgl. ebenda, S. 109ff..

87 Vgl. ebenda u. vgl. Anders, A: Biologische Krebsbehandlung, s.o., S. 48f..

88 Vgl. Glaus, Jungi, Senn: Onkologie, s.o., S. 117.

89 Vgl. ebenda, S. 113 u. Vgl. Anders, A.: Biologische Krebsbehandlung, s.o., S. 49f..

90 Ebenda, S. 50.

91 Vgl. ebenda, S. 51 u. vgl. Glaus, Jungi, Senn: Onkologie, s.o., S. 113ff..

92 Vgl. ebenda, S. 86 (Abb. 5.7) sowie S. 88 (Abb. 5.9).

93 Vgl. Grossarth-Maticek, R.: Krankheit als Biographie, s.o., S. 179ff..

II. TEIL: DAS ORGANISCHE PRINZIP - GRUNDLAGEN DER GANZHEIT

1 *„Information"* ist in diesem Sinne ein zentraler Begriff der von *Norbert Wiener* begründeten *Kybernetik*, die eben darin eine dritte unabhängige Seinskategorie neben Materie und Energie sieht.

2 Vgl. Vester, Frederic: Unsere Welt - ein vernetztes System. München 1983. S. 15ff..

3 Vgl. ebenda, S. 55ff..

4 Vgl. ebenda, S. 58ff..

5 Vgl. ebenda, S. 61ff..

6 Hier gehen die Meinungen der Forscher allerdings auseinander, denn viele postieren die Viren in den Bereich von etwas „Halblebendigem";

eine solche Klassifizierung besagt aber wohl nicht mehr als der dumme Spruch „Jemand sei ein bißchen tot“...

7 Vgl. Daumer u. Schuster: Stoffwechsel, Ökologie u. Umweltschutz. München 1983. S. 11f..

8 Vgl. ebenda.

9 Vester, F.: Unsere Welt, s.o., S. 29.

10 Vgl. ebenda.

11 Vgl. Daumer u. Schuster: Stoffwechsel, Ökologie u. Umweltschutz, s.o., S. 11.

12 Vgl. ebenda.

13 Solche mechanistischen Vergleiche hinken jedoch der Natur bei weitem hinterher! Eine Fabrik besitzt in diesem Sinne keine Selbststeuerung und erst recht kein Leben.

14 Hierfür spricht dann auch die wörtliche Bedeutung von „Gewebe“.

15 Vgl. Herder Lexikon - Biologie. Freiburg i. Br. 1979. S. 89.

16 Vgl. Reitz u. Gutjahr: Krebs - Was ist das?, s.o., S. 33ff..

17 Vgl. ebenda, S. 35ff..

18 Vgl. ebenda, S. 38ff..

19 Vgl. ebenda, S. 41ff..

20 Vgl. hier und im folgenden: Reitz u. Gutjahr: Krebs - Was ist das?, s.o., S. 46ff..

21 Vgl. ebenda, S. 48.

22 Vgl. ebenda.

23 Vgl. ebenda, S. 46.

24 Vgl. ebenda, S. 50.

25 Zu *positiver und negativer Rückkopplung* siehe: Vester, F: Unsere Welt, s.o., S. 53ff..

26 Vgl. Reitz u. Gutjahr: Krebs - Was ist das?, s.o., S. 51.

27 Vgl. Lorenz, Konrad: Die Rückseite des Spiegels, s.o., S. 32.

28 Vgl. Daumer u. Schuster: Stoffwechsel, Ökologie u. Umweltschutz, s.o., S. 73ff..

29 Dieser Gedanke von der *„Einheit in der Vielheit“* ist Grundlage der kosmologischen Weltanschauung der Andenindianer Südamerikas;

vgl. Miranda-Luizaga, Jorge: Das Sonnentor. Vom Überleben der archaischen Andenkultur. München 1985. S. 28f..

30 *„Photosynthese“* ist ein spezifisch pflanzlicher Vorgang, bei dem in den *Chloroplasten* (Zellorganelle der Pflanzen) mit Hilfe des energiereichen Sonnenlichts Zucker hergestellt wird. Grundstoff hierfür liefert das Kohlendioxid der Luft, welches quasi von der Pflanze eingeatmet wird; Endprodukt ist Sauerstoff, der als „unbrauchbarer Rest“ ausgeatmet wird.

31 Wenn wir davon ausgehen, daß alles Landleben ursprünglich aus dem Meer stammt, bietet die Übergangszone, die durch Ebbe und Flut gebildet wird, ein wichtiges „Sprungbrett“ für die Eroberung des Landes vor vielen hundert Millionen Jahren. Auch wird eine Beteiligung der Tiden heute bei der Entstehung der ersten Zellen vermutet.

32 Magnetismus beruht im Falle des Eisens auf einer speziellen Feinstruktur im Metall, die als „Weißsche Bezirke“ bezeichnet werden. Diese lösen sich jedoch bei hohen Temperaturen auf bzw. verlieren ihre gerichtete Polarität, so daß glühendes Eisen niemals magnetisch ist. Der Erdkern glüht jedoch nicht nur, er ist flüssig - was jeden Magnetismus herkömmlicher ferromagnetischer Art ausschließen dürfte. Es wäre jedoch möglich, daß bestimmte, noch nicht genau erklärte „Erdströme“ für das Erdmagnetfeld verantwortlich sind, die in gewisser Hinsicht durch die Bewegung des flüssigen Erdinneren hervorgerufen werden.

33 *Vester* schreibt in seinem Buch „Unsere Welt - ein vernetztes System“, s.o., S. 12: „Eine Art zweite Aufklärung ist nötig. Eine Aufklärung, durch die wir auf einer neuen Bewußtseinsstufe uns selbst und unsere künstlichen Systeme endlich als untrennbare Glieder jenes großen Systems der Natur wiedererkennen können und die uns dazu befähigt, unsere Umwelt nach biologischen Gesetzmäßigkeiten zu gestalten.“

34 Vgl. *„Geo-Wissen“*: Chaos + Kreativität (vom 7.5.1990), S. 188.

35 Eine solche Position bezieht z.B. die *Synergetik*, die durch den Physiker *Hermann Haken* begründet wurde. Ähnliches gilt für den

Nobelpreisträger *Ilya Prigogine*, der die „Chaosforschung“ salonfähig gemacht hat. Vgl. „*Geo-Wissen*“: Chaos + Kreativität, s.o., S. 189.

36 Vgl. hier und im folgenden: Vester, F.: Ballungsgebiete in der Krise. München 1991. S. 66ff..

37 Insofern zum „Wohle“ der Kaninchen, als sie sich selber früher oder später zum Verhungern „verurteilt“ hätten, indem sie ihre Lebensgrundlagen zerstörten. Ein ökologisches Gleichgewicht ist für jede Art in jedem Fall vorzuziehen, auch wenn die Massendezimierung durch einen Virus uns Menschen als grausam erscheinen mag.

38 Vgl. Vester, F.: Ballungsgebiete in der Krise, s.o., S. 74f..

39 Vgl. ebenda, S. 76f..

40 Vgl. ebenda, S. 76.

41 Vgl. ebenda, S. 78.

42 Vgl. ebenda, S. 80f..

43 Vgl. ebenda, S. 82f..

44 Vgl. „*Geo-Wissen*“: Chaos + Kreativität, s.o., S. 99ff..

45 Vester, F.: Ballungsgebiete in der Krise, s.o., S. 85.

46 Vgl. Vester, F.: Phänomen Streß. München 1978. S. 77f..

III. TEIL: DAS KREBSPRINZIP - ZIVILISATION ALS KRANKHEIT?

1 Vgl. Vester, F.: Ballungsgebiete in der Krise, s.o., S. 31f..

2 Vgl. ebenda.

3 Vgl. Lorenz, K.: Die acht Todsünden der zivilisierten Menschheit, s.o., S. 28ff..

4 Beispiele hierzu liefert *Vester, F.* in: Unsere Welt - ein vernetztes System, s.o., S. 105ff..

5 Vgl. ebenda, S. 66ff.; zu „qualitatives“ und „quantitatives Wachstum“.

6 Lorenz, K.: Die acht Todsünden der zivilisierten Menschheit, s.o., S. 28.

7 Ebenda.

8 Ebenda, S. 29.

9 Vgl. Fester, F.: Phänomen Streß, s.o., S. 162ff..

10 Vgl. Morris, Desmond: Liebe geht durch die Haut. Die Naturgeschichte des Intimverhaltens. München 1972. S. 157.

11 Vgl. ebenda, S. 130ff..

12 Vgl. Morris, Desmond: Der nackte Affe. München 1968. S. 188ff..

13 Vgl. Koenig, Otto: Biologie der Uniform; in: Ditfurth, Hoimar v. (Hrsg.): Evolution. Ein Querschnitt der Forschung. Hamburg 1977. S. 175ff..

14 Vgl. ebenda, S. 175.

15 Vgl. Kapitel 21. über das Phänomen der „Bevölkerungsexplosion".

16 Vgl. Reitz u. Gutjahr: Krebs - Was ist das?, s.o., S. 290ff..

17 Vgl. ebenda, S. 292f..

18 Vgl. ebenda, S. 294.

19 Vgl. ebenda, S. 294f..

20 Vgl. ebenda, S. 295f..

21 Vgl. ebenda, S. 296.

22 Vgl. Vester u. Henschel: Krebs - fehlgesteuertes Leben, s.o., S. 96.

23 Vgl. Eibl-Eibesfeld, Irenäus: Der vorprogrammierte Mensch. Das Ererbte als bestimmender Faktor im menschlichen Verhalten. München 1976. S. 98ff..

24 Vgl. Lorenz, K.: Die acht Todsünden der zivilisierten Menschheit, s.o., S. 53f..

25 Vgl. ebenda, S. 64f..

26 Ebenda, S. 64f..

27 Vgl. Vogel, Christian: Lehrt uns die Natur Moral? in: *„natur"* 12/89, Serie: Soziobiologie. S. 58f.. Vogel vertritt die Ansicht, der Egoismus sei die Grundtriebfeder allen Handelns und Altruismus nur ein „Deckmantel" des gleichen Prinzips. Wozu die Natur es nötig hat, Egoismus zu verdecken bzw. zu tarnen, wo dieser doch auch sonst klar zutage tritt, verrät uns Vogel leider nicht...

28 Vgl. Kapitel 24 über Erbgut und Tradition: Der hier geschilderte Sinnverlust des modernen Menschen ist immerhin ein Mangel an

Zukunftsperspektiven, die geeignet wären, ihn emotionell zu befriedigen.

29 Vgl. Lorenz, K.: Die acht Todsünden der zivilisierten Menschheit, s.o., S. 53f..

30 Vgl. ebenda, S. 64ff..

31 Siehe Kapitel 1 „Krebs aus medizinischer Sicht".

32 Lorenz, K.: Die acht Todsünden der zivilisierten Menschheit, s.o., S. 64.

33 Vgl. ebenda, S. 64f..

34 Man denke nur an den Alkoholismus und die hohen Suizidraten der rezenten Ureinwohner Amerikas oder an die Aborigines Australiens, die großenteils in Wellblechcontainern an den Rändern der Städte vegetieren und dort billigen Klebstoff schnüffeln. Der „Culture Shock" und der resultierende Sinnverlust sind hier so stark, daß nicht nur die ursprüngliche Kultur bzw. Tradition zerstört wurde, sondern daß auch die ihr angehörigen Individuen zwangsläufig zugrunde gehen.

35 Lame Deer, John Fire u. Erdoes, Richard: Tahca Ushte - Medizinmann der Sioux. Frankfurt a. Main 1981.

36 Lovelock, James: Das Gaia-Prinzip. Die Biographie unseres Planeten. Zürich u. München 1991. S.230f..

37 Ebenda.

38 Vgl. ebenda, S. 231.

39 Siehe Kapitel 4. „Psychologische und psychogenetische Ansätze".

40 Vgl. Lovelock, James: Das Gaia-Prinzip, s.o., S. 230ff..

IV. TEIL: NATUR, KULTUR UND ZIVILISATION - BILANZ EINER ENTARTUNG

1 Vgl. Lorenz, K.: Die acht Todsünden der zivilisierten Menschheit, s.o., S. 28.

2 Als Literatur zu diesem Thema dienten u.a.: Eibl-Eibesfeld, I.: Der vorprogrammierte Mensch, s.o.; Hildebrand-Nilshon, M.: Die Entwicklung der Sprache. Phylogenese u. Ontogenese. Frankfurt a. M. -

New York 1980; Menschen der Urzeit, Augsburg 1988; Eliade, Mircea: Kosmos und Geschichte. Der Mythos der ewigen Wiederkehr. Frankfurt a. M. 1984; Morris, D.: Der nackte Affe, s.o..

3 Vgl. Menschen der Urzeit, s.o., S. 95ff..

4 Vgl. Eliade, M.: Die Religionen und das Heilige. Elemente der Religionsgeschichte. Frankfurt a. M. 1986. S. 305ff..

5 Sicherlich ist der pauschale Begriff eines „Animismus" als Urreligion eine Vereinfachung, wie von der Kritik immer wieder eingeworfen wird, aber er trifft dennoch die tiefe, innere Verbundenheit des archaischen Menschen mit seiner Umwelt immer noch am besten. Ob ein solcher „Animismus" ein bewußter Prozeß im Sinne der Selbstreflexion gewesen ist, bleibt allerdings zu bezweifeln.

6 Vgl. Claßen, Norbert: Das Wissen der Tolteken. Castaneda und die praktische Philosophie des Nagualismus. Berlin - Eurasburg 1992. S. 30ff..

7 Vgl. Lorenz, K.: Die acht Todsünden der zivilisierten Menschheit, s.o., S. 26.

8 Vgl. Kapitel 22.

9 Vgl. Eliade, M.: Die Religionen und das Heilige, s.o., S. 383ff..

10 Vgl. Lorenz, K.: Die acht Todsünden der zivilisierten Menschheit, s.o., S. 45f.; u. vgl. ders.: Der Abbau des Menschlichen. München 1983. S. 56 u. S. 116ff..

11 Vgl. Sheldrake, Rupert: Die Wiedergeburt der Natur. Wissenschaftliche Grundlagen eines neuen Verständnisses der Lebendigkeit und Heiligkeit der Natur. Bern - München - Wien 1991. S. 39ff..

12 Lorenz, K.: Der Abbau des Menschlichen, s.o., S. 218ff..

13 Vgl. ebenda, S. 221.

14 Im Sinne des Verfallsprozesses, den Lorenz in „Der Abbau des Menschlichen", s.o., anprangert.

15 Vgl. Eliade, M.: Die Religionen und das Heilige, s.o., S. 78ff..

16 Vgl. Lorenz, K.: Die acht Todsünden der zivilisierten Menschheit, s.o., S. 32ff..

17 Vgl. Lorenz, K.: Der Abbau des Menschlichen, s.o., S. 157ff..

18 Vgl. „Der Gesundheits Brockhaus", s.o., S. 824f. zum Stichwort: „Zivilisationskrankheiten".

19 Ebenda, S. 825.

20 Vgl. Lorenz, K.: Der Abbau des Menschlichen, s.o., S. 19ff..

21 „Der Gesundheits Brockhaus", s.o., S. 825.

22 Ebenda.

23 Lorenz, K.: Der Abbau des Menschlichen, s.o., S. 226.

24 Vgl. Vester, F.: Phänomen Streß, s.o., S. 15ff..

25 Vgl. ebenda, S. 16f..

26 Vgl. ebenda, S. 24.

27 Vgl. ebenda, S. 220ff. u. S. 77ff..

28 Vgl. Lorenz, K.: Die acht Todsünden der zivilisierten Menschheit, s.o., S. 32ff..

29 Vgl. Vester, F.: Phänomen Streß, s.o., S. 25 u. S. 53ff..

30 Vgl. Lorenz, K.: Die acht Todsünden der zivilisierten Menschheit, s.o., S. 29f..

31 Vgl. Vester, F.: Phänomen Streß, s.o., S. 96ff..

32 Vgl. ebenda, S. 101ff..

33 Vgl. Lorenz, K.: Der Abbau des Menschlichen, s.o., S. 256ff..

34 Erinnerungen, Träume, Gedanken von C. G. Jung. Aufgezeichnet und herausgegeben von Aniela Jaffé. Olten 1988. S. 251.

35 Ebenda.

36 Vgl. Eliade, M.: Kosmos und Geschichte, s.o., S. 48ff..

37 Vgl. ebenda.

38 Vgl. Castaneda, Carlos: Reise nach Ixtlan. Frankfurt a. M. 1976. S. 68ff.. Die gleiche „profane" Vorstellung vom Kreislauf des Werdens und Vergehens finden wir aber auch in agrarischen Kulturen, die gänzlich in das Kreisprinzip von Saat und Ernte eingebunden sind.

39 Lame Deer, J. F. u. Erdoes, R.: Tahca Ushte - Medizinmann der Sioux, s.o..

40 Die Bibel, Buch Genesis 1.28, sowie Genesis 9.7.

41 Vgl. Sheldrake, R.: Die Wiedergeburt der Natur, s.o., S. 45.

42 Vgl. Kapitel 32.

43 Vgl. Sheldrake, R.: Die Wiedergeburt der Natur, s.o., S. 45ff..

44 Eliade, M.: Kosmos und Geschichte, s.o..

45 Vgl. Sheldrake, R.: Die Wiedergeburt der Natur, s.o., S. 220f.; oder Lovelock, J.: Das Gaia-Prinzip, s.o., S. 265.

46 Vgl. Eliade, M.: Das Heilige und das Profane. Vom Wesen des Religiösen. Frankfurt a. M. 1984. S. 8ff..

47 Vgl. Castaneda, C.: Die Kraft der Stille. Frankfurt a. M. 1988. S. 226. Vgl. auch: Claßen, N.: Das Wissen der Tolteken, s.o., S. 275f..

48 Sheldrake, R.: Die Wiedergeburt der Natur, s.o..

49 Ebenda.

50 Weizsäcker, Carl Friedrich von: Die Geschichte der Natur. Zwölf Vorlesungen. Göttingen 1970. S. 113.

51 Ebenda.

V. TEIL: QUINTESSENZ - PERSPEKTIVEN UND MASSNAHMEN

1 Lorenz, K.: Der Abbau des Menschlichen, s.o., S. 220.

2 Vgl. Vester, F.: Ballungsgebiete in der Krise, s.o., S. 30ff..

3 Vgl. Vester, F.: Unsere Welt - ein vernetztes System, s.o., S. 27.

4 Ebenda.

5 Vgl. Vester, F.: Ballungsgebiete in der Krise, s.o., S. 71.

6 Vgl. Kapitel 18, *2) Begrenzung des Wachstums.*

7 Vester, F.: Neuland des Denkens. Vom technokratischen zum kybernetischen Zeitalter. München 1984.

8 Vgl. Kapitel 4.

9 Vgl. Vester, F.: Phänomen Streß, s.o., S. 312ff..

10 Vgl. ebenda, S. 226ff..

11 Miranda-Luizaga, Jorge: mündliche Mitteilung.

12 Vgl. Dethlefsen, Thorwald u. Dahlke, Rüdiger: Krankheit als Weg. Deutung und Be-Deutung der Krankheitsbilder. München 1983. S. 336ff..

13 Vgl. Muschg, A.: im Vorwort zu Zorn, F.: Mars, s.o., S. 15ff..

14 Vgl. Beyer, D.-A.: Psychosomatik des Krebses, s.o., S. 25f..
15 Vgl. Grossarth-Maticek, R.: Krankheit als Biographie, s.o..
16 Ebenda, S. 275f..
17 Ebenda, S. 277.
18 Ebenda, S. 277f.
19 Vgl. Lorenz, K.: Der Abbau des Menschlichen, s.o., S. 214ff..
20 Vgl. ebenda.
21 Vgl. Watson, L.: Geheimes Wissen. Das Natürliche des Übernatürlichen. Frankfurt a. M. 1986. S. 54ff..
22 Vgl. ebenda, S. 59f..
23 Vgl. Lorenz, K.: Der Abbau des Menschlichen, s.o., S. 245ff..
24 Vgl. Castaneda, C.: Reise nach Ixtlan, s.o., S. 39ff..
25 Grof, Stanislav u. Halifax, Joan: Die Begegnung mit dem Tod. Mit einem Vorwort von Elisabeth Kübler-Ross. Stuttgart 1980.
26 Vgl. ebenda, S. 41ff. u. S. 83ff..
27 Dethlefsen, T.: Schicksal als Chance. Das Urwissen zur Vollkommenheit des Menschen. München 1979.
28 Dethlefsen T. u. Dahlke, R.: Krankheit als Weg, s.o., S. 342.
29 Ebenda.
30 Vgl. ebenda, S. 345.
31 Vgl. ebenda, S. 342.

Literaturliste (Auswahl)

ANDERS, ANGELIKA: Biologische Krebsbehandlung: Erfahrung und Forschung, Möglichkeiten und Grenzen. Unter Mitarbeit von *Birgit Moss*. Stuttgart 1989.

BACHMANN, CHRISTIAN: Die Krebsmafia. Intrigen und Millionengeschäfte mit einer Krankheit. Frankfurt a. M. 1983.

BEYER, DELIA-ALEXANDRA: Psychosomatik des Krebses. Berlin 1979.

BEYERSDORFF, DIETRICH: Biologische Wege zur Krebsabwehr. Mittel und Möglichkeiten zur Vorbeugung und zur Verbesserung der Heilungschancen. Heidelberg 1985.

CASTANEDA, CARLOS: Reise nach Ixtlan. Die Lehre des Don Juan. Frankfurt a. M. 1975.

CLASSEN, NORBERT: Das Wissen der Tolteken. Castaneda und die praktische Philosophie des Nagualismus. Berlin - Eurasburg 1992.

DETHLEFSEN, THORWALD U. DAHLKE, RÜDIGER: Krankheit als Weg. Deutung und Be-Deutung der Krankheitsbilder. München 1983.

Eibl-Eibesfeld, Irenäus: Der vorprogrammierte Mensch. Das Ererbte als bestimmender Faktor im menschlichen Verhalten. München 1976.

Eibl-Eibesfeld, Irenäus: Liebe und Haß. Zur Naturgeschichte elementarer Verhaltensweisen. München 1970.

Eliade, Mircea: Kosmos und Geschichte. Der Mythos der ewigen Wiederkehr. Frankfurt a. M. 1986.

Eliade, Mircea: Ewige Bilder und Sinnbilder. Über die magisch-religiöse Symbolik. Frankfurt a. M. 1986.

Eliade, Mircea: Die Religionen und das Heilige. Elemente der Religionsgeschichte. Frankfurt a. M. 1986.

Eliade, Mircea: Mythos und Wirklichkeit. Frankfurt a. M. 1988.

Eliade, Mircea: Das Heilige und das Profane. Vom Wesen des Religiösen. Frankfurt a. M. 1987.

Glaus, A. & Jungi, W. F. & Senn, H. J. (Hrsg.): Onkologie für Krankenpflegeberufe. Stuttgart - New York 1988.

Grof, Stanislav u. Halifax, Joan: Die Begegnung mit dem Tod. Mit einem Vorwort von Elisabeth Kübler-Ross. Stuttgart 1980.

Grossarth-Maticek, Ronald: Krankheit als Biographie. Ein medizin-soziologisches Modell der Krebsentstehung und -therapie. Köln 1979.

Jaffé, Aniela (Hrsg.): Erinnerungen, Träume, Gedanken von C.G. Jung. Olten 1988.

Jung, C.G.: Über die Psychologie des Unbewußten. Frankfurt a. M. 1975.

Jung, C.G.: Über Grundlagen der analytischen Psychologie. Die Tavistock Lectures 1935. Frankfurt a. M. 1975.

Jung, C.G.: Der Mensch und seine Symbole. Olten u. Freiburg i. Brsg. 1985.

Kothari, Manu u. Lopa, A. Metha: Ist Krebs eine Krankheit? Vom leidbringenden Mißverständnis der Krebsbehandlung. Reinbek 1979.

Lame Deer, J.F. u. Erdoes, R.: Tahca Ushte - Medizinmann der Sioux. Frankfurt a. M. 1981.

Lorenz, Konrad: Die Rückseite des Spiegels. Versuch einer Naturgeschichte menschlichen Erkennens. München 1977.

Lorenz, Konrad: Der Abbau des Menschlichen. München 1983.

Lorenz, Konrad: Die acht Todsünden der zivilisierten Menschheit. München 1973.

Lovelock, James: Das Gaia-Prinzip. Die Biographie unseres Planeten. Zürich u. München 1991.

Miranda-Luizaga, Jorge: Das Sonnentor. Vom Überleben der archaischen Andenkultur. München 1985.

Morris, Desmond: Der nackte Affe. München 1968.

Morris, Desmond: Liebe geht durch die Haut. Die Naturgeschichte des Intimverhaltens. München 1972.

Reich, Wilhelm: Sexualität und Angst. Frankfurt a. M. 1984.

Reich, Wilhelm: Rede an den kleinen Mann. Frankfurt a. M. 1984.

REITZ, MANFRED U. GUTJAHR, PETER: Krebs - Was ist das? Entstehung und Behandlung. Frankfurt - Berlin - Wien 1983.

SHELDRAKE, RUPERT: Die Wiedergeburt der Natur. Wissenschaftliche Grundlagen eines neuen Verständnisses der Lebendigkeit und Heiligkeit der Natur. Bern - München - Wien 1991.

VESTER, FREDERIC U. HENSCHEL, GERHARD: Krebs - fehlgesteuertes Leben. Aktuallisierte Neuausgabe. München 1991.

VESTER, FREDERIC: Unsere Welt - ein vernetztes System. München 1983.

VESTER, FREDERIC: Ballungsgebiete in der Krise. Vom Verstehen und Planen menschlicher Lebensräume. Aktuallisierte Neuausgabe. München 1991.

VESTER, FREDERIC: Phänomen Streß. Wo liegt sein Ursprung, warum ist er lebenswichtig, wodurch ist er entartet? München 1978.

WATSON, LYALL: Geheimes Wissen. Das Natürliche des Übernatürlichen. Frankfurt a. M. 1986.

WEIZSÄCKER, CARL FRIEDRICH VON: Die Geschichte der Natur. Zwölf Vorlesungen. Göttingen 1970.

ZORN, FRITZ: Mars. Mit einem Vorwort von *Adolf Muschg*. Frankfurt a. M. 1979.

Christian Opitz
Ernährung für Mensch und Erde
Grundlagen einer neuen Ethik des Essens

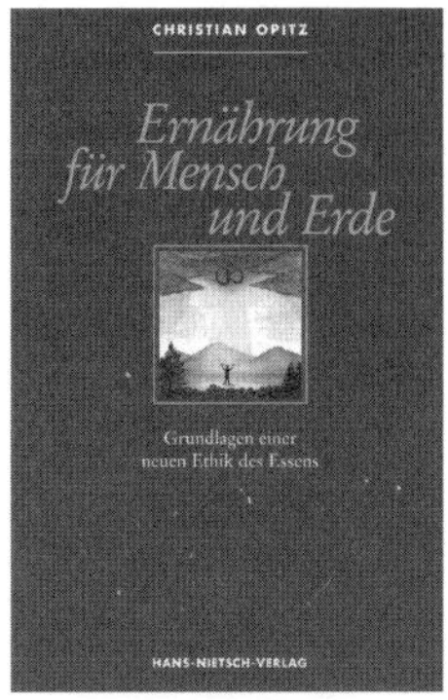

„Christian Opitz steht in der Tradition der großen Pioniere gesunder Ernährung wie Hippokrates, Bircher-Benner, Kollath, Carton, Burger etc. Er ebnet den Weg für eine Ernährungsrevolution, die für unsere Zukunft unabdingbar ist."
Dr. Christian Tal Schaller,
Mitbegründer der „Fondation Soleil", Genf

Pb., 192 Seiten, DM 24,-
ISBN 3-929475-07-3

John Robbins
Ernährung für ein neues Jahrtausend

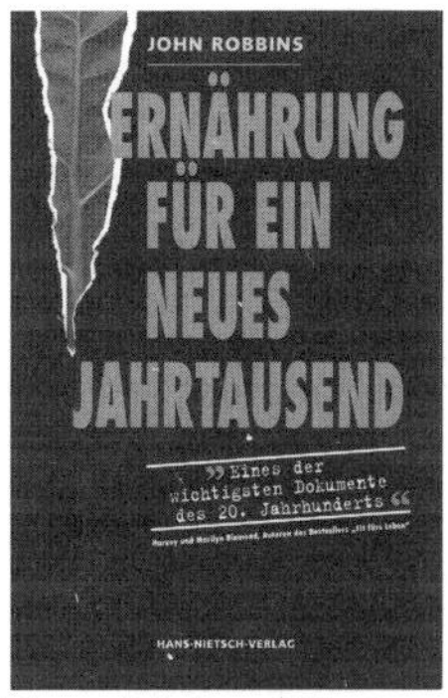

Ein Buch voller Fakten und gleichzeitig fesselnd wie ein Roman. Es zeigt einen Weg, wie wir selbst und die Erde gesund werden und bleiben können.
Bereits 400.000 Exemplare der amerikanischen Originalausgabe „Diet for a New America" verkauft.
Nominiert fur den Pulitzer-Preis!

„Zutiefst bewegend... ein bahnbrechendes Werk"
Washington Post

Pb., 416 Seiten, DM 38,-
ISBN 3-929475-08-1

Urs Hochstrasser-Maharaj
Kinderernährung - lebendig und schmackhaft

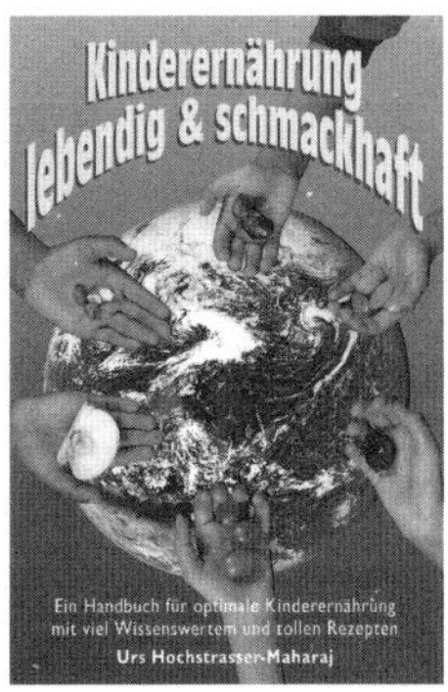

Dieses Handbuch enthält in einfacher Sprache alles Wissenswerte über eine optimale Kinderernährung sowie viele Rezepte. Der Inhalt ist sehr kompakt und liebevoll verfaßt, die Rezepte sind erprobt und entsprechen den Bedürfnissen vom Säugling bis zum Schulkind. Ein Ratgeber, der in keiner Bibliothek von Menschen, die im Umgang mit Kindern pflichtbewußt sind, fehlen darf.

Pb., 80 Seiten, DM 17,-
ISBN 3-929475-09-X

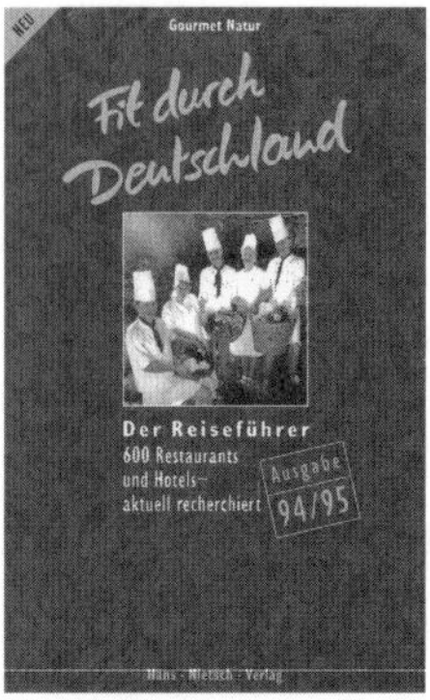

Pb., 192 Seiten, DM 19,80
ISBN 3-929475-02-2

Fit durch Deutschland

600 Restaurants und Hotels mit Naturküche
Ausgabe 1994/95

Der aktuelle und kritische Leitfaden durch die Restaurant- und Hotellandschaft Deutschlands. Mit 600 Möglichkeiten, vegetarische, vollwertige und biologische Gaumengenüsse zu erleben. Gourmet Natur ist der ideale Begleiter für alle Menschen, die auch unterwegs gesund essen und fit bleiben wollen.

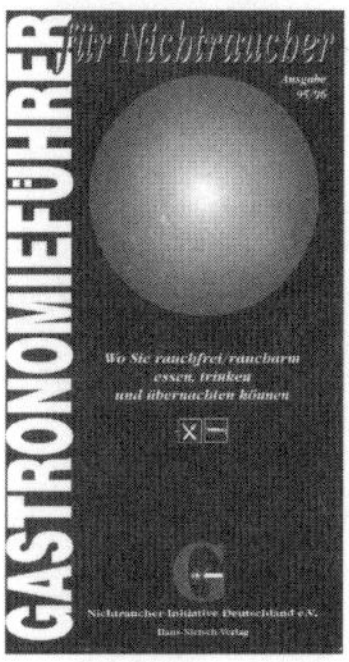

Pb., 164 Seiten, DM 12,80
ISBN 3-929475-06-5

Gastronomieführer für Nichtraucher

Ausgabe 1995/96

Wo Sie rauchfrei/raucharm essen, trinken und übernachten können. Herausgegeben von der Nichtraucherinitiative Deutschland e.V.
Lästiger Tabakqualm ade! Der Gastronomieführer für Nichtraucher stellt 1500 Hotels, Restaurants, Cafés etc. vor, in denen Gäste ihren Aufenthalt genießen können; unbehelligt vom „Duft der großen weiten Welt".

VICKI JACKSON

Multi-Kulti

Vegetarische Rezepte aus aller Welt

Pb., ca. 200 Seiten, A-4-Format, DM 29,80
ISBN 3-929475-15-4

Die Autorin präsentiert Internationale Highlights der vegetarischen Küche die uns Afrika, Asien, Amerika, Australien und Europa kulinarisch erleben lassen. Eine wahre Fundgrube an unverfälschten Genüssen nicht nur für Globetrotter! Das Buch ist liebevoll mit der Hand geschrieben und reichhaltig illustriert.